杨文辉

岭南特色针灸

主编 郑 谅

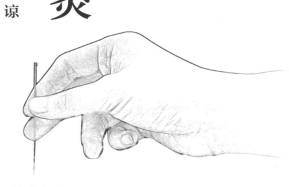

中国健康传媒集团

中国医药科技出版社

U0206812

内 容 提 要

　　杨文辉教授是全国著名针灸学家和针灸教育家，享受国务院政府特殊津贴。本书开篇介绍杨文辉教授的成才之路，使读者了解名医的成长经历。其次介绍其学术思想、特色经验、常用经验方，其中 CT 定位围针法、三才单式补泻手法、杨氏夹脊穴、杨氏灸法在临床治疗中效果明显，是其学术经验的体现。最后重点分述优势病种的治疗经验，并从疾病概述、诊疗思路、治疗方案、案例精选进行说明，给读者以完整的知识介绍。可供中医、中西医及中医爱好者阅读参考。

图书在版编目（CIP）数据

杨文辉岭南特色针灸 / 郑谅主编 . —北京：中国医药科技出版社，2024.5
ISBN 978-7-5214-3335-7

Ⅰ．①杨…　Ⅱ．①郑…　Ⅲ．①针灸疗法　Ⅳ．① R245

中国国家版本馆 CIP 数据核字（2024）第 102736 号

美术编辑　陈君杞
版式设计　也　在

出版　**中国健康传媒集团** ｜ 中国医药科技出版社
地址　北京市海淀区文慧园北路甲 22 号
邮编　100082
电话　发行：010-62227427　邮购：010-62236938
网址　www.cmstp.com
规格　710×1000mm $^1/_{16}$
印张　15 $^1/_4$
字数　281 千字
版次　2024 年 5 月第 1 版
印次　2024 年 5 月第 1 次印刷
印刷　北京侨友印刷有限公司
经销　全国各地新华书店
书号　ISBN 978-7-5214-3335-7
定价　**48.00 元**

获取新书信息、投稿、为图书纠错，请扫码联系我们。

编 委 会

序

杨文辉教授是我的恩师。我初次接触杨文辉教授是在 1980 年广州中医学院（现广州中医药大学）的课堂上，听他讲授针灸治疗学课程。其严谨的治学态度和丰富的临床经验令学生印象深刻。毕业后我留院工作成为杨文辉教授的下属，与杨教授共事，有幸得到杨教授的言传身教，在为人处世、临床诊治、教学科研等诸多方面都受益匪浅。

杨文辉教授仁心仁术，勤奋敬业，处处体现着针灸大家的风范。身为老师，他亲切随和，平易近人，对学生循循善诱；身为医者，对待患者总是有求必应，无论是在繁忙的病房工作，还是参会休息间隙，只要有人前来咨询求诊，他都会尽己所能地提供帮助，真正践行了"先发大慈恻隐之心，誓愿普救含灵之苦"的大医精诚精神；身为科室负责人，他以身作则，严于律己，宽以待人，用温和的态度与热忱鼓励指导晚辈的工作，使身边的人更加自信、自觉地做好每件事。

杨文辉教授成功之路，是由家传与院校教育铺垫而成。杨文辉教授出生于广东潮州的一个中医世家，少时随父学医，熟读背诵了大量中医典籍，一本《神农本草经》更是从不释手。他自幼在家中药店帮忙，耳濡目染中药的色味质地、炮制方法和经典配伍等，为辨证用药奠定了良好基础。杨文辉教授不仅遍读经典，中医功底扎实，并且与时俱进，不断吸收西医学知识来充实中医内涵。他常说："针灸经络理论与神经内科学密切相关，针灸医生应该掌握神经内科常见疾病知识。"临证时，杨文辉教授主张以中为主，中西结合，将辨证与辨病相结合，不断拓展传统针灸的理论与方法。譬如，杨文辉教授治疗腰椎间盘突出症，除了常规取下肢足少阳胆经或足太阳膀胱经穴外，还独创结合病变部位的腰段夹脊取穴法，体现了中医辨证与神经解剖相结合的诊疗思路。此外，杨文辉教授在 20 世纪 80 年代首创"CT 定位围颅针刺法"治疗中风，体现了传统头针针刺法、神经解剖学和影像学相结合的思路。该针刺法通过国家中医药管理局治疗技术项目课题研究验证，已在临床上推广使用逾 30 年，疗效显著。与此同时，杨文辉教授带领我们团队承担国家中医药管理局有关针刺补泻手法的课题研究，并获得了广东省中医药管理局（现广东省中医药局）科技进步奖一等奖，该项目以岭南针灸大师司徒铃教授的补泻手法为操作规范，对《灵枢》所记载的单式补泻手法及后世的复式补泻手法进行深入探索，开展了补泻手法对健康人、消化系统疾病患者、中风患者的疗效研究，规范了补泻手法的频率、力度等，解决了一些临床医师对针灸补泻手法"心中了了，指下难明"的困惑。杨文辉教授不仅长于用针，对用药也有独到见解，其运用针刺结合中药的方法治疗阿尔茨海默病屡获奇效。20世纪90年代初，国医大师邓铁涛教授团队开展中医治疗重症肌无力的课题研究，杨文辉教授深谙大师"治痿独取阳明"之道，对补中益气汤进行灵活加减，结合针灸治疗了众多重症肌无力患者。杨文辉教授在临床实践中，从诊断辨证，到遣方用药、针刺取穴，无不体现了一位针灸大家的博学多才。

　　杨文辉教授是一位中医针灸大家，生于斯长于斯，兢兢业业为岭南针灸的发展做出卓越贡献。桃李不言，下自成蹊，杨文辉教授医德崇高、治学态度严谨、学贯中西，是吾辈学习的楷模。此次杨文辉广东省名中医传承工作室将杨文辉教授从医50多年的临床验案、心得体会集结成册，从其成长之路、学术思想、特色经验、常用验方、专病论治等方面进行介绍，亦是对岭南针灸名家学术思想的总结和传承。须注意的是，为真实呈现杨文辉教授学术经验，书中采用的有毒药物及剂量等未做修改。书稿付梓，期待《杨文辉岭南特色针灸》早日与广大读者见面。

庄礼兴

于广州

目　录

第一章 成才之路

一、幼承家技炮诸药，少读本经钟神农

1935 年 1 月 22 日，广东省潮州市庵埠镇仁和堂药房的杨元允先生家里迎来了一个新生命——第七子杨文辉。降生于医学世家，杨文辉注定将与医学有不可分割的缘分。元允公是个体医生，创办了"仁和堂"药房，行医配药。杨文辉教授的二哥、四哥也是医生，协助父亲工作。在家庭浓厚的中医氛围影响下，杨文辉教授自小便对中医萌生深厚情愫及浓厚兴趣。父亲对杨文辉教授尤为疼爱，每次出诊都将其带在身旁认真指教。

随父亲出诊之余，杨文辉教授尤其热爱跟随父亲筛选、炮制药材。父亲常说，中药乃中医师之利剑，而中药炮制方法乃利剑之磨刀石。中医师若能亲自参与药物取材及炮制全过程，则临床用药更能拿捏剂量，心中明了。医者用药如用兵，对药物多一分掌控，则增一分胜算。在父亲的教导下，杨文辉教授对药材真伪鉴别、药材炮制方法以及炮制方法不同的药物临床适应证了然于胸，也因此，他之后于临床遣方用药时配伍精准，效如桴鼓。杨文辉教授常说，中药治病，药材挑选是临床诊疗的"最后一道东风"，治病效果全看它。他常常自嘲更像是一位用心选药的老药工罢了。

在随父亲学习炮制药物的过程中，杨文辉教授也一直在裤兜里放着一本《神农本草经》（简称《本经》）。炮制药物得空时，父亲常会提问药物的《本经》原文，这促使杨文辉教授将条文熟记于心。父亲常教导，中医师应如神农一般亲尝百药，对药物的药性、药味一清二楚，临证方能真切体会到何病当以何药纠之。于是，杨文辉教授在学习炮制中药的过程中亲自品尝各种中药，以体会其四气五味。杨文辉教授发现，《本经》对药物的气味及临床适应证记录极其精辟与贴切，他常教导学生：当你静下心来品尝药物时，你能真切感受到药物确有味与气两种特性。如麻黄味薄气厚，将其放于嘴中咀嚼，其辛窜之气遍弥口中，但舌头味觉并不明显，此类药物可做发散之用，如治表证、气郁之病，当选此类药物；再如熟地黄放于嘴中，其气接近于无，但舌头可有厚重味觉，此类药物最宜做滋补用，如阴血亏虚之证。四气五味为药物之基本属性，应将其感受于身、铭记于心。杨教授常说，《本经》所记载药物之适应证虽纷繁众多，然学者当静下心来品尝、感受其气味，知其作用之方向、趋势，如此则可以提纲挈

领，执本草之牛角。

少时熟读的《本经》使杨文辉教授对中药有了深刻的认识，在其启发下，杨文辉教授之后在临床中用药得心应手，并创造了外伤性截瘫专用方——杨氏外洗方、复元汤等验方，其中复元汤已被制成广州中医药大学第一附属医院院内制剂——复元合剂，深得患者好评。

二、灵素心法导针技，中西两手疗重疾

1957年，杨文辉教授于广东金山中学毕业后，受父亲及兄长影响，怀揣中医梦想考入广州中医学院（现广州中医药大学）。其自幼从父学医，对遣方用药已颇有经验心得，但受孙思邈"针灸而不药，药而不针灸，尤非良医也"的启示，决心精研针灸，针药并用，以发挥传统中医的最大优势。

《黄帝内经》（简称《内经》）为针灸奠基之作，深受杨文辉教授喜爱。他常说《灵》《素》二书博大精深，诊病层次分明，十分严谨，其按解剖结构将疾病分为皮病、肉病、筋病、脉病（络脉病、经脉病）、骨病、腑病以及脏病，而病位不同，针具、刺法、治疗部位选取均随之不同，故杨文辉教授在谨守《内经》理念的前提下，不拘于毫针针刺一法，而是博采各家针技，以至其对新生疗法如小针刀、芒针、穴位埋线等均能随病证而适取之。杨文辉教授认为，灵枢九针可以适应临床纷繁复杂的病种，新生疗法之针具均不离九针之范畴，辨病取之亦不离《内经》之宗旨。如门诊常遇的软组织急慢性损伤患者，杨文辉教授认为此类患者病位在筋部，筋处皮肉之下，骨骼之上，"主束骨而利关节"，若不及时诊治，日久必逐渐影响骨关节运动，如膝周软组织损伤后可逐渐发展为膝骨关节炎，故杨文辉教授认为针灸推拿科医生应重点关注筋病的治疗。杨文辉教授临证治疗筋病多仿《灵枢·官针》，于关节肌肉附着处采取恢刺法、关刺法，但有时取效不佳，所以鼓励采用对筋病有彻底舒筋解节作用的小针刀进行干预。

此外，杨文辉教授总结得出《内经》治疗手段以刺法、灸法以及刺络放血为主，其中刺络放血疗法在《内经》中被反复倡议与推崇，《内经》作者主张"凡治病必先去其血，乃去其所苦"（《素问·血气形志篇》），并认为"刺出其血，其病立已"。杨文辉教授于临证时深感其法虽简而其效神速，指出该法具有祛瘀止痛、泄热祛邪、平肝止痉、通脑醒神的作用，总结了刺络疗法的适应证及操作方法，撰写《刺络疗法及其临床应用》一文，为临床运用该法提供指导。

杨文辉教授毕业后留校从事针灸研究，在广州中医学院附属医院（现广州中医药大学第一附属医院）开展临床工作。医院建院之初，规模尚小，针灸、推拿、理疗、五官合为一科。20世纪70年代，随着医院规模扩大，科室功能逐

渐具化，建立了针灸推拿科。1981年，广州中医学院增设五年制针灸专业，同时，针灸因乘着改革开放之风走向世界，海外诸多学者前往我国学习针灸，医院于1984年在原华侨港澳病区的基础上开设了针灸病区，共有病床30张，成为当时广州市最早开设的针灸病区。杨文辉教授从当时的港澳病区调任针灸科的副主任，与张家维主任一同主持、运行针灸病区。1987年，杨文辉成为针灸科主任，直至1997年退休。

任职期间，杨文辉教授偕同各同事在针灸病房以及门诊开展各种针刺（体针、头皮针、耳针、皮肤针）、灸（艾条灸、隔姜炎、麦粒灸、隔药饼灸）、穴位注射、拔火罐、穴位埋线和小针刀等疗法。随着临证日久，杨文辉教授在临床遇到的疑难杂症日渐增多。针灸病房收治患者以神经系统疾病、运动系统疾病、各类疑难顽固性疾病为主，如运动神经元疾病、重症肌无力、格林－巴利综合征、帕金森病、血管性痴呆、阿尔茨海默病、脱髓鞘、脊髓炎、脑外伤后遗症、脊髓损伤性截瘫等疾病，处理起来十分棘手，积极治疗仍效果不佳。杨文辉教授反复翻阅内经，受《素问·骨空论篇》"督脉者……与太阳起于目内眦，上额交巅，上入络脑，还出别下项，循肩髆内。侠脊抵腰中，入循膂络肾"及《素问·痿论篇》中"帝曰：论言治痿者，独取阳明何也……宗筋之会，合于气街，而阳明为之长，皆属于带脉，而络于督脉"启发，从历代医家推崇的督脉寻求治法，于背部棘突旁开1寸针刺，逐渐形成了对脑血管意外及重症肌无力等神经肌肉性疾病疗效显著的杨氏夹脊穴疗法。

杨文辉教授虽为中医出身，却始终抱着学习的心态对待西医学，取长补短，西为中用，在科室先后开展了熏蒸按摩疗法、颈椎牵引、腰椎牵引、血液光量子疗法、电脑中频治疗、超短波治疗、TDP电磁感应治疗、鼻腔黏膜光量子疗法等技术。随着现代科技的迅速发展，临床诊断方法越来越丰富，对于脑出血及脑梗死等脑血管意外，现代CT影像学手段能准确判断其病情及病位。西医学认为中风后神经功能障碍的产生是由于大脑言语区、运动区、感觉区中枢受损所致，CT发现上述3个中枢以外的皮质区及皮质下深部结构病变也可导致失语，传统的言语、运动、感觉中枢并非唯一的神经管理中枢。受此启发，杨文辉教授在临床中经过实践探索发现，以颅脑电子计算机断层扫描所示病灶在头皮的相应投射区围针（名"CT定位围颅针刺法"）治疗脑血管意外顽固后遗症，可收到较好的疗效，于是，他把这一方法应用到所有脑血管意外后遗症患者的治疗上，结果发现其疗效明显，由此揭开了"CT定位围颅针刺法"的序幕。其弟子江钢辉教授等继承、发展、完善该疗法，已取得一定研究成果，为临床上脑血管意外的治疗提供了新的有效方案。

三、传薪后学多著述，振扬中医勤科研

杨文辉教授自幼钻研中医经典、随父临证，进入广州中医学院后又精研针灸，对中医针、药颇有心得体会，尤其对针灸感想尤多，造诣深厚。杨文辉教授一生谦逊热情，且富有使命感，欲将所学倾囊授予后学，于是笔耕不辍，在国内著名中医杂志发表论文10余篇，详细论述临床治验及实验所得结果。因其中医理论扎实，又对针灸研究颇多，诸多高校针灸教材、中医辞典编委会均聘请其参编或主编。20世纪70~90年代，杨文辉教授参编著作有全国中医院校统编教材《针灸学》第三版、《针灸学》第四版、《简明中医辞典》《中医大辞典·基础理论》《实用医学辞典》。他主持的"中国针灸学系列录音教材（协编）"在1996年获世界针灸学会联合会美国中医药针灸学会金奖。

杨文辉教授作为一位秉承传统中医学思想的老中医，独具慧眼，他深刻认识到现代科研具有许多优势与可取之处。中医的发展、中医理论的进一步解释，在以经典为根的同时，当以科研作羽翼，这样现代中医才能开辟出更广阔的天地。

通过借助现代科研方法及科技手段，杨文辉教授积极探索不同针灸手法对机体的影响。20世纪90年代初，杨文辉教授主持国家中医药管理局科研课题"不同针法对机体作用特异性及单式补泻手法的实验研究"。针刺补泻，是根据《灵枢·经脉》中"盛则泻之，虚则补之"的治疗原则而确立的两种不同的针刺方法，即针对虚、实不同的病证，而施以相应的治则和方法，虚证采用补法，实证采用泻法。补法是指能鼓舞人体正气，使低下的功能恢复旺盛的方法；泻法是指能疏泄病邪，使亢奋的功能恢复正常的方法。无论是补法还是泻法，都是通过针刺腧穴，采用与机体状态和疾病性质相适应的手法，以激发经气，起到扶正或祛邪的作用，最终达到调整脏腑经络功能、促使阴阳平衡、恢复健康的目的。通过严谨的实验设计和试验探索，杨文辉教授得出结论：针刺补泻的效果主要与疾病的性质、患者的体质及腧穴的特性有关，更与针刺手法有关；针刺补泻手法，是针刺治病取得疗效的重要因素。该项目荣获广东省中医药局1993年科技进步一等奖。

杨文辉教授还积极配合国医大师邓铁涛教授的课题，开展运用强肌健力饮治疗重症肌无力的临床与实验研究，取得重大进展，提高了中医药在国际上的影响力，并于1992年获得国家科学技术委员会科技进步二等奖。

由于医术精湛、学术成就斐然，且多次赴泰国、新加坡和加拿大等地讲学

与诊病，大大宣传了中医事业，杨文辉教授于1989年被选为中国农工民主党广州中医学院支部委员会主任委员、广东省人民代表大会代表、中国人民政治协商会议广东省委员会委员、广东中医药研究促进会理事长。1993年被广东省人民政府评为"广东省名中医"，享受国务院政府特殊津贴。

四、心系病患舍小家，德感后学毓新华

杨文辉教授与司徒铃、张家维、靳瑞教授合称广州中医药大学第一附属医院针灸科四大名老中医。与其他三位老教授一样，杨文辉教授医术精湛，心系病患，是一位仁心仁术的大医者。

每次出诊，杨文辉教授的门诊患者量都非常大，所诊患者或口角歪斜，或四肢活动不利，或剧痛难忍，病态百千，痛苦非常。杨文辉教授耐心诊治，望闻问切，四诊合参，谨慎遣方施针，不敢马虎一丝一毫。常有患者因病而暴躁嚣张，杨文辉教授未曾呵责半句，总是耐心安抚；也常遇患者因病而丧志抑郁，杨文辉教授则嘘寒问暖，热心鼓励。既医人身病，又医人心病，杨文辉教授种种仁善之举，深获患者赞许。

及至与张家维教授开辟针灸病区后，杨文辉教授变得愈加忙碌。据杨文辉教授之子杨晓军回忆：父亲杨文辉专心于工作，尽职尽责，常常早出晚归。年幼的杨晓军每日晨起与父亲匆匆说过几句话，再见父亲已是夜幕降临时。经常在半夜，医院一通电话打来，父亲便火急火燎地赶回病房参加抢救。若遇父亲值班，则终日不见。

1990年广州白云机场发生震惊中外的劫机事件，致128人死亡，多人受伤。杨文辉教授临危受命，前往一线参与伤者抢救工作，与医学同道共同救治受伤的患者。大难过后，许多患者惊魂甫定，情绪波动较大，杨文辉教授指导救治的同时，还须对患者进行心理疏导，连续高强度工作40多个小时，未曾回家。

年幼的杨晓军不理解父亲为何总是将工作置于家庭之上，对自己及哥哥漠不关心，一度对杨文辉教授颇有怨言。后来杨晓军逐渐长大，来到父亲工作的医院，此时他才慢慢明白了父亲的苦衷：父亲负责的病区患者身患疑难杂症，亟待诊治；父亲门诊患者量大，求诊患者疾病缠身，诸多苦楚。健康所系，性命相托，丝毫容不得医者怠慢。父亲辨证施治，遣针用药，不厌其烦，不辞疲倦。当患者或痊愈，或缓解大半，感激涕零向父亲连声道谢时，杨晓军为之欢欣鼓舞的同时更是深刻体会到何为担当，何为使命！侠之大者，为国为民；医之大者，又怎能不以解除患者疾苦为己任而尽心尽力！

受杨文辉教授的影响，杨晓军立志跟随父亲脚步，也踏上医学之路，如今

已是广州中医药大学第一附属医院脾胃科主任医师。受杨文辉教授济世情怀影响的弟子庄礼兴、郑谅、庄子齐、江钢辉等，也都奋发向上，扎根临床，如今都已是岭南针灸名医，凭借精湛的医术造福着一方百姓！

第二章 学术思想

第一节 针药结合思想

（一）营卫辨病奠根基

《内经》为中医奠基之作，更是针灸的源头活水。杨文辉教授平素钟爱并熟读灵素二书，深深感叹针灸理法悉皆源自《内经》。杨文辉教授认为，临床病证皆可按《内经》分法辨为皮病、肉病、筋病、脉病（络脉病、经脉病）、骨病、腑病以及脏病。如《素问·皮部论篇》载："是故百病之始生也，必先于皮毛。邪中之，则腠理开，开则入客于络脉，留而不去，传入于经，留而不去，传入于腑，廪于肠胃。"又载："邪之始入于皮也，泝然起毫毛，开腠理，其入于络也，则络脉盛色变；其入客于经也，则感虚乃陷下；其留于筋骨之间，寒多则筋挛骨痛，热多则筋弛骨消，肉烁䐃破，毛直而败。"此类记载在灵素二书中多次出现，足见《内经》医家临床诊病层次分明，何其深入。杨文辉教授认为中医师尤其针灸医生当以此为鉴，临床辨病当细，慎勿囫囵吞枣，混淆病证。

经曰："营行脉中，卫行脉外。"受此启发，杨文辉教授认为百病皆可以营卫二气为统领。因营气"和调于五脏，洒陈于六腑"，故脉病（络脉病、经脉病）、腑病以及脏病属营气病；而"卫者水谷之悍气也，其气慓疾滑利，不能入于脉也，故循皮肤之中，分肉之间，熏于肓膜，散于胸腹"，故皮病、肉病、筋病、骨病属卫气病。《灵枢》前九篇详载了五输穴、原穴、络穴、下合穴以及天牖五部，杨文辉教授认为上述穴位乃经络经气所发之处，抓住以上部位，辨证施针，已然可解决大部分常见疾病。辨证重在分清营病、卫病，视浅深，度针之小大短长以刺之，不可一概而论，同样穴位，不同证型，治疗亦当有所区别。以腰痛为例，对于寒湿腰痛者，其病在卫分，寒湿郁表，自当于卫分（三才单式补泻天部，后文详述）激发卫气，而卫气出下焦，激发卫气当固肾阳，故除选五输穴中膀胱经穴昆仑外，亦会选阳关一类补肾要穴；对于血瘀腰痛，旨在行气活血，自当于营分（杨氏三才补泻地部，后文详述）活血行血，太阳经乃《内经》所述多血少气之经，故亦会选五输穴中膀胱经穴昆仑深刺调治。两者均用昆仑为主穴行针，但必分病之营卫，辨证而调针浅深，方能如桴应鼓，见针起效。

关于临床针具的选用，杨文辉教授认为也应根据营卫来选取。一提到针灸，许多人都以毫针针刺作为针灸的代名词，认为毫针就是针灸的唯一工具。这缘于毫针针刺在临床上的广泛使用，毫针针刺以其显著的疗效及简便快捷的优势，奠定了其不可撼动的地位。但是在纷繁复杂的人类疾病面前，却时常有鞭长莫及或方底圆盖之感。基于此，古今医家针对不同的病证探索出了不同的针刺工具和针刺方法，而不仅仅囿于毫针针刺一项。针刺治病在于以针调气，营卫二气周遍全身，调整营卫失衡、疏通营卫郁滞便成为运针调病的关键所在。杨文辉教授认为毫针擅长疏通经脉之气，沟通脏腑内里，故毫针针刺诸穴是治疗营气病的关键途径。而卫气为病，侵犯组织各不相同，选用针具及针刺手法亦各不相同，正如《灵枢·官针》所言："皮肉筋脉，各有所处。病各有所宜，各不同形，各以任其所宜，无实实，无虚虚。"但无论选用何种针具，其目的都是疏通该处的卫气运行通道，使卫气正常运行。现代针灸医师在长期的临床实践中已经发明了诸多可以替代的针具。如弟子郑谅教授在临床上擅长治疗各类软组织损伤、关节疼痛性疾病。其运用的小针刀兼有针灸针调气之用、手术刀切割之能，形制及功用与《内经》九针之铍针颇为相似。由此可见，针灸医师临床治病不应拘泥于一针一法，在《内经》理念的指导下可多学习涉猎各种针刺技术。故杨文辉教授一直鼓励学生及弟子，在学习经典的基础上，应多尝试各种针灸疗法，如小针刀、芒针、浮针、穴位埋线、药线灸、毫火针等，以适应临床纷繁复杂的病证，做到真正的辨病选针。

（二）四气五味仿神农

杨文辉教授临床中一直提倡针药并用，一则因"针灸长于行气通经，而药饵则善于调理脏腑气血的虚实。故病在脏腑者，则用药饵；而当脏腑、经脉兼病者，则当针药并施"。另则针灸治病全仰仗人体一身正气之应答，若气血阴阳俱虚时，应"将以甘药"，可见在重症、虚证时，汤剂补益之功优于针刺。故医者应切实抓好中药这把宝剑。

杨文辉教授用药思想本于《神农本草经》，尤重四气五味。杨文辉教授认为，基于四气五味的"以偏纠偏"用药观为历代医家所推崇，医者如能知晓其中奥义，则经方、时方均能运用得游刃有余。医者应熟练掌握每一味中药的气味，知其作用之趋势、方向，临床组方时方可深刻把握诸药合用形成的作用力在人体的作用趋势。以名方苓桂术甘汤为例，方中白术具有较浓的清香气，放于口中药气涌动十分剧烈，结构如网状疏松而又质重，故进入人体可到达较深的肠胃之中，在深处形成一源源不绝的动力，桂枝甘温，带有辛窜与温煦之力，而茯苓带有清利之气，甘草调和诸药，四味药熬到一起后，则于体内形成一股温煦之力，桂枝化开水饮，白术提供源源不绝的动力，茯苓开清利之路，甘草防止诸药作用力过度。由此可知，苓桂术甘汤能治内里阳气不足，治水饮停留，内里气机不能升降的状态，如此则不论患者表现为头晕、目眩抑或胸闷，凡辨证为水饮时，均以苓桂术甘汤治之，效果显著。在临床上，如其他方面的经方、时方也仿此方法运用，则可实现执百方牛角之妙。

基于四气五味的"以偏纠偏"用药观，杨文辉教授临床中运用清帝汤治疗支气管哮喘、复元汤治疗阿尔茨海默病等，多获良效。另外，针对腰椎骨质增生一病，其认为属肝肾亏虚，且多夹瘀，若单用针灸治之，疗效多难以如愿，因此治疗时杨教授予针刺肥大椎体之夹脊穴以通调经气、活血祛瘀，又配合自拟方之鹿衔草汤，效如桴鼓，令人惊叹。

杨文辉教授在多年的从医生涯中，坚持针药结合，针药并重不偏废，临证时，执宜针、执宜灸、执宜药，或针灸中药结合治之，皆视各疗法之所长及病患具体病证之所需而决定，从而以最快最适宜的方法解决临床问题。其谦逊务实、不拘一法的临证态度值得当今医者学习。杨文辉教授注重针药并采的理念，值得临床针灸医师推广及借鉴。

（三）辨证论治施针药

临床采用中医理论指导防治疾病，必须四诊合参，辨明病因病机，才能随证立法，依法遣药用针，即所谓辨证论治。杨文辉教授认为，辨证辨病乃临床治病第一大关，必须耐心且严谨地牢牢守好这一关卡，接下来用针用药方能有的放矢、直取显效，正如《针方六集》有言："善药者，必察病人形气色脉，而后用药；善针者，亦必察形气色脉，而后下针。"

如帕金森病，虽是西医学疾病，但杨文辉教授仍告诫学生必须谨慎辨证，再与施治。帕金森病归属于中医"内风""颤震""痉病"范畴，根据病位来说，此疾病主要以肝、脾、肾三脏为主要病变部位。但具体是病在肝为主，还是脾为主、肾为主，须患者舌脉合参进行定位。《素问·至真要大论篇》指出"诸风掉眩，皆属于肝""诸寒收引，皆属于肾"。杨文辉教授在长期临证过程中总结出，帕金森病虽病因复杂，但多数患者主要病机为肝肾亏虚，基本病位在肝。肝"体阴而用阳"，阴体易亏，阳用易亢，阳亢风动而发为此病。另外，年高者易患此病，气虚血瘀也是一个不可忽视的病机。人至老年，元阳不足，运血无力，脉络瘀阻，气行逆乱而成风，扰乱经络，导致肢体震颤。因此杨文辉教授临床上主要采用益肾活血息风法治疗帕金森病。基本的原则是滋补肝肾，育阴息风。以上认知均来自于其时时刻刻踏实辨证、细心思维。

杨文辉教授在长期的临床实践中发现并命名了两个治疗帕金森病的特效经外奇穴：上止颤穴、下止颤穴。可以有效地缓解震颤等症状，起到息风止颤的作用。其中上止颤穴位于手三里外一寸，下止颤穴位于腓骨小头后下方的凹陷中，又称之为"外阳陵"。杨文辉教授认为肾为肝之母，滋肾水可养肝木，因此选取肾经的涌泉，采用补法以育其阴；选取双侧太冲、合谷，称为"开四关"，采用泻法以泻其阳。若肝肾亏虚明显者，可选取肝、肾背俞穴。肾俞、肝俞调理脏腑之气以息风；中医认为血海可调控全身气血运行，因此，选取血海，主要采用平补平泻以活血化瘀；膈俞血会为，故血瘀严重者还可加刺膈俞。

用药方面，杨文辉教授采用独活寄生汤治疗帕金森病。独活寄生汤是以八珍汤加减合以补益肝肾之品而成，非常适合本病的治疗。方中独活为君药，善祛下部风寒湿，配以细辛、防风、秦艽以祛风舒筋通络；桑寄生、杜仲、牛膝祛风湿补肝肾；当归、川芎、熟地黄、白芍养血柔筋；党参、茯苓、甘草补气健脾。诸药合用，共奏补气血、益肝肾、祛风湿、舒筋络之功。杨文辉教授特别强调，独活舒风通络之功尤强，临证时可适当加大用量，一般可逐渐用至30~60g，但本品辛香苦燥，易化燥伤阴，应予以注意。如阴虚燥热偏重，可去细辛、秦艽之燥热，加枸杞、菊花、地骨皮，熟地黄易为生地黄，以滋阴清热润燥。辨证论治，施针遣药，有效提高了临床疗效。

（四）针药互补理虚实

杨文辉教授认为针灸康复常见疾病如血管性痴呆、帕金森病、卒中后遗症等均以肝肾不足为基础病机，但因久病及患者起居不慎、饮食不节等原因，多有痰湿、瘀血、风痰等实证病理因素存在，故此类疾病见证多为虚实夹杂。针对实证病理因素，针刺行气通络、活血化瘀之功甚可，若以中药疏通则较为缓慢；针对肝肾不足体质者，以汤药补益往往疗效更佳，若以针刺恐效不理想。诚如《针方六集·针药短长》所言："针不难泻实，而难补虚，一遇尪羸，非饮之甘药不可，是针之补，不如药之长。"故临床医生应深入研究针药各自精良之处，在准确辨证的基础上，注意针药相互配伍，以期各尽其妙。

《针方六集》记载药之炮制分酒、姜、醋、盐，分别有入血、行痰、入肝、入肾之功，刺灸讲究腧穴配伍以及手法的配合，具体可遵循"循扪以摄气，弹努以致血，爪下以取荣，伸提以及卫"的做法来通调营卫。针药相互结合可以有效补益肝肾、补益气血，活血祛瘀，通经活络，如此一来，病证之虚实两端均可得以调理。

针药合用并调虚实的理念在杨文辉教授临床治疗血管性痴呆上有所体现。血管性痴呆为针灸科常见疾病，是指由脑血管疾病所引起的痴呆，是第二大类型的痴呆。主要表现为意识模糊、神情呆滞、精神郁郁、语无伦次、遇事善忘、头脑不清、喃喃自语、不思饮食。临床特征是痴呆突然发生、逐步进展、有波动或慢性病史、中风史等。属中医的"呆证""痴呆"等范畴，中医学认为本病与肾关系密切。如《素问·上古天真论篇》有"肾者主水，受五脏六腑之精而藏之"，《灵枢·脉度》有"肾气通于耳，肾和则耳能闻五音矣。故肾具有藏精，主骨生髓，开窍于耳及二阴等功能"，《灵枢·海论》有"脑为髓之海，髓海不足，则脑转耳鸣，胫酸眩冒，目无所见，懈怠安卧"，《医方集解·补养之剂》有"人之精与志，皆藏于肾，肾精不足，则志气衰，不能上通于心，故迷惑善忘也"，《医林改错·脑髓说》有"小儿无记性者，脑髓未满；高年无记性者，脑髓渐空"。由此可知，脑为髓海，赖肾精充养，若肾精不足，气血亏虚，则脑髓不足，神明失养，临床上可出现一系列智能障碍的表现。

杨文辉教授认为血管性痴呆的发生基本病机虽为肾精不足，脑髓亏虚，与心、肝、胃相关，但毒损脑络，脑络瘀阻也是其病因之一。此病虚实夹杂，故治则既要补益肝肾、填髓益智，同时又应补气通络、活血化瘀。

在中药方面，杨文辉教授主要以补肾益肝、填髓为法，处方取其验方——复元汤，方中鹿茸，补骨血、坚阳道、益精髓，配合菟丝子以加强补肾壮阳之功；肾虚忌燥，应用辛润温药以补养之，肉苁蓉、肉桂、鹿茸性温，能大补阳气，而黄精、熟地黄、菟丝子又能滋养肾阴，这六味药同用可补肾壮阳、滋阴润燥。枸杞子、何首乌归肝、肾经，故用之以养肝血、补肾精。有研究指出枸杞子和何首乌同用可减轻脑内自由基对神经元的损伤，减轻痴呆的症状。气有推动血液运行的作用，而气虚就会导致血液运行不畅、络脉空虚、脑髓失养，出现血管性痴呆的各种症状，故选用红参、黄芪补脾胃之气，用当归以补血活血，丹参以祛瘀生新、通利血脉；益智仁味辛，有发散的作用，在收敛肾气之余不至结瘀，故选用益智仁以辛温助阳，益智安神。诸药合用则肾气盛、精髓足、气血旺、神明得、元神充而诸症消失。

而针刺主要以补气通络、活血化瘀为法。取督脉经穴水沟、百会、神庭、大椎、命门以补脑益智，督脉位于人体正中，总领一身之阳气，且督脉循行经过大脑，能引导阳气温煦大脑，保证其功能的正常运行，大椎为"诸阳之会"，是手足三阳经与督脉交会的地方，刺灸之能提升阳气，促进气血运行，疏通脑络，再取膈俞行以捻转手法活血化瘀。以上取穴可使补气通络、活血化瘀之功全收。此外也兼及补益气血、补益肝肾、健脑益智的治疗原则，如取肾俞以及肾经原穴太溪、髓会悬钟以补肾填精。如《辨证录·呆病门》曰："呆病之成，必有其因，大约其始也，起于肝气之郁；其终也，由于胃气之衰。"因此血管性痴呆的病因与肝、胃也有一定的关系，故增加胃经下合穴足三里与肝之背俞穴肝俞，以益胃疏肝。

针灸长于行气通经而中药则善于调理脏腑气血的虚实。故病在脏腑者，则用中药；而当脏腑、经脉兼病者，则当针药并施，从而针药互补，补益肝肾气血，提高临床疗效。

（五）针药有序取适中

杨文辉教授在治病过程中提及，针药结合时，应谨慎注意针灸和药物的施治顺序、施治量和作用时机，做到用药有度，适度即可，才能使针药作用发挥得恰到好处，更好地治疗疾病，提高临床疗效。

其在临证时，首先强调针药实施要讲究顺序。比如对于虚寒的病证，需要先采用甘药温中散寒、补益气血，然后再施以针灸治疗，进一步通经活络、补益气血，才能更好地治疗疾病。如果无序进行，则容易导致"不惟治之无功，害且随之矣"的后果。而在《伤寒论》中记载针药之先后，为先刺风池、风府，后服桂枝汤，以祛邪外出、调和营卫，疾病可愈。可见，针药顺序根据疾病之不同而有先后不同。

第二是杨文辉教授在平常的行医过程中，一直强调施用针药应该适量即可，不可以用量不足，也不可以随意下猛药，不顾药物的剂量，同时也要注意药效的发挥。对于不同年龄、不同体质患者，针药的用法用量都要相应做到三因制宜，因时、因地、因人。因时，便是对应不同季节，一年四季不同，气温不同，针药施治，也需要相应做出调整；因地，即前来就诊的患者来自全国各地，有些患者家在寒冷的北方，有些患者家在温暖的南方，地方不同，用药施针时更需要多加注意；因人，便是患者年龄、性别不同，体质各方面都不同，有些人偏阳虚，有些人偏阴虚，有些人偏湿热等，施用药物时需要谨慎仔细。在施治的过程中，可随病证变化随时增补，如："用药温之而不热，则用乌附；用针者亦有燔针灼艾。"杨文辉教授在治疗疾病的过程中，也强调，中病即止，如《素问·六元正纪大论篇》云："妇人重身，毒之何如？……大积大聚，其可犯也？衰其大半而止，过者死。"

第三，杨文辉教授强调对待疾病，针药实施要注重时机，分清轻重缓急，急施则生，缓之则死。《素问·刺疟篇》云："凡治疟，先发如食顷，乃可以治，过之则失时也……必先问其病之所先发者，先刺之。"可见治疗疾病，分析病情，根据其发作特点把握时机加以治疗是非常关键的。杨文辉教授也认为当病情到达无可挽回的地步时，作为医生不可过分强求。如《针方六集·针药不可为》中记载："病在不可为，即针药神良，亦无可恃也。"

（六）以人为本选针药

常言医者仁心，而杨文辉教授一贯的职业道德理念便是以慈悲之心关爱每位患者，以人为本。杨文辉教授对就诊患者，不论贵贱、地位高低，都关怀备至。对每位就诊的患者，从日常饮食、穿着、心态、吃药的先后顺序、针刺时患者的体位，以及就诊之后的按时复诊等多个方面提出了详细的建议，体现了其细致入微的人文关怀，经杨文辉教授救治过的患者们都对他称赞不已。杨文辉教授不仅精通医术，并且以慈德行医，秉承大医精诚的理念，造福患者，其济世怀仁的高尚医德也为当下从医者树立了榜样。

在临床诊治过程中，杨文辉教授倡导针药结合要立足于以人为本的理念。不论选针还是选药，或是针药结合，首先须要顾护患者元气、元神，应当注意因时、因地、因人制宜。

首先，患者因成长地域不同，治疗方法不尽相同，正如《素问·异法方宜论篇》所言："故东方之域……其病皆为痈疡，其治宜砭石；西方者……其民华食而脂肥，故邪不能伤其形体，其病生于内，其治宜毒药；北方者……其民乐野处而乳食，脏寒生满病，其治宜灸焫；南方者……其病挛痹，其治宜微针；中央者……故其病多痿厥寒热，其治宜导引按蹻。"

其次，患者物质条件不同，其能耐受的治疗方法也随之不同。如《灵枢·寿夭刚柔》所言："刺布衣者，以火焠之；刺大人者，以药熨之。"不过杨文辉教授也强调，随着当代中国百姓的生活水平提高，物质条件造成的治疗差异正在逐渐缩小，或针或药关键在于患者本身耐受程度。临床上有患者服用中药后出现呕吐、不适从而抗拒中药，此时可更换为针刺；有患者对针刺不耐受，针后易出现晕针、呕吐等不适，此时可给予中药调理。

此外用药剂量、针刺方法均因患者体质不同而有所不同。如《灵枢·逆顺肥瘦》所言："年质壮大，血气充盈，肤革坚固，因加以邪，刺此者，深而留之，此肥人也。广肩腋项，肉薄厚皮而黑色，唇临临然，其血黑以浊，其气涩以迟。其为人也，贪于取与，刺此者，深而留之，多益其数也。"以上类似描述，《内经》多次提及，医者应将此时刻记挂于心，以人为本，谨慎施治。

【结语】纵观杨文辉教授近50载的行医生涯，可见其一直坚持针药并重，正如《备急千金要方》中所说的"汤药攻其内，针灸攻其外"，以针灸调其经脉之失衡，以中药治理脏腑之所偏，内外结合，使临床疗效倍增。杨文辉教授对针灸、汤药二法钻研颇深，深谙个中条理而创建了自己独特的学术思想。于针灸，杨文辉教授重视营卫理论，因营卫二气致病，症状各不相同，故而提出辨病选针，破除独尊毫针的惯有思维，使针刺取效更快，适应证更广。针药并用之时，杨文辉教授又以亲身经验提出辨证论治、待时有序等基本法则、注意事项，其用睿智的见解及宝贵的经验形成针药结合理念，并在临床中使用颇多。杨文辉教授一生致力于深入挖掘中医理论的精华，不断提高中医针灸的临床疗效，提倡针药结合，促进中医药事业的发展，心系病患、心系中医药事业的发展，为当下从医者树立了榜样。

第二节　中西结合思想

（一）中西汇通辟蹊径

明末清初以来，西方医学的传入，引起了医学界的强烈反响，当时中、西两大不同医学体系的同时存在和发展，产生了不同的思想和主张。一般认为，西医学注重解剖、实验，观察较为准确、细致、精密，但往往缺乏整体观念，容易陷入"只见树木不见森林"的窠臼；中医重视整体观念、注重思辨，但往往不够精确，缺乏标准化。因此，在当时的历史条件下，保守者固步自封，维新者弃旧图新，两派势如水火，然而其中出现了一批中医学家，面对现实，实事求是，积极接受西医知识，以彼之长，补己之短，中西医汇通思想由此诞生，并出现了以朱沛文、唐宗海、张锡纯等为代表人物的中西汇通学派。朱沛文在中医和西医关于人体脏器的论述中做出"各有是非，不能偏主。有宜从华者，有宜从洋者"的结论，认为中西医可"通其可通，而并存其互异"。又如汪昂、方以智等医家接受了西医"脑主记忆说"，汪昂于《本草备要》云："吾乡金正希先生，偿语余曰：'人之记忆皆在脑中'，小儿善忘者，脑未满也，老人健忘者，脑渐空也。"方以智亦云："至于我之灵台包括悬寓，记忆古今，安置此者，果在何处？质而稽之，有生之后，资脑髓以藏受也，髓清者聪明易记而易忘，若印版之摹字。"故不论各医家在中西两种医学理论上的学术理论如何，其根本目的都是将两个医学体系融会贯通，更好地用于治病救人，这才为医者应遵循的本心。

杨文辉教授青年时熟读中西汇通名家经典，认为各家思想虽有不同，但最终目的都为博采众长，因此，他也是中西汇通学派的大力支持者。杨文辉教授希望西医体系的介入能推进中医的改良，让我们清楚地认识到这两种医学体系的不同之处。纳西而不隶西下，是杨文辉教授始终贯彻落实的理念：对于中西医认识有较大差异的地方，不能汇通者则不可强通，医家更不能成为被西医理论指导的中医理论家，须求同存异。杨教授常提及的医家杨则民，对中西医方法论上的差异提出过精辟见解："中西医之不同，不在生理解剖、病理实验，而在整个之思想系统上矣。盖中医诊病为综合的统一观察，故重证候而轻言病所（亦称病灶），即言之亦疏阔而不详；外医为分析地、局部地观察，故重病所而轻言证候，即言之亦只为诊断疾病之用。"在最初的中西医结合研究中，有一种所谓的"1+1模式"，即认为中西医结合就是在同一种疾病的治疗过程中，同时应用中药和西药。这种观点产生之后很快被否定，因为这种中西医的结合只是中药和西药的单纯合用，即"中西药混合"，这不仅不是中西医结合研究所追求的目标，而且也是中西医结合研究中必须要摒弃的一种思维和做法。中西医结合也断然没有那么简单。

杨文辉教授认为，在中西两种不同体系的医学接触后，以上这些医家不是轻率地采取肯定或否定一种的极端做法，而是致力于二者异同的比较研究，大胆引用西医知识来印证和解释中医理论，寻求汇通道路，这无疑是一种发展中医药学的勇敢尝试。但可惜的是，由于当时历史条件的局限，这些古籍医书所体现的唯物主义和辩证法思想不甚完备，有很多地方没有体现出鲜明性、准确性和条理性，甚至有不少地方有着明显的错误。因此杨教授常常教导我们，如今研究中医学理论，不应只局限于古文照搬，止步不前，而应在现代唯物主义的指导下，运用现代的科学知识和方法，去整理、总结、提高，这样，才能在更高的理论基础上和西医学理论相结合，创造出独具特色的新医学、新药学。

中医针灸受中国古代哲学思想浸润，构建了以朴素唯物主义为基础的理论体系，形成了《黄帝内经》《备急千金要方》以及后世注疏的众多经典文献，其哲学思想上尤为凸显整体观。自《黄帝内经》确立、《针灸甲乙经》系统构建中医针灸理论后，历代医家多在此基础上延伸与丰富。直到明清西学传入后，才有许多医家对传统针灸理论进行了特殊视角下"中西汇参"的认知与解读，使得中医针灸的哲学基础深厚而宏大：既有医学经验论的元素，也有其转型发展所吸收的西医学元素。

一般认为，中医与西医分属两个不同的医学理论体系，一个是宏观的，抽象的，一个是微观的，具体的。西医的理论基础是解剖学与生理学，据实为本，有严格的定性定量标准，而中医的理论基础是阴阳五行、精气学说，基于现象观察，源自大量的经验积累与还原分析。

早在 16 世纪，中医针灸已传入西方，但 19 世纪西方才开始运用针灸疗法。杨文辉教授认为，乍一看中医针灸与西方针灸貌似相互对立，截然不同，实则具有相似性，相互补充，并不矛盾，在许多方面有结合点。比如说，经络跟神经系统，气血同免疫系统、循环系统就极其吻合。针灸诊疗相关试验表明，人体肌肉和关节的疼痛，在针灸后可激活内源性阿片肽释放，内源性阿片肽通过作用于其特异性受体而发挥痛觉调控作用，进而增强针灸的疗效，体现出针灸病理及其控制学的诊疗价值。基于这样的病理基础和认知模式，如何缓解和消除疼痛，选择并确认痛点，已经成为中西医逐步缩小针灸诊疗差异的重要认知区域，也是推动中西医融合的关键要素。

杨文辉教授感受到探究中医针灸未来发展正可谓适逢其时。当今医学正处于传统向现代转型的重要历史阶段，中医针灸向何处去，如何开启中医针灸继承与创新的发展模式让杨文辉教授陷入了思考：显然不能以单一思维方式、目标任务、手段方法加以框定。

中医针灸历经数千年发展至今，古今变迁繁复，内生要素独特，中西发展有别。杨文辉教授认为传承是发展的前提，没有传承就谈不上发展，针灸学的发展也应在继承传统理论体系的基础之上。在继承传统针灸技术和理论的同时，更应注重传承传统针灸文化。从某种意义上说，针灸文化的传承是推动针灸事业发展的灵魂。如《素问·宝命全形论篇》云："凡刺之真，必先治神。"《灵枢·本神》有云："用针者，察观病人之态，以知精神魂魄之存亡得失之意。"《灵枢·刺节真邪》载："用针之类，在于调气。"《灵枢·九针十二原》载："粗守形，上守神。"这些都是基本的针灸诊疗特色，是发挥针灸临床最佳疗效的基石，切不可在现代针灸临床中缺失。推动中医针灸发展，需要"传承"和"创新"两大关键性枢纽，所谓"传承"即在于厚植其中医根基，"创新"则可结合西医实践应用。

现代科学的发展，特别是生命科学的迅猛发展，为针灸学的发展和创新也提供了机遇。在遵循原有的中医针灸理论同时，与西医文化相融合，注重腧穴选择时的解剖部位，以及经络走行与神经系统的密切联系等。在治疗方面，传统的针灸手段包括毫针刺法、子午流注针法、艾灸、刮痧、拔罐等，其中毫针刺法可有烧山火、透天凉等，但现代科学技术已经可以对传统针刺疗法加以补充，更好地提高治疗效果。

杨文辉教授曾总结目前中西医结合针灸及经络研究大致有以下几个方面：一是把针灸应用于西医临床各科；二是把传统针刺技术与西医理论和方法结合，创立头皮针、耳针、电针、激光针，以及穴位注射等治疗方法；三是用生理学、生理化学、微生物学及免疫学方法研究针灸对人体各系统的作用机制，为针灸治疗提供现代科学依据；四是对针刺麻醉的临床应用和针刺镇痛原理研究进行结合；五是在肯定经络现象、总结循经感传规律的基础上，融汇中西医理论，以现代实验方法与科学抽象方法相结合，探索经络机制。近些年来，医学科研工作者在针灸领域进行了不断的创新研究，也取得了诸多成果，但是研究的成果多呈碎片化，针灸要想在未来的医学领域中求得发展，必须实现自身的创新。

那么，针灸学的创新点应着眼于哪些方面，针灸学理论体系、操作技法等如何与西医学相融合都再一次让杨文辉教授进行了深入思考。

张锡纯在《医学衷中参西录》的自序中写道："《本经》《内经》之包括医理至精至奥，神妙无穷，亦犹《易经》之包括万事万物之理也。自周末秦越人后，历代诸贤，虽皆各有发明，而较之三圣人之阐发《易经》，实有不及，故其中余蕴犹多。吾儒生古人之生，当竟古人未竟之业而不能与古为新，律吾中华医学大放光明于全球之上，是吾儒之罪一也。"张锡纯是杨文辉教授中西医汇通道路上的精神导师，故而杨文辉教授始终把这段自序作为自己的座右铭。不能将针灸学进行创新，不能将中医学发扬光大，杨文辉教授觉得这是平生之大罪过，因而在反复的实践中，最终有所创新，后文将提到的 CT 定位围颅针刺及杨氏夹脊穴便是他学术上衷中参西的典范。恽铁樵说："凡一切模糊影响之谈，一扫而空之。"恽老主张把实验方法移入中医学，历史上曾拟集资购仪器用于研究，这也给了杨文辉教授在中西医结合领域上探索的新启发，他积极使用现代统计学、实验动物学，在家兔活体实验中证明了杨氏三才补泻法能在同一穴位通过不同层次的干针刺激产生不同的神经传导冲动，从而达到或补或泻的目的。杨文辉教授不只是强调中西医理上的相通，而是积极吸收西医诊治的各种先进技术，并应用于他的临证中。他将中西医的辨证和辨病结合在一起，不仅增加了疾病诊断的可靠性，对新技术的开发也有了启示。在掌握西医先进的诊断和治疗方法的基础上，结合我国传统医学治疗，做到源于西医，高于西医；源于中医，高于中医。

（二）知行并践见康庄

杨文辉教授在阅读《针灸杂志》记载的一则医者治疗"突眼性甲状腺肿"的案例时，深受启发。医案云："病者陈某，越南名妓也，年二四，上年五月病始咳嗽，上气呼吸困难，渐至心悸，肢颤，月经不调，不耐烦剧。"患者症状逐渐加重，请当地 10 余位医生为其诊治，诊断均不相同。患者"两眼球突出，状颇骇人，颈侧喉际隆起，坚硬不痛，遍身动脉按之皆鼓击搏指，心悸怔忡，异常难受"。医者听友人讲起此病时，结合自己看过的西医学书籍，当时即诊断为"突眼性甲状腺肿"，从而明确了诊断，并采用针刺方法为陈某治疗，最终取得显著疗效。具体的治疗经过如下："针治穴道及功效：第一日针大杼、风门、肺俞、第五六颈椎两旁横开各一寸、天突、膻中、尺泽、列缺，第二日针胆俞、脾俞、胃俞、三焦俞、肾俞、大肠俞，第三日针上、次、中、下髎穴，第四日针气海、关元、足三里、三阴交。施术期间，一日诉胃痛，食入即吐，加针中脘，一次感冒寒热头痛，加针风池、头维，余日则照上穴轮回针之，三日后，心悸减，上气舒，脉搏缓，胃纳增，七日，诸症更减，眼球收泰半，颈圈小一寸，十二日，眼球复常，颈圈又小半寸，咳嗽上气全治，脉搏九十至，二十日，诸症扫除，唯颈圈小至十三寸而止，至此乃嘱其每三日来针一次，想不久之将来，可根治矣。"

杨文辉教授从上面这则医案中深刻体会到西医的引入对民国时期医家的临床思维产生了影响：在选取穴位时，除了继承古典针灸医籍中的内容，同时也有很多创新，即使继承了古典针灸医籍中所记载的选穴旨要，但考虑的角度也发生了转变，即多从西医的生理、病理、解剖等角度考虑。对于穴位为何这样选取，医者解释道："愚之取穴悉依承师（承淡安）所编《中国针灸治疗学》，而参手术按脊治疗法，考大杼居胸椎第一节间，风门居第二节间，此两神经直达总气管及左右气管，第三胸椎为肺俞，其神经确直通肺脏，第五六颈椎两侧之神经，在针灸书似未见述及，而此两神经（左右四支）则直通甲状腺及甲状旁腺者，其天突、膻中、尺泽、列缺、合谷之大杼、风门、肺俞皆本针灸治疗学以治肺病咳嗽上气者也，其胸椎第十、第十一、第十二，腰椎第一、第二、第三、第四，及骶椎两旁，适为胆俞、脾俞、胃俞、三焦俞、肾俞、气海俞、大肠俞、八髎穴等穴，此数对神经起于脊椎两旁，除大肠俞外，皆结成网状，密布子宫卵巢上，大肠俞之神经干则单独直达子宫，肾俞、气海俞之神经枝干分布于卵巢上者，更为直接，故子宫卵巢疾病，当取肾俞、气海俞、大肠俞为主要穴，八髎穴之神经干起于骶尾骨椎之两旁，结成网状，散布于子宫直肠间，其气海、关元、足三里、三阴交为调经之验穴，合取之，所以完成治子宫卵巢病之全法也。"医者除了选取古典针灸医籍中治疗瘿气的穴位，如"膻中、肺俞"之外，也选取了别的穴位，而这些穴位的共性是其穴位所处的神经分布与甲状腺有关。同时也选取了治疗兼症"咳嗽上气，呼吸困难""月经不调"的穴位。同时该医者选取的"第五六颈椎两旁横开各一寸"这组穴位则是既往针灸术中没有述及，为该医师自创的新穴，其取穴依据是该部神经直通"甲状腺及甲状旁腺"。该医者能熟识其神经路径，以针灸代其手术，成效必著。

杨文辉教授从事针灸临床多年，治疗颈肩腰腿痛患者不在少数，在长期的临床实践中发现脊椎棘突旁开 1 寸的夹脊穴在改善颈肩腰腿疾病患者的症状、体征及生活工作能力方面比旁开 0.5 寸效果更明显。回忆起青年时阅读《肘后备急方》，所述："夹背脊大骨穴中，去脊各一寸……"发现此中夹脊穴的定位与现行国标旁开 0.5 寸有所差异，便埋下了一颗疑问的种子：前人用旁开 1 寸的穴位治病究竟是疗效不佳，抑或是现行国标定位深入人心，导致诸多医家并未验证古本夹脊穴去脊 1 寸的合理性。

于是，杨文辉教授开始带领弟子庄子齐等人对旁开 1 寸与旁开 0.5 寸的夹脊穴进行系统的解剖层面的对比。经过验证，发现夹脊穴从后正中线旁开 1 寸直刺更为得当。因为，一则胸腰段旁开 1 寸位置，针下穴区有富含血管神经的结缔组织，于此适当深刺可直接刺激脊神经后支的内侧支或其主干，从而调节脊柱深层肌肉，解除或减轻神经的卡压状态，治疗效果较现行标准夹脊穴更佳；二则旁开 1 寸时两侧穴位间距较大，可扩大针刺范围，加强针感。曾有人质疑穴位间距离扩大后是否会导致安全性降低，对此杨文辉教授亦做出解释：椎体棘突下旁开 1 寸位置，进针后深刺可抵达椎板，不会对人体造成损伤，因此完全无须担忧安全问题。

有了典籍及现代研究结果的支持，杨文辉教授于是将定位在棘突下旁开 1 寸的夹脊穴在广州中医药大学第一附属医院针灸科大力推广应用，施用于大部分患者，均取得了极佳的疗效。由于华佗夹脊穴棘突下旁开 0.5 寸的定位已经深入人心，杨文辉教授便将棘突下旁开一寸的夹脊穴称为"杨氏夹脊穴"，以示区别。由此揭开了"杨氏夹脊穴"治疗的序幕。其弟子郑谅教授、庄子齐教授等继承、发展、完善该疗法，同时郑谅教授将"杨氏夹脊穴"应用到其特色疗法——小针刀治疗当中，取得一定研究成果，为临床上顽固性颈肩腰腿痛的治疗提供了新的有效方案。

杨文辉教授强调中医的发展与临床分不开，中医理论的提高往往来自于临床的观察，它是以人为基础的。检验一门医学是否有科学性，应以临床疗效、能否康复为标准，不论中医还是西医，只要经得起实践检验，都属于科学的理论。针灸是中华民族在与疾病长期斗争的过程中积累的宝贵财富，从"天人相应"的自然观、阴阳五行等哲学思想，到经络理论和刺灸疗法，都蕴含着大量可被挖掘的创新点。现代科学的发展，特别是技术科学的迅猛发展，为针灸学的发展和创新也提供了机遇。杨文辉教授认为现代针灸疗法不能拘泥于传统的针灸手段，其与现代科学技术方法相结合才能走出创新之路。

纵观杨教授近 50 载的行医生涯可见，其在学术思想上倡导借西补中，病证兼辨，致力于结合西医辨病，充分发挥中医辨证的优势，深入挖掘了中医理论的精华，进一步提高了中医针灸的临床疗效。

（三）针药参西起沉疴

杨文辉教授曾指出"注重中医理论的研究，旨在挖掘其精华所在、提高疗效，而倡导运用西医学之成果，则有利于中医学的开采、发掘与研究，以期丰富中医学之内容"。故杨文辉教授临证，大胆吸收西医学理论成果，依据中医理论选方配穴，又结合西医学手段及研究，对中医药治疗方法进行改进和完善。中医的辨证与西医的辨病虽不可画等号，但两者互参，可进一步探索新的辨治规律，促进中西医相结合，传承创新发展，以利于中医现代化发展。

在其从医生涯中，始终坚持医疗、教学、科研相结合，倡导针药参西，创见颇丰。在脑血管病变的针药治疗中，杨文辉教授取西医之长，改进、创新中医针刺和选药思路，治疗十分有效。

在脑血管病变的针刺治疗方面，"CT定位围颅针刺法"为杨文辉教授中西结合之最具特色的临床实践。自20世纪80年代，杨文辉教授就根据中医脏腑、经络理论及现代神经解剖知识、影像学技术，创造性地提出运用"CT定位围颅针刺法"治疗脑血管疾病。

中风患者CT提示的脑局灶性损害出现在脑细胞缺氧、细胞性水肿、间质性水肿及细胞坏死液化等阶段，早期脑细胞缺氧时，如及时治疗病变区可望完全恢复血液供应。但大多数患者治疗时已相对较迟，在治疗中病灶中央脑损伤往往已成为不可逆损伤，病灶周围因为缺血相对而言较轻，如果侧支循环能及时有效地建立，使血液供应得以改善，可使病灶病变范围缩小。"CT定位围颅针刺法"可以根据病灶位置、大小、形状、数量具体运用，较传统头针在相应运动区或感觉区采用线状针刺更有针对性。杨文辉教授等通过研究该针法对多发梗死性痴呆患者血液流变学和NO、NOS的影响，发现此疗法能反射性增加皮质的血流量，促进侧支循环的建立，改善患者血液的黏稠性、黏滞性、聚集性等血液流变学指标，从而增加脑部的血液供应，有利于提高脑组织氧分压，促进病灶周围脑细胞的营养供给和脑组织的修复，促进患者智能障碍等的康复。另外研究发现本针法可降低患者血清中对细胞有毒害作用的自由基NO、NOS含量，进而推知本针法可能对病情的发展起阻断或延缓的作用。

中医认为，脑血管意外的病位在于脑，根据中医理论，"头为诸阳之会"，根结所在之处，从"经络所过，主治所及"的传统古训来考虑，头部"CT定位围颅针刺法"能广泛影响上述经络部位，达到疏通经络、调整脏腑、平衡阴阳、补益脑髓、启智开窍之目的。"CT定位围颅针刺法"将西医学理论、技术与古老针灸相结合而提高临床疗效，有的放矢，杨文辉教授此举实是妙哉！

中药治疗脑血管性疾病方面，杨文辉教授常言临证如能参考西医之病理机制，对临床选方或有启发。如现代研究表明，血管性头痛乃因血管舒缩功能障碍及血流状态异常导致。受此启发，杨文辉教授治疗此类疾病多用丹参、五灵脂、延胡索改善血管舒缩功能及血流状态，从而收获良效。杨文辉教授治疗血管性头痛常用的自拟方剂——血管性头痛方，药物组成有柴胡12g、白芍15g、秦艽10g、黄芩12g、川芎12g、延胡索12g、天麻15g、丹参12g、白芷12g、五灵脂12g、生甘草5g。方中既遵中医古训，取苦平之柴胡，入肝胆经，透泄少阳之邪，并疏泄气机之郁滞，也取苦寒的黄芩，清泄少阳半表半里之热，双药配伍，和解少阳，解利全身枢机而止痛，取白芍、甘草柔经脉之拘急，同时又在西医学理论指导下并用丹参、五灵脂、延胡索等药物舒张血管以止头痛。

在针药结合治疗脑血管疾病时，杨文辉教授衷中参西，传承创新，此种包容心态可更好地指导临床及发展中医药事业。

第三章　特色经验

第一节　CT定位围颅针刺法

（一）概念和机制

CT定位围颅针刺法（简称CT定位围针法）是20世纪80年代中期由广州中医学院（现广州中医药大学）杨文辉教授首创，江钢辉教授等弟子继承发展的一种治疗中风的特定头针疗法。该疗法以头颅CT（即电子计算机断层扫描）所示病灶的头皮垂直投射区（最近距离投射区）的周围为针刺部位进行针刺治疗。它是在传统头针疗法的基础上，结合现代影像技术发展起来的一种新方法。现代研究证实，针刺头皮"相关区"可增加脑神经核团之间的反射联系，促进脑细胞的电活动和神经递质的分泌，提高大脑皮层神经细胞的兴奋性，从而提高对各种刺激的敏感性，增加脑血流量，改善脑部微循环；促进神经营养因子（BNDF、NGF）的表达；减少促炎因子的产生，发挥抗炎、抗细胞凋亡的神经保护等作用。而CT定位围针则是在头针基础上进一步通过CT更精确地定位病灶区，于头皮的相应投射区进行围针针刺，能更有针对性地促进病灶皮质区的血液循环，改善中风组织缺血、缺氧状态。

（二）历史沿革

1.头针的历史沿革

CT定位围针法是在传统头针的基础上发展起来的一种新的针刺治疗方法，因此，若要较为全面地了解CT定位围针，便不得不先提及头针的源流及发展。

头针疗法，简称头针，又称头皮针，是指在头部特定的穴位和穴线进行针刺以防治疾病的一种方法。头针起源于头部穴位的传统针灸，早在《黄帝内经》中就有头穴治病的记载，如《灵枢·热病》曰："所谓五十九刺者……风池二，天柱二。"此条文指出治疗热病的59穴中，选取的双侧头穴共25个，可见古人在治疗热病时已经发现头穴的重要性；晋代《针灸甲乙经》记载的头穴应用更为广泛，有头痛、痉病、疟疾、癫疾、寒热病、风眩及五官病等，如"头痛身热……脑空主之；痉，背强反折……五处主之；疟，神庭、百会主之"。

西方医学传入中国后，头针体系逐步完善，并不断迸发出新的活力：各医家在汲取古籍精华与总结临床经验的基础上，结合现代神经解剖学大脑皮质功能定位及生物全息理论等，对头穴的治疗区、功能主治、针刺手法、配伍方式不断提出新的见解。其中山西焦顺发前辈于1971年首先提出的焦氏头针以大脑皮层功能定位为理论依据，运用针刺手段治疗各种脑源性疾病。为了准确地掌握刺激区的定位，该法确定了两条标准线。①前后正中线：从两眉之间至枕外粗隆下缘的头部正中连线。②眉枕线：从眉毛上缘中点至枕外粗隆尖端的头侧面的水平连线。根据这两条线及大脑解剖，分出了运动区、感觉区、舞蹈震颤控制区、晕听区、言语二区、言语三区、运用区、足运感区、视区、平衡区、胃区、生殖区、血管舒缩区等分区，临床针刺时根据不同病位的疾病，选择相应的分区进行针刺，这样的定位治疗理念为后来的靳三针疗法创始人靳瑞教授创立颞三针、智三针、脑三针等新头针疗法，以及杨文辉教授创立CT定位围针奠定了思想来源。

头针疗法由于临床疗效显著，在临床中得到了迅速的发展。1991年世界卫生组织颁布全国头针研究协作组起草的《头皮针穴名标准化方案》，将头针技术向全世界推广和普及。

2.CT定位围针法的历史沿革

CT定位围针法的历史较短，至今不过30余年。在近现代头针理论飞速发展的过程中，通过针刺病灶侧头皮言语区、运动区、感觉区治疗中风的疗效已被证实。随着影像诊断技术的发展，通过现代影像诊断技术我们已能分析出损伤的神经解剖部位，杨文辉教授及其团队发现除上述3个头皮区域外，其他皮质区及皮质下深部结构病变也可导致偏瘫、失语、感觉障碍等症状，说明大脑言语、运动、感觉三大中枢并非唯一的病灶区。基于此，杨文辉教授带领团队开始了针对病灶头皮投射区的围针治疗研究。1988年，杨文辉教授团队研究发现用CT定位围针治疗中风后遗症的总有效率达到97%，CT定位围针法直接作用于病灶，更加具有针对性，在临床上可大力推广。

在此基础上，杨文辉教授团队进一步对CT定位围针法进行研究。团队成员江钢辉、李艳慧等比较了CT定位围针法与针刺运动区治疗中风后遗症的效果。比较之后发现，前者治疗中风后遗症在临床疗效及改善血液流变学各项指标方面均明显优于后者。江钢辉、李艳慧等人的一系列研究表明，CT定位围针法对中风失语、中风后神经功能缺损、中风后痴呆的疗效优于传统头针。

（三）特点

1. 定位较为精准，选穴相对灵活

传统头针，如焦氏头针，通过针刺患者病灶同侧的运动区、感觉区、言语区治疗中风后遗症在临床上已被广泛证实具有比较好的疗效，现行的传统头针，无论是焦氏头针、靳三针，抑或是国际标准方案头穴线，在判定其疾病相应区上的取穴均为线状分布，而中风患者 CT 所示脑局灶性损害多呈块状、片状、不规则状，而非线状，CT 定位围针法可以随着病灶的位置、大小、形状、数量的不同而具体运用，比线状针刺固定区域更精准，更灵活。

2. 充分利用影像检查技术

影像检查技术已是中风患者必不可少的检查，CT 定位围针法不单充分利用了患者的影像学资料进行治疗，保证了患者所做检查的意义最大化，同时明确选穴，也增加了治愈概率，具有极强的可操作性。因此，CT 定位围针法值得广泛推广、应用。

3. 适应范围广泛

CT 定位围针命名较早，由于当时核磁共振（MR）尚未普及，诊断手段以 CT 为主，故以 CT 定位围针法命名，但临床上如 MR、DSA 甚至 fMRI 等新型检查手段能明确病灶者，均可配合 CT 定位围针进行诊治，在保证疗效的同时大大减少了医生的取穴选穴精力，诸如中风偏瘫、中风失语、血管性痴呆、额颞叶痴呆、边缘系统脑炎（如单纯疱疹病毒脑膜脑炎、LGI1 自身免疫性脑炎、副肿瘤脑炎）、癫痫持续状态所致脑损伤、手足徐动症、舞蹈病（后两者 fMRI 下可明确脑功能区损伤）等现代影像学下能明确病灶位置的疾病，均属于 CT 定位围针的适应证。

（四）操作

1. 针具

一次性无菌针灸针 [（0.30~0.40mm）×（25~40mm）]。

2. 选穴与定位

（1）主穴定位

以头部 CT 检查报告所示病灶在同侧头皮的投射区周边为针刺部位，病灶在额叶，取额部头皮相应投射区；病灶在顶叶，取顶部头皮相应投射区；病灶在颞叶或基底节，取颞部头皮相应投射区；病灶在枕叶，取枕部头皮相应投射区。

（2）穴位配伍

上肢偏瘫：合谷、外关、手三里、曲池、肩髃、极泉等。

下肢偏瘫：髀关、伏兔、足三里、阳陵泉、三阴交等。

语言不利：哑门、廉泉。

3. 具体操作

围针治疗，针尖均刺向投射区的中心，进针方法同常规头皮针，得气后以180~200 次 / 分的频率捻转 2 分钟，可留针 30 分钟至数小时不等，中间可多次行针。

4. 注意事项

CT 定位围针法是比较安全的针刺疗法，不良反应较少。治疗过程中可能的意外情况有晕针及皮下血肿。如出现晕针现象，应立即停止针刺，将针全部取出，让患者平卧，头部放低，松开衣带，并注意保暖。轻者静卧片刻，给予温开水或糖水，一般可慢慢恢复。重者在行上述处理后可选取水沟、内关、涌泉、足三里等穴指压或针刺之。亦可灸百会、气海、关元等穴，即可恢复。若不省人事、呼吸细微、脉细弱者，可考虑配合其他急救措施。头部因血管丰富，刺之易出血，甚则出现血肿，出针后应用消毒干棉球按压针孔片刻。脑出血急性期、严重脑水肿、颅内高压等病情不稳定者与妊娠期妇女禁用此疗法。

第二节　三才单式补泻手法

（一）概念和机制

三才单式补泻（亦称杨氏三才补泻）手法是杨文辉教授在传统三才补泻手法的基础上发展出的一种单式手法。该法首先须辨明疾病虚实，然后将穴位按深浅层次分为天人地三部。其中虚者，针刺至天部；实者，针刺至地部；不虚不实者，针刺至人部。最后再进行相应的提插补泻。前期研究发现，杨氏三才补法能明显提升患处较低水平的电活动，杨氏三才泻法则能抑制患处亢进的电活动，而同样手法运用于正常人身上并不会造成电活动的异常变化。经进一步动物实验证实：由于穴位的深浅层神经传导纤维的类型有所偏重（如 C 类和 A、B 类纤维传入冲动在浅层占优势），神经传入冲动量与持续时间不同，故经杨氏三才补泻手法治疗后，机体能对同样的穴位产生不同的效应。

（二）历史沿革

1. 传统三才复式补泻的历史沿革

三才单式补泻手法是在传统三才复式补泻的基础上简化而来的一种新的针刺治疗方法，因此，若要较为全面地了解杨氏三才单式补泻手法，便不得不先提及三才概念的提出及三才复式补泻的源流及发展。

《周易·系辞下》首先提出关于"三才"的概念，认为人与大自然、人与人类社会之间有着密切的联系，强调天人合一的思想。而《黄帝内经》则在此基础上提出三才思想在针刺上的应用，强调在施行针刺时当"必知天禁"，如"视天""司地""观人"之虚实后再予以行针，并首次将三才运用于穴位，如《灵枢·官针》云："所谓三刺则谷气出者，先浅刺绝皮，以出阳邪；再刺则阴邪出者，少益深，绝皮致肌肉，未入分肉间也；已入分肉之间，则谷气出。"其中针刺开始时先针刺至皮下（天部），即腧穴浅层，以疏泄卫分的阳邪；再刺入更深，到达肌肉层但未达贴骨的肌肉（人部），即腧穴中层，使气血流通，以泄营分的阴邪；最后深刺，达到贴骨的肌肉（地部），即腧穴深层，以调整谷气，达到祛外邪（阳、阴邪），留谷气（正气）的目的。但当时仅将三才思想运用至针刺手法上，提出一个较为模糊的概念，尚未明确阐述。

明代《金针赋》中，根据《内经》所述的穴位"三才"分层，进一步提出了复式三才补泻手法：即"烧山火""透天凉""飞经走气"等，其中详细论述了三者的操作手法以及治疗疾病范畴。其中烧山火适用于顽麻冷痹虚证、寒证；透天凉适用于肌热骨蒸等实证、热证；飞经走气具有通经接气的作用，目前临床多用于治疗各类痛证。而后《针灸问对》《针灸聚英》亦记载了根据进针深浅而分为两部进行针刺的稍简化版复式三才补泻，如阳中隐阴、阴中隐阳等针法。

2. 三才单式补泻的历史沿革

三才单式补泻的历史较短，成型时间不过30余年，是杨文辉教授基于传统三才手法简化，并经临床、动物实验验证后的产物。

杨文辉教授在临证过程中发现，传统的"烧山火""透天凉"复式手法较为繁杂，在行针进退的过程中，针刺的深度不易准确定位，一次行针时间较长，患者的依从性也较差，不适合广泛推广。因此，他另辟蹊径，试图简化"烧山火""透天凉"等复式手法。受《难经·七十六难》所谓"当补之时，从卫取气，当泻之时，从荣置气"，以及《难经谷义》所谓"从卫取气者，浅留其针，得气因推下之，使其浮散之气取于脉中，是补之也；从荣置气者，深而留之，得气因引持之，使之脉中之气散置于外，是泻之也"的启发，杨文辉教授认为，三才的核心在于根据穴位的深浅调动营卫运行。卫气位置表浅主阳，其对应天、地、人中的天部；荣气位置较深主阴，其对应天、地、人中的地部；人部则在天部与地部之间。而复式手法的目的在于更好地通营和卫，受此启发，杨文辉教授提出可根据疾病的虚实选天地人中的一部施以补泻手法，进一步发扬了三才思想在针灸治疗中的运用，即对于虚证的患者，可针刺至天部，将其流散之气收入脉中而起到补虚的作用；对于实证的患者，可针刺至地部，使脉中之气释放于外而起到泻实的作用；对于无法辨明虚实的患者，则可在人部行平补平泻手法。

（三）特点

本文的三才单式补泻手法操作核心为辨明疾病的虚实，在穴位不同层次选择相应的深度进行提插补泻，在穴位的深度以及手法补泻上均遵循虚则补之，实则泻之的原则。

1. 天补地泻，人部平调

若为虚者，针刺至天部（1~4mm）；实者，针刺至地部（9~12mm）；不虚不实者，针刺至人部（5~8mm）。针刺得气后，虚者予提插补法；实者予提插泻法；不虚不实者予提插平补平泻法。

2. 视穴浅深，乃定三部

对于肌肉非常丰厚部位的穴位，大多遵循上述深度作为进针及行针的深度，然而亦有一部分穴位，它符合皮层、肌肉、筋骨三个层次，但却没有这个深度，如太冲、内庭穴，此类穴位则应按比例缩小其针刺及行针深度。因此，杨文辉教授强调在临床上不可过于刻板、一成不变，而应该具体情况具体分析，根据患者的高矮胖瘦以及所选穴位的深浅程度而灵活运用。此外，杨文辉教授认为穴位有天人地三部之分，而天人地三部又有虚实之分，故在选取针刺深度时应当根据疾病的虚实决定针刺深度，从而在补泻手法和穴位层次选取上均遵循"虚则补之，实则泻之"的治则。

3. 调营和卫，功有专长

《灵枢·营卫生会》曰："人受气于谷，谷入于胃，以传于肺，五脏六腑，皆以受气，其清者为营，浊者为卫，营在脉中，卫在脉外，营周不休，五十而复大会。"营卫为水谷所化，温养脏腑经络之气血，而三才的基石在于营卫运行，杨氏三才补泻是基于《内经》三才理论提出的针法，换言之，杨氏三才补泻的目的也在于调和营卫。故而该手法对脏腑经络之内伤，用之均有效。其中由于通行营卫后，气机出入即恢复，而脾胃为人体气机升降之本，故本法尤擅治疗胃脘疼痛、便秘腹泻、呃逆嗳气、重症肌无力等因中焦运化失司所致病证，对营卫失和直接导致的失眠多梦、抑郁心烦等症状，亦有极佳疗效。至于痛证，则须先辨明病因，如为感寒而卫气束郁所致颈肩腰腿痛者，以此法补益天部，调令卫气，则痛止气舒，但对于伤科之跌仆损伤、骨断筋折，用处便大大削弱。

（四）操作

1. 针具

1 寸（0.25mm×25mm）、1.5 寸（0.35mm×40mm）、3 寸（0.38×75mm）的一次性无菌针灸针。

2. 选穴与定位

杨文辉教授根据疾病之虚实，对穴位的层次进行选择后再施以补泻手法。杨文辉教授重视对穴位的选取，他认为并不是每一个穴位都可施行三才单式补泻手法，因为施以三才单式补泻手法所选取的穴位须具备皮层、肌肉、筋骨三层，而人体365个穴位中很多穴位并不具备这个条件。例如百会、上星、神庭等脑部诸穴只有皮层，而无肌肉、筋骨层，无法施行三才单式补泻手法。再如膻中、十二井穴等非直刺的穴位，亦无法行三才单式补泻手法。因此，杨文辉教授在临床上多选用肌肉丰厚部位的穴位施以三才单式补泻手法，而对于肌肉浅薄的穴位或者须平刺、斜刺的穴位则多选择留针或行平补平泻手法。

3. 具体操作

（1）消毒：用 2% 安尔碘或者 75% 乙醇脱脂棉球对所选取的穴位进行消毒，然后消毒医者的刺手和押手。

（2）进针：进针是指将毫针刺入腧穴的操作方法，在进针操作时，一般是双手协同，紧密配合。《灵枢·九针十二原》云："右主推之，左持而御之。"即指的是以右手持针刺入穴位，左手辅助按压穴位或者固定针身。临床上进针方式主要有三种，即单手进针法、双手进针法和针管进针法，其中双手进针法包括指切进针法、夹持进针法、舒张进针法、提捏进针法四种，医者可在临床上根据穴位所在部位的特点及针刺的深浅要求，灵活地选用不同的针刺手法。杨文辉教授在临床上善用单手飞针进针，旨在进针快速破皮，将进针时可能会产生的痛感最大程度地减轻，以防止患者出现针刺的畏惧感及紧张的情绪，从而使患者神志安定。

杨文辉教授进针操作步骤为先用押手对患者进行切诊，对腧穴定位的准确与否进行判断，然后刺手拿捏针柄，配合轻微的翻腕动作，将针体轻快地捻转进入穴位皮下，针刺至根据疾病的虚实所选定的天、人、地中的一部。

（3）行针：行针亦称运针，是指毫针刺入穴位后，通过施行一定的手法，使患者产生针刺感应，或者调整针感的强弱，使针感朝着某一个方向扩展，进而加强针刺效应。目前临床上运用最广的单式补泻手法包括提插补泻法和捻转补泻法，杨文辉教授结合自己多年的临证经验，将三才思想与单式提插补泻手法相结合，形成了自己独特的三才单式补泻手法。

杨文辉教授在行针过程中尤其注重得气，他认为是否得气可直接影响针刺的疗效，因此，不管选用何种行针手法，都应强调得气的重要性。由于每个人的体质不一样，因此，其对疾病的易感性也有很大的差别，因此杨文辉教授反复强调辨证之虚实，是施行针法的必要前提，正如《灵枢·官能》所提及"用针之服，必有法则，上视天光，下司八正，以辟奇殃，而观百姓，审于虚实，无犯其邪"。

行针的具体操作：根据疾病的虚实取天人地的一个部位，在确定进针得气后，再施以相应的三才单式补泻手法。若为虚证者，针刺至天部（穴位的皮层），刺手拇食二指捏住针柄，沉腕重插至皮层底部，然后轻轻提至皮下；若为实证者，针刺至地部（穴位的筋骨层），刺手拇食二指捏住针柄，沉腕轻插至筋骨层底部，然后重提至筋骨层上部；若不虚不实，针刺至人部（穴位的肌肉层），刺手拇食二指捏住针柄，则沉腕插至肌肉层底部，然后以相同的力度提至肌肉层上部。均以 4 次 / 分钟的频率行针。

（4）出针：在施行针刺手法达到针刺治疗目的后，即可出针。以押手持无菌干棉球轻轻按压针刺部位，刺手持针将针拔出。若为实证者，可摇大针孔将针拔出；若为虚证者，将针缓缓拔出后用消毒干棉球按压针孔，以防正气外漏。退针后仔细查看针孔是否出血，若有出血者，用无菌干棉球轻压针孔数分钟，直至血止、针孔闭合，以防感染。

杨氏三才单式补泻手法，尊古而不泥古。其在遵循"阳下之曰补，阴上之曰泻"的补泻原则同时，简化流程，更具有临床可操作性，且极大地减轻患者的疼痛感和恐惧感，深受针灸临床医生的喜爱。

第三节　杨氏夹脊穴

（一）概念和机制

杨氏夹脊穴包括颈夹脊穴及夹脊穴，与国标定位的夹脊穴不同，它位于颈部正中线两侧，第 1~7 颈椎（C）棘突下缘旁开 1 寸处，一侧七穴，共 14 穴（颈夹脊）；以及第 1 胸椎（T）~ 第 5 腰椎（L）棘突下旁开各 1 寸，共 34 穴（夹脊）。临床上主要用以解决诸多痛证，对于失眠、中风等其他病证，经临床验证，亦有较好疗效。中医学认为"不通则痛"和"不荣则痛"是疼痛产生的主要原因，而疼痛的产生，也是神的外在反映。杨氏夹脊穴能很好地沟通督脉与脏腑精气，从而通行十二经脉气血和脏腑气血，调神而止痛。现代医学证实，杨氏夹脊穴能通过以下途径止痛：①通过刺激单胺类递质释放加强镇痛；②通过控制其代谢水平而调整机体对于疼痛的耐受水平，发挥镇痛效应；③通过激活机体的免疫系统发挥镇痛作用；④对脊髓背角Ⅰ、Ⅱ层进行刺激而起到镇痛作用；⑤经由影响ERK/NK-1信号通路，降低炎性热痛觉敏感性而发挥镇痛作用。

（二）历史沿革

夹脊穴的历史最早可追溯到西汉时期，早在《足臂十一脉灸经》中便有记载：足太阳脉循行时"夹脊"，灸足太阳可治疗"夹脊痛"。这是最早出现"夹脊"名称的出处。在古文献记载中，夹脊又称"挟脊"或"侠脊"，指挟于脊柱两旁的经穴，见于《素问·刺疟篇》："十二疟者……又刺项以下侠脊者必已。"《素问·缪刺论篇》和《灵枢·经脉》也记载，如"邪客于足太阳络，令人拘挛背急，引胁而痛，刺之从项始数脊椎背脊，疾按之应手如痛，刺之傍三痏，立已""从腰中下挟脊，贯臀，入腘中"。但都未明确指出夹脊穴的准确定位，只是依照脊柱附近的压痛反应来定穴针刺。

然而西汉以后，后世医家对夹脊穴定位、穴数的确定均不尽相同。直至近现代，针灸名家承淡安才在其主编的《中国针灸治疗学》中首次规范"夹脊穴"名称为"华佗夹脊穴"，并设立定位标准：第1胸椎～第5腰椎棘突下左右旁开各0.5寸，共34穴。之后，腧穴国家标准也沿用此定位，至此，传统夹脊穴才有了较为公认的标准定位。

杨文辉教授青年时研读古籍，发觉最早涉及夹脊穴定位的论著来自于晋代道医葛洪的《肘后备急方》，而此中夹脊穴的定位与现行国标旁开0.5寸的描述有所差异，原文所述："夹背脊大骨之中，去脊各一寸……"他当时读此句时便埋下了一颗疑问的种子：前人旁开1寸的定位究竟是疗效不佳，还是现行国标定位深入人心，导致诸多医家并未验证古本夹脊穴去脊1寸的合理性。

后来，杨文辉教授在长期的临床实践中发现，脊椎棘突旁开1寸的夹脊穴在改善颈肩腰腿疾病患者的症状、体征及生活工作能力方面比旁开0.5寸效果更明显。回忆起葛洪对于夹脊穴的定位，杨文辉教授开始对旁开1寸与旁开0.5寸的夹脊穴进行解剖层面的对比，经过验证，发现夹脊穴从后正中线旁开1寸直刺更为得当。因为一则胸腰段旁开1寸位置，针下穴区有富含血管神经的结缔组织，于此适当深刺可直接刺激脊神经后支的内侧支或其主干，从而调节脊柱深层肌肉，解除或减轻神经的卡压状态，治疗效果较现行标准夹脊穴更佳；二则旁开1寸时，两侧穴位间距离较大，可扩大针刺范围，加强针感。曾有人质疑穴位间距离扩大后是否会导致安全系数降低，对此杨文辉教授亦做出解释：椎体棘突下旁开 1 寸位置，进针后深刺可抵达椎板，不会对人体造成损伤，因此完全无须担忧安全问题。

有了典籍及现代研究结果的支持，杨文辉教授于是将定位在棘突下旁开 1 寸的夹脊穴在广州中医药大学第一附属医院针灸科大力推广应用，施用于大部分患者，均取得了极佳的疗效。由于华佗夹脊穴之棘突下旁开 0.5 寸的定位已经深入人心，杨文辉教授便将棘突下旁开 1 寸的夹脊穴称为"杨氏夹脊穴"，以区别于棘突下旁开 0.5 寸的华佗夹脊穴。

（三）特点

杨氏夹脊穴位于背腰部，走行于督脉与膀胱经肾腰部内侧循行线之间，但与国标夹脊穴相比，杨氏夹脊穴位于竖脊肌内侧肌腹丰隆处，在中医理论中，肌肉丰隆处正是阳气充盛之所，提示了相较于华佗夹脊穴，杨氏夹脊穴真正做到了汇集督脉和足太阳膀胱经阳气。《灵枢·经脉》曰："督脉之别，名曰长强，挟脊上项，散头上，下当肩胛左右，别走太阳。"又曰："膀胱经太阳之脉……挟脊抵腰中……"督脉之别和膀胱经皆夹脊而行，而前者由督脉"别走太阳"，可见位于督脉和膀胱经之间的，正是杨氏夹脊穴分布的部位。原文中的所谓"挟脊"即指脊柱两旁。而督脉是"阳脉之海"，总督一身之阳气。两经均循行背部，其经脉在脊柱两侧深部相互贯通，夹脊穴位于经气外延重叠覆盖之处，故夹脊穴可以一穴调两经，具有整合两经经气之作用。杨氏夹脊穴可理解为一种对背俞穴的特殊用法，其本身就具有调理脏腑功能的作用。

（四）操作

1. 针具

1 寸（0.25mm×25mm）、1.5 寸（0.35mm×40mm）、3 寸（0.38×75mm）的一次性无菌针灸针。

2. 选取穴位

（1）根据脊髓与神经的节段分布选穴：这是临床最常用的选穴方法。根据神经解剖可知，肺、气管、心脏、主动脉、食管的交感神经来自 T2~T7；胃、小肠、结肠的交感神经来自 T8~L1；肝、胆囊、胆总管、胰、肾的交感神经来自 T6~T12；膀胱、子宫、生殖器交感神经来自 L1~L2。故临床取 T1~T7 夹脊穴治疗呼吸系统及心血管系统疾病，T8~T10 夹脊穴治疗消化系统疾病，L1~L2 夹脊穴治疗泌尿生殖系统疾病。C4、C5、C6 的脊神经支配肩关节，故取 C4、C5、C6 夹脊穴治疗肩周炎可取得较好疗效。T2~T5 脊神经外侧皮支分布于胸部外侧的皮肤，并分出乳房外侧支至乳房，故杨文辉教授认为取 T3、T4、T5 夹脊穴治疗乳房痛可收到较好疗效。其余节段取穴经验如下。治疗头部疾患选用 C1~C4 夹脊穴，治疗颈部疾病选用 C1~C7 夹脊穴，治疗上肢疾病选用 C4~C7，治疗腹腔内脏疾病选用 C4~L5 夹脊穴，治疗腰骶部疾病选用 T11~S2，治疗盆腔内脏疾病选用 L1~S4，治疗下肢疾病选用 L1~S2 夹脊穴。

（2）根据穴位压痛及阳性反应物取穴：由于杨氏夹脊穴是反映脏腑病理生理状态的感应点，因此可取这些感应点所在的或临近的夹脊穴治疗相应脏腑病变和局部病变。但应当注意，针灸取穴不能完全以感应点的出现为依据，而必须四诊合参，结合理法方穴，辨证施治。

（3）根据所邻背俞穴功效选穴：夹脊穴与背俞穴部位临近，通过脊神经和交感神经干密切联系，同时有"位邻气近""经气相通"的联系。故夹脊穴和相应的背俞穴以及相邻的夹脊之间的互相配伍，可以增强经络运行气血、联络脏腑、沟通内外、贯穿上下的作用，加强疗效。

（4）隔穴取穴或隔 2 穴取 1 穴：杨教授本着"精简、安全、高效"的原则，运用夹脊穴时间隔取穴，即从第 2 胸椎下缘起，隔 1 椎取 1 穴，每侧取 8 穴。此外，病位在脊柱及邻近有阳性体征（如压痛）者，可取局部夹脊穴；病在四肢、胸腹部，可按神经节段或脏腑经络理论取穴；病位不明确或症状相对集中于某一经循行部位者，按脏腑经络理论取穴，根据病情，也可配合应用其他穴位。

（5）夹脊穴配伍募穴：夹脊穴配伍募穴，为俞募配穴的演变，前后相配，一阴一阳，能调节脏腑功能，治疗脏腑疾病。《难经本义》滑寿解释说："阴阳经络，气相交贯，脏腑腹背，气相通应。"如慢性非特异性溃疡性结肠炎取华佗夹脊穴和天枢、关元、章门等。

3. 具体操作

（1）消毒：消毒范围包括针具器械、医师双手、施术部位、治疗环境等。针刺部位的消毒可用 75% 乙醇棉球或棉签。

（2）具体刺（灸）法：古人云"凡医一言背及胸脏之间不可妄针，针之不可过四分……"夹脊穴位于背部，针刺有一定危险，古人灸之者多。近代多用刺法，但在刺法上多主张直刺 0.3~0.5 寸或向脊柱斜刺 0.5~1 寸。杨教授在应用夹脊穴治疗疾病时，颈椎段针刺 1 寸左右，胸椎段针刺 1.5 寸左右，腰椎段针刺 2.5 寸左右。颈部、胸部夹脊穴多是斜刺，即针身与脊柱成 30° 角而进针，针尖朝向脊柱方向，可深达椎板。至于腰部夹脊穴，多采用直刺法，即针身与脊柱平行。（灸法：若施用灸法，可艾炷灸 3~7 壮，艾条灸 5~15 分钟。）

（3）电针：针刺得气后，选 3~5 组接电针仪，分别用 2Hz、15Hz、100Hz

的频率刺激各 3s，疏密波刺激互相交替，镇痛效果最佳，每次 20~30 分钟。

4. 注意事项

（1）夹脊穴浅刺时（进针在 1 寸以内），不会刺到神经、脊髓，也不会进入胸腹腔，故不会发生意外事故，因此是相对安全的。

（2）在深刺夹脊穴时，若出现麻电感向远处扩散，为刺中脊神经的反应，此时可将针略提留针，不宜反复提插，以免造成神经损伤。

（3）颈椎上段夹脊穴（如颈 3 夹脊），深刺时针尖不可向上或向内上方斜刺，以免伤及延髓。

（4）胸段夹脊穴深刺时针尖不得向外斜刺，以免造成气胸，甚至伤及胸腹腔脏器。其针刺深度也不宜过深，一般不超过 2 寸为宜。

（5）腰部以下夹脊穴针刺时可相对较深，针刺可达 1.5~3 寸，但也要掌握好进针的方向，如针刺过深而方向不当也会引起腹腔脏器（如肾脏等）的损伤。

第四节　杨氏灸法

（一）概念和机制

杨氏灸法在灸法操作及艾炷取材上并无创新，但其以实按灸、直接灸为基础，选取八髎穴、百会穴等特定穴位施灸，从而达到以简单、省时、高效为特点的治疗目的。杨氏灸法是杨文辉教授在继承传统灸法的基础上，结合数十年临床经验，总结出来的一套行之有效的灸治方法。

（二）历史沿革

灸法由来已久，最早见于内经，其产生与我国北方人民的生活习惯、条件和发病特点也有着密切的关系。起初主要是用于治疗寒证，如《素问·异法方宜论篇》曰："北方者……风寒冰冽，其民乐野处而乳食，藏寒生满病，其治宜灸焫"。唐代王冰注："火艾烧的，谓之灸焫。"用这种烧灼疗法治疗"藏寒生满病"是颇有疗效的，此法以后逐渐发展为可治疗多种全身不同性质的疾病。《左传》载，成公 10 年（公元前 581 年），晋景公病，延秦国太医令医缓来诊，医缓说："疾不可为也。病在肓之上、膏之下，攻之不可，达之不及，药不治焉。""攻"即是灸法，"达"即是刺法。后经历代的不断扩充完善，灸法渐成体系。

岭南针灸名家司徒铃教授 1931 年考入广东中医药专门学校，1936 年在附属医院担任住院医师，1956 年起任教广州中医学院。司徒铃教授治学严谨，对《灵枢》《针灸甲乙经》等重要经典领悟颇深，在临床上辨证选穴，或针或灸，内服外用，不一而足。他根据《外台秘要》，加以变通，以"四花灸"治顽固性呃逆，根据临床经验，以"百会压灸"治梅尼埃病，屡屡获效。司徒铃教授以艾灸治急症，累积了丰富的经验，临床上又善用背俞穴。这些学术思想都对杨文辉造成深远影响，为后来杨氏灸法的创立奠定了思想基础。杨文辉教授长期跟在司徒铃身边学习，深受司徒铃教授影响，临床上针药并重，不忘灸法。杨文辉教授虽师从名家，却不拘于前人。对于司徒铃所传的"百会压灸治疗梅尼埃病"，杨文辉教授并没有止步于此，相反，他大胆地将其应用到其他疾病中，极大地丰富了"百会压灸"的内涵。现如今，"百会压灸"已经成为广州中医药大学第一附属医院的一个品牌，在临床上被广泛地应用。

　　岭南医学流派的典型特点便是重视临床，传承技艺，一招一式均从临床而来。杨氏灸法亦是如此。一次，为解决住院部中风后尿失禁问题，杨文辉教授翻阅资料，反复思索，终于从《寿域神方》中得到启发，决心采用实按灸的方法来进行治疗。又因受司徒铃临床重视背俞穴的学术思想影响，杨文辉教授选用膀胱经的八髎穴作为施灸的部位。杨氏八髎灸是杨文辉教授在传统中医思想的启发下，根据中风后尿失禁患者元气亏虚，肾气不足的病理特征，结合古籍经典中的灸法操作要领提炼出来的特色灸法。八髎灸一经面世，便广受好评，成为了广州中医药大学第一附属医院针灸科住院部处理中风后尿失禁的常规方案。而后，在杨文辉教授及其弟子郑谅的积极实践下，八髎灸的应用范围被扩大到治疗前列腺肥大、截瘫、五迟五软、月经不调等不同系统的疾病中。

（三）特点

1. 取穴精准，重视阳经

　　杨文辉教授强调灸法在于助阳扶正，选穴过多反易耗散正气，故杨氏灸法临床应用取穴少而精，往往独用一穴医治多病，而治疗范围也专在正气虚损的虚劳类病，如独取督脉的百会，治疗神经系统疾病（梅尼埃病、血管性痴呆、中风后失眠、中风后抑郁、神经衰弱等）、妇儿骨科疾病（椎动脉型颈椎病、颈性眩晕、小儿遗尿、小儿脱肛、妇女崩漏日久、子宫脱垂等）、五官科疾病（耳石症等）；独取神阙穴，治疗失眠；重用阳经的八髎穴，治疗泌尿系统疾病（因中风引起的小便功能障碍，如尿失禁、尿潴留；因尿路感染引起的尿频；神经源性膀胱炎等）、消化系统疾病（便秘、泄泻、截瘫引起的大便失禁、肠梗阻等病症）、生殖系统疾病（前列腺肥大、前列腺增生、女性月经不调、原发性痛经、带下异常等疾病）。下面就八髎灸法为例，简单分析杨氏灸法。

对于小便障碍问题，古人就提出用灸法治疗的思路。唐代孙思邈的《备急千金要方》云："遗溺失禁，出不自知，灸阴陵泉，随年壮。遗溺，灸遗道挟玉泉五寸。又灸阳陵泉。又灸足阳明，各随年壮。小便失禁，灸大敦七壮。又灸行间七壮。"晋代皇甫谧在《针灸甲乙经》卷九云："遗溺，关门及神门、委中主之。"历代医家对于取穴各有所发挥。

杨文辉教授认为，中风后尿失禁病位在膀胱，是由于肾气不足，开阖失司，三焦决渎无力，膀胱气化功能失调所致。《素问·宣明五气篇》言："膀胱不利为癃，不约为遗溺。"《素问·脉要精微论篇》中说："仓廪不藏者，是门户不要也。水泉不止者，是膀胱不藏也。"另一方面，中风后尿失禁也与大脑元神失控有关。故尿失禁病性多虚。《内经》提出"遗溺则补之"，可见《内经》医家已深知尿失禁乃虚证引起，故杨文辉教授提出本病关键治疗原则为以充养脑髓，补肾固本，调节膀胱的气化功能为主，取穴当以阳经为主，以振发阳气，提高机体气化功能。八髎穴为兼顾补肾与缩尿双重作用的大穴，最早来源于《黄帝明堂经》，由足太阳膀胱经上的穴位组成。其中，上髎为足太阳、少阳之络，次髎为足太阴所结，中髎是足厥阴、少阳之会，下髎是足太阳、厥阴、少阳所结。八髎穴所治疗的疾病广泛，不但能治疗本穴所在及本经病证，还能治疗与其相表里的肾经疾病以及调整肝、胆之气机。从脏腑而论，腰为肾之府，肾与膀胱为表里，肾为先天之本，藏先天之精，主生殖、生长、发育，故属膀胱经之八髎穴可主生殖系统疾病、泌尿系统疾病。

2. 灸药结合，扩大主治

杨文辉教授认为方药和外治是一名中医师的两大法宝，缺一不可，"针灸长于行气通经，而药饵则善于调理脏腑气血的虚实；故病在脏腑者，则用药饵；而当脏腑、经脉兼病者，则当针药并施"。临床上，杨文辉教授擅长将灸治和方药合用，以应对复杂多变的病情。

如针对阿尔茨海默病，杨文辉教授认为其根本原因是"髓海不足，神机失用"。因此，方药上，杨文辉教授用独创的复元汤内服；外治上，杨文辉教授用"百会压灸"以激发患者督脉经气，以通督调神。针对腰椎骨质增生一症，其认为此病多因肝肾亏虚，且多夹瘀所致，若单用针灸或中药治之，疗效多难以如愿，因此治疗时杨教授予杨氏八髎灸以温通经络，行气活血；又配合自拟方之鹿衔草汤，效如桴鼓，令人惊叹。

杨文辉教授博览古人精粹，广采今人妙招，融会贯通又有所创新，依临床具体病症之所需而屡创新法，以期用最快最适宜的方法解决临床问题，其谦逊务实、孜孜不倦创新的临证态度值得当今医者学习。

（四）操作

1. 杨氏八髎灸

（1）针具

艾绒（3 年以上陈艾）、艾条、线香、万花油。

（2）选穴

八髎穴（足太阳膀胱经的上髎穴、次髎穴、中髎穴、下髎穴的合称）。

（3）具体操作

患者取俯卧位，暴露出八髎穴。术者在八髎穴上涂抹万花油，目的有二：第一是为了黏附艾炷，能让艾炷的燃烧安全地进行；第二是为了防止烫伤，有助于接下来的手法操作。将艾绒制作成中艾炷，置于腧穴之上。用线香点燃艾炷后，不吹艾火，待其徐燃自灭。艾炷燃尽的那一刻，用艾条按压艾炷，将热力向内传导，谓之真气聚而不散。之后撤去艾炷，用双拇指叠按方才施灸腧穴，使火力缓而徐进，以延长刺激。如此往复，每个穴位操作 3 壮。这一手法叫"三阳开泰"。杨氏八髎灸 1 天可灸治 1 次，5 天为 1 个疗程。每 2 个疗程之间需要休息 2 天。

2. 百会压灸

（1）针具

3 年以上的陈艾艾绒、艾条、万花油、线香。

（2）选穴与定位

百会穴，又称三阳五会。百会穴位于人体头部前正中线，前发际上 7 寸处。简易取穴法：患者取正坐位，将两耳各对折后，耳尖高点连线中点，一般交于颠顶最高处。百会穴为各经脉气会聚之处，穴性属阳，又于阳中寓阴，故能通达阴阳脉络，连贯周身经穴，对于调节机体的阴阳平衡起着重要的作用。百会穴专擅升阳举陷，益阳固脱，主治头痛、眩晕、休克、高血压、脱肛等疾病。

（3）具体操作

患者取正坐位，暴露出百会穴。助手在百会穴上涂抹万花油，用于预防烫伤和黏附艾炷。术者将陈艾制作成中艾炷，并置于百会穴上，用线香点燃。压灸百会穴是为了升阳补气，为艾灸中的补法，所以不须要吹艾火，待其自燃即可。当艾炷燃烧了三分之二时，术者用 1 根未点燃的艾条将燃烧的艾炷压灭，并持续用力 10~15 秒，让热力随着压力往百会穴深处传导。而后更换艾炷，如此反复。每次压灸 3 壮，1 天 1 次，5 天为 1 个疗程。每 2 个疗程之间休息 2 天。

第四章 常用验方及临床应用

1. 清热止咳方

【组成】鱼腥草 15g　　土牛膝 15g　　木蝴蝶 12g　　金银花 12g
　　　　连　翘 12g　　黄　芩 12g　　地骨皮 15g　　知　母 12g
　　　　芦　根 15g　　神　曲 12g　　苇　茎 12g　　甘　草 6g

【功用】清热解毒，宣肺止咳。

【方解】本方治疗热邪犯肺，肺失清肃所致疾病，以咳嗽为主症。肺属金，以清肃为性，故以苦寒凉降为法，以降为宜，复肺宣降之权，气机复则咳喘平。方中鱼腥草味辛性微寒，用以清肺解毒、排痰，为君药。土牛膝为岭南本草，味苦甘，性微寒，助鱼腥草清热解毒为臣药。金银花、连翘、黄芩善清上焦肺经之热，地骨皮清透肺热，使邪有出路。肺为娇脏，知母、芦根、苇茎性寒质润，清热而不伤肺。

【用法】以水 1000ml，煎取 450ml，分温 3 服。

【验案】患者，男 32 岁，咳嗽 4 天。患者自 4 天前受凉后开始咳嗽频繁，咳时呼吸稍急促，无喘息，喉间有痰鸣音明显，于当地医院 X 线诊断为支气管肺炎。血常规白细胞数稍高。今为求中医治疗来就诊。现症见咳嗽较频，喉间痰鸣，气粗声高，无鼻塞流涕，无发热，纳食欠佳，夜寐欠安，二便正常，急性病容，烦躁不安，咽部充血红肿，舌红，苔薄黄，脉数。患者因天气变化而引起咳嗽，外热入侵，肺气失宣，肃降失常，故发咳嗽、咳痰。根据病史、检查结果及舌症脉象，中医诊断为肺炎喘嗽之邪热闭肺证。治疗原则为清热解毒、宣肺止咳。患者咳嗽喘息症状较为明显，痰尚不多，以清热止咳方治疗，用药以清肺解毒为主，宣肺排痰为辅。3 剂后二诊，患者诸症明显好转。

2. 止咳祛痰方

【组成】鱼腥草 15g　　青天葵 12g　　瓜蒌仁 12g　　杏仁 12g
　　　　冬瓜仁 12g　　苇　茎 15g　　黄　芩 12g　　知母 12g
　　　　百　部 15g　　桔　梗 12g　　甘　草 5g

【功用】宣肺排痰，清肺止咳。

【方解】本方治疗热邪伤肺，肺失通调，炼液成痰所致疾病。痰热为患，壅肺则肺失清肃，见咳嗽气喘、咳痰黄稠，阻碍气机则胸膈烦闷胀满，热伤血络则痰中带血、咳时引痛。方中鱼腥草味辛性微寒，用以清肺解毒、排痰，为君药。瓜蒌仁、冬瓜仁、苇茎甘寒，长于清热排痰，助鱼腥草排痰为臣药。青天葵、知母、百部、黄芩清热润肺止咳。杏仁降肺，桔梗宣肺，一升一降，复肺升降之权。诸药合用，化痰、清热、理气并进，使火清则痰消，痰消则火无所附，诸症悉除。

【用法】以水 1000ml，煎取 450ml，分温 3 服。

【验案】患者，男，56 岁，咳嗽痰多 1 周。患者 1 周前感寒，声重鼻塞，咳嗽痰白，自服"感冒冲剂"，至今未愈。两天前患者感胸闷气短，痰多黏稠色黄。刻诊见咳嗽，气息短粗，痰多，质黏厚稠黄，咳吐不利，偶有痰中带血，咳时引痛，乏力，纳呆，二便正常，无发热、恶寒，舌红，苔黄腻，脉滑数。患者本系外感风寒，素体阳热多痰，遂化热入里。诊断为咳嗽之痰热壅肺证。治疗原则为宣肺排痰、清肺止咳。予止咳化痰方 3 剂，重用鱼腥草、冬瓜仁、苇茎，改瓜蒌仁为全瓜蒌增强清热排痰功效。二诊时患者述诸症消失，但胃纳不佳、乏力，乃邪祛而正气未复，遂予益气养胃之品调理善后。

3. 利咽方

【组成】
土牛膝 15g	岗梅根 15g	木蝴蝶 12g	厚朴 12g
陈　皮 10g	枳　壳 10g	苏　叶 10g	杏仁 12g
茯　苓 12g	法半夏 10g	地骨皮 12g	知母 12g

【功用】清热利咽，行气止咳。

【方解】外邪虽退，但余热未清，气机未畅，气结痰壅于咽喉则咽喉不利，气机未复则咳嗽不止，故治以利咽兼行气为法。土牛膝、岗梅根均为岭南本草，因地制宜，味苦甘性凉，善清肺热，岗梅根尚能生津，为利咽良药，共为君药。木蝴蝶质轻，味甘淡，善宣肺止咳为臣药。半夏、陈皮、枳壳、厚朴、苏叶、茯苓利气，且能燥湿化痰以止咳利咽。知母清肺热，地骨皮透肺热，一清一透则余热得除，气顺痰清火除则咽喉自舒。枳壳、杏仁，一升一降以复肺气宣降之职，则咳嗽自平。

【加减】若不咳，但咽喉不利者，加僵蚕 10g、橘红 12g、前胡 10g 以消痰利咽，去木蝴蝶、厚朴、陈皮、枳壳等诸行气之品。

【用法】以水 1000ml，煎取 450ml，分温 3 服。

【验案】患者，男，29 岁，咽痛 6 天。患者于 6 天前不慎着凉后出现轻度咽痛，伴发热恶寒，体温最高 38.5℃，周身酸痛，鼻塞流涕。当天患者自服解热镇痛药后热退，鼻塞流涕症状缓解，但咽痛加重，自觉喉中有物，咳吐不出，偶咳出清稀痰涎。患者感受风邪，自服感冒药后，症状虽退，但外邪痹阻在咽喉。中医诊断为喉痹之外邪痹阻证。治法为清热利咽、行气宣痹。用药以轻清为主，配合行气之品。以利咽方加减，重用木蝴蝶、半夏、厚朴、枳壳、陈皮，加紫苏子，使邪热外透，气机舒畅。二诊时患者述当天咽喉自觉舒畅，喉中有物感缓解，3 剂后诸症消失。

4. 平喘方

【组成】紫河车 20g　　半夏 10g　　太子参 15g　　陈　皮 10g

　　　　茯　苓 10g　　百部 10g　　杏　仁 10g　　紫苏子 10g

　　　　款冬花 10g　　川贝 12g　　甘　草 5g

【功用】补肺纳肾，化痰降气。

【方解】本方所治之病证为宿痰壅肺、肾气不固。痰为哮喘的宿根，遇感引动，痰随气升，气因痰阻，搏结气道，气性不利，肺宣降失常，则喘促痰鸣。然强壮之人，气行而愈，唯素虚之体，气着而为病。或为小儿，形气未充，肾气未固，气机调节弱于成人，因而遇感则易动。方中紫河车为血肉有情之品，味甘咸性温，补益肺肾，纳气平喘，为君。太子参大补元气以资一身之气；杏仁及紫苏子降气平喘、祛痰止咳，为臣药。法半夏燥湿降逆，陈皮理气化湿，共为佐药。百部、款冬花、川贝润肺下气助紫苏子、杏仁降气平喘。诸药合用标本兼顾，平缓清灵，小儿尤宜。药量根据年龄而调整。

【用法】以水 1000ml，煎取 450ml，分温 3 服。

【验案】患儿，女，出生 10 个月。患儿咳嗽、发热半月余，体温 38℃ 左右，在西医院经抗生素静脉滴注治疗未愈。后在中医诊所就诊，予麻杏石甘汤加白虎汤化裁治疗仍未愈。为进一步治疗，今来门诊求诊。刻下症见低热有汗，面色苍白，四肢欠温，喉间痰鸣吐涎，咳喘痰多，胸膈满闷，喘咳短气，呼多吸少，食欲不振，舌苔白腻，脉弦滑，指纹较淡。询其病史，患儿为早产儿并为剖宫产。中医诊断为肺炎喘嗽之肾气未充、肺脾气虚证。肺炎喘嗽为小儿常见的疾病，多为热证，但小儿稚阴稚阳，易虚易实，辨证需要灵活考虑。此患儿先天不足，且病程较长，热势不甚高，结合脉症考虑为肾气未充、肺脾气虚，予平喘方补肺纳肾、化痰降气。患儿用药后，当晚咳止，症状逐渐减轻，四肢转温，食量增加，3 天体温正常无汗，痰消痊愈，可见辨证准确可收获速效。

5. 乌发方

【组成】何首乌 50g　　熟地黄 50g　　肉苁蓉 30g　　党　参 30g

　　　　黄　芪 50g　　白　术 30g　　当　归 15g　　天　麻 30g

　　　　黑芝麻 50g　　升　麻 10g　　杜　仲 30g　　巴戟天 30g

　　　　山茱萸 30g　　女贞子 30g　　金樱子 50g　　桑寄生 50g

　　　　边条参 50g　　仙　茅 30g

【功用】补益肝肾，填精乌发。

【主治】肝肾不足。须发早白，甚则脱发，齿牙动摇，腰膝酸软。

【方解】肾藏精，其华在发，肝藏血，发为血之余。毛发的生长和脱落、润泽和枯槁与肝肾功能关系甚密。肝肾不足则未老先衰，头发枯萎，早脱早白。本方以补益肝肾为法，选择益精填髓之品。方中何首乌、熟地黄味甘性温，气味俱厚且质润色黑，善滋肝肾以乌发须，共为君药。杜仲、巴戟天、仙茅温壮肾气，山茱萸、女贞子、黑芝麻、金樱子、桑寄生、当归滋补肾阴，阳得阴助而生化无穷，阴得阳升而泉源不竭，共为臣药。先天为本，后天为用，故以边条参、党参、黄芪、白术资后天以助先天。天麻、升麻善于上行头部，载药上行为使。

【用法】先隔水蒸，晒干，米酒浸泡，1个月后服用。

【验案】患者，男，30岁。2年前开始发现头发变白，数量逐渐增加，1年内头发尽白，并开始脱落。自述在脱发变白早期，因心理压力大曾多次染发，后症状越来越严重，并开始脱发遂不敢染发，使用许多乌须黑发洗发水护发，且四处求医服用养血填精、乌发黑发之品，均不见起效。刻诊见须发早白，颠顶脱发明显，形体消瘦，肢体乏力，淡漠寡言，易腰膝酸软，舌淡，苔薄白，脉弦迟。诊断为脱发之肝肾不足证，予乌发方补益肝肾、填精乌发。因患者常年服用养血填精、乌须黑发之品无效，且注意到患者淡漠寡言，考虑患者因脱发白发心理压力大，肝气郁滞，因此在原方基础上加逍遥丸中成药，乌发方先隔水蒸，晒干，米酒浸泡，1个月后服用。二诊时患者神情清爽，话语较前次增多，发根处出现少量新生的黑发，坚持服用1年痊愈。

6. 消瘿方

【组成】猫爪草 15g　　胆南星 12g　　浙贝母 12g　　麦　冬 12g
　　　　陈　皮 12g　　茯　苓 12g　　法半夏 10g　　五味子 10g
　　　　太子参 30g　　玉　竹 15g　　石　斛 12g　　甘　草 5g

【功用】滋阴降火，化痰消瘿。

【方解】情志内伤，肝失条达，肝郁气滞，气滞则津聚，聚则为痰，壅结颈前，形成瘿病。瘿病日久，气郁化火伤阴，因患者素体本虚，病理因素则以虚为主而成阴虚火旺之证。方中猫爪草味甘辛，性温，化痰散结，消肿解毒，为君药。胆南星、浙贝母化痰、散结、解毒助君药消瘿肿。半夏、陈皮、茯苓亦为化痰湿而设，虽散结之功弱，然行气化湿之力强，且健运脾气，治生痰之源，则痰无以继。痰火相互助长，痰郁化火而火又炼液成痰，故用太子参、麦冬、玉竹、石斛滋阴清火，五味子敛火，一清一滋一敛实乃治疗虚火之大法。诸药合用，火降痰清，诸症自除。

【用法】以水 1000ml，煎取 450ml，分温 3 服。

【验案】患者，女，32 岁，心悸、手颤 2 个多月。患者于 2 个月前因心慌不适于外院就诊，甲状腺功能 FT3 > 50pmol/L、FT4 > 100pmol/L、TSH 0.01mU/L；肝功能示 ALT 78U/L、AST 53U/L。诊断为"甲亢"，遵医嘱规律服用西药"甲巯咪唑片"。治疗后心慌未见明显好转，半个月前复查甲状腺功能仍显示异常。刻诊见心慌，乏力，烦躁易怒，咽部有阻塞感，目胀，多汗，纳寐可，小便调，大便 1 日 1 行，质稀，舌红，苔干黄，脉弦数。查体示甲状腺二度肿大，居中，质软不痛，突眼症（＋），心率 133 次/分。诊断为瘿病之阴虚火旺证。治以滋阴降火，化痰消瘿。以消瘿方配合三棱针挑刺治疗。二诊时，患者诉服药后诸症减轻，现仍有心慌，心率较快，下颌处新发痤疮，舌红，苔薄黄，脉弦数。原方加牡丹皮、栀子、柴胡加大疏肝清火之力。三诊时患者诸症均已好转，去牡丹皮、栀子，嘱患者续服中药 7 剂，巩固疗效。

7. 癫痫方

【组成】

水牛角 60g	天 麻 12g	蜈 蚣 10g	全 蝎 10g
玉 竹 12g	石 斛 12g	太子参 15g	钩 藤 15g
白 芍 15g	法半夏 10g	胆南星 10g	麦 冬 12g
生地黄 15g	石菖蒲 6g	甘 草 5g	

【功用】豁痰息风，疏肝健脾。

【主治】癫痫发作，突然昏倒，不省人事，两目上视，四肢抽搐，口吐涎沫，醒后如常。舌暗，苔白腻，脉弦滑。

【方解】诸风掉眩，皆属于肝。肝主疏泄，肾主收藏，二脏调和则藏泄有度。若七情伤肝或肾阴不足，水不涵木，则泄强而藏弱。肝风生于内且逆于上，痰随风动，流窜经络，上阻脑窍，蒙蔽神明而发为本病。方中水牛角味咸性寒，善入血分息风定惊为君药。天麻、蜈蚣、全蝎、钩藤祛风通络。胆南星、石菖蒲、半夏味辛性温破痰浊开脑窍，为臣药。白芍、甘草柔肝敛阴，石斛、玉竹、麦冬、生地黄滋水涵木加强平肝息风之力为佐药。诸药合用，风息痰化，神志清醒。

【用法】以水 1200ml，先煎水牛角 1 小时，后纳余药，煎取 450ml，分温 3 服。

【验案】患者，男，30 岁，发作性意识丧失伴四肢抽搐 10 余年。10 年前外院查脑电图提示癫痫放电。头颅 MRI 检查未见明显异常。长期服用抗癫痫药物治疗，治疗效果不佳，目前仍反复发作，约持续 20 分钟，据患者家属描述，患者发作时突然扑倒在地，意识丧失，四肢抽搐，口中怪叫。平素口苦、晨起喉中多痰，纳食不佳，食后腹胀满不适，大便溏，舌暗，苔白腻，脉弦滑。中医诊断为痫病之风痰闭阻证。治疗原则为豁痰息风、疏肝健脾，并以癫痫方配合头针治疗。二诊时诉服上方后，胃纳、大便已正常，晨起喉中痰涎明显减少，继续守以原方。三诊时发作次数减少，至今已有 1 个月未发。四诊时患者家属述目前发作频率明显减少，发作时无四肢抽搐，症状较前减轻，时间较前明显缩短。继续服原方，加黄芪 30g、龙骨 30g、牡蛎 30g 以安神。随访至今，仅偶有轻微头晕，未再出现意识丧失情况。

8. 止眩方

【组成】柴胡 12g　　黄芩 12g　　白　芍 15g　　川芎 12g

　　　　白芷 12g　　秦艽 12g　　天　麻 12g　　菊花 12g

　　　　蒺藜 12g　　知母 12g　　地骨皮 12g　　甘草 5g

【功用】清利头目，疏风止眩。

【方解】少阳之为病，口苦，咽干，目眩也。外感风热之邪，循少阳经上犯头目。少阳病病位在半表半里，邪既不能从表皮作汗而出，亦不能由里从大小肠随二便而出，只能从五官之窍而出，因而目眩、耳鸣、鼻塞、口苦、咽干。方中柴胡苦平，入肝胆经，透泄少阳之邪，并能疏泄气机之郁滞，使少阳之邪得以疏散；黄芩苦寒，清泄少阳半表半里之热，两者配伍，和解少阳，共为君药。天麻善平肝止眩，为眩晕之要药，更以白芷、秦艽、菊花、蒺藜辛散之品，加强天麻祛风止眩之力。川芎专行头目。知母、地骨皮助黄芩清热。阳在外，阴之使也，阴在内，阳之守也，故加白芍敛阴守内，防诸药辛散太过。

【用法】以水 1000ml，煎取 450ml，分温 3 服。

【验案】患者，男，66 岁，头晕涨痛 3 月余。现症见头晕，伴有耳鸣，头痛且胀，鼻塞流浊涕，口作苦，干而欲饮，手指时麻，夜寐时安时艰，步行自觉头重脚轻，胃纳可，二便调，舌暗红，苔薄黄，脉弦有力。高血压病史 2 年余，就诊时静态血压 176/106mmHg，自述 2 年间未规律服用降压药，出现头晕后始规律服药，具体血压控制不详。诊断为眩晕，风阳上扰证。以止眩方 3 剂治疗，嘱患者按医嘱规律服用降压药。二诊时患者述服药后头晕症状缓解，当天晚上睡眠质量佳，但耳鸣、头重脚轻症状未见明显缓解，此时肝风虽平，但肝阳上亢仍须滋水平木，原方去菊花、知母、蒺藜，加杜仲、桑寄生、熟地黄、枸杞再服 3 剂，后电话随访，患者述症状未再发。

9. 偏头痛方

【组成】柴胡 12g　　　　白芍 15g　　　　秦艽 10g　　　　黄芩 12g

川芎 12g　　　延胡索 12g　　　天　麻 15g　　　丹参 12g

白芷 12g　　　五灵脂 12g　　　生甘草 5g

【功用】通络止痛。

【主治】头部两侧搏动性疼痛，常伴头涨，急躁易怒，劳累及紧张时发作，休息可缓解。苔薄白，脉弦涩。

【方解】头部两侧乃少阳经所过处。经气不利，攻窜脉道，则头部两侧呈搏动性疼痛。方中柴胡苦平，入肝胆经，透泄少阳之邪，并能疏泄气机之郁滞；黄芩苦寒，清泄少阳半表半里之热，两者配伍，和解少阳，共为君药。川芎、秦艽、天麻辛温，助君药通络止痛。白芍、甘草柔经脉之拘急。据现代研究示，血管性头痛因血管舒缩功能障碍及血流状态异常导致，因此杨文辉教授善用丹参、五灵脂、延胡索改善血管舒缩功能及血流状态，从而收获良效。

【用法】以水 1000ml，煎取 450ml，分温 3 服。

【验案】患者，女，24 岁，头痛 2 年余，加重 5 天，患者平素急躁易怒，2 年前因家庭问题出现眠差，头痛，以右侧颞部、额部、眼球剧烈疼痛为主，呈发作性，伴有乏力汗出，流清涕，每日发作 2~4 次，每次持续半小时左右，能自行缓解，夜间发作严重影响睡眠。刻诊见精神状态不佳，舌淡红，苔薄白，舌尖有瘀点，舌下络脉紫暗迂曲，脉弦。诊断为偏头痛之脑络瘀阻。治疗原则为通络止痛。二诊时患者自诉服 3 剂药后头痛明显减轻，睡眠略浅，舌脉如前。药已奏效，守方应用，加酸枣仁 20g、首乌藤 15 g，7 剂。三诊时患者自诉服用上方后头痛基本消失，睡眠恢复正常，续服 7 剂，以巩固疗效。后因他病前来就诊，述未再发作。

10. 消渴方

【组成】太子参 30g　　　山　药 15g　　　熟地黄 15g　　　芡　实 15g

麦　冬 15g　　　玄　参 15g　　　五味子 10g　　　山茱萸 12g

石　斛 12g　　　苦瓜干 15g　　　白花蛇舌草 12g　　　甘　草 5g

【功用】益气滋阴，固肾止渴。

【方解】消渴的基本病机为阴虚燥热，阴虚为本，燥热为标，燥热消灼真阴，迁延日久，阴损及阳，呈现气阴两伤之证。方中山药、太子参益气滋阴，补脾固肾，为君药。石斛、麦冬、熟地黄、玄参滋阴生津，芡实、山茱萸有助君药固肾止渴之功，为臣药。苦瓜干、白花蛇舌草味苦，清热坚阴，且现代研究显示其有降糖良效，于消渴病最宜。

【用法】以水 1000ml，煎取 450ml，分温 3 服。

【验案】患者，女，66 岁，口渴多饮伴易饥 10 余年，曾于多地诊治，空腹血糖 9.2mmol/L，尿糖（++++），诊断为 2 型糖尿病，予口服降糖药治疗，病情好转，但仍觉口渴口干、易饥、乏力，故来针灸科治疗。刻诊见精神不振，倦怠乏力，舌淡，苔少而干。中医诊断为消渴，气阴两虚证。予消渴方益气生津、固肾止渴，配合每日艾灸双侧涌泉、太溪半小时，通过艾火温通刺激肾经补肾生津。治疗 5 天后，患者复诊时自述口渴、乏力等症状均减轻，继续守方治疗。治疗 2 周后，患者口渴症状消失，形体渐充，化验尿糖阴性，空腹血糖正常。嘱患者继续服中药、艾灸治疗，降糖药可逐渐减量。

11. 健脾清肝方

【组成】 石上柏30g　　白背叶根15g　　山　楂12g　　党　参15g

石上柏组成继续：
白　术12g　　茯　苓15g　　虎　杖15g　　五味子6g

丹　参15g　　白　芍15g　　柴　胡10g　　甘　草5g

【功用】 利湿解毒，化瘀补虚。

【主治】 积聚，肝脾两伤。自觉右侧腹部及胁下发胀，腹胀，纳稍差，尿黄，大便稍溏，日 1 行，口干，舌边尖红，苔薄黄腻，脉弦细。

【方解】 本方治疗因外感湿热疫毒，加之情志失调，劳逸无度而发之疾病。邪正交争日久，肝主疏泄功能受限。早期肝助脾气运化功能失常而见肝脾两伤，继则以肝肾阴虚、气阴两虚为主，晚期见脾肾阳虚。病理因素以湿、热、瘀、郁、毒为主，瘀热贯穿病程始终，影响病情发展。方中石上柏清热解毒、活血破积，白背叶根、虎杖助石上柏解毒化瘀滞，且能导湿热从小便而去，更以茯苓利湿浊。柴胡助肝用，白芍、五味子养肝体。山楂、党参、白术健运脾气以消食，山楂尚能入血分以活血。诸药合用，瘀化毒解，正气强壮，一身之气周流，积聚自消。

【用法】 以水 1000ml，煎取 450ml，分温 3 服。

【验案】 患者，男，52 岁，右侧腹部及胁下胀痛。既往有慢性乙型肝炎（乙肝）病史 20 余年，规律服用阿德福韦抗病毒治疗，3 年前在外院复查乙肝病毒 DNA 定量 <100，行肝脏彩超加弹性成像后确诊为乙肝后肝硬化代偿期，乙肝两对半中 HBsAg 阳性，抗 -HBe 阳性，抗 -HBc 阳性，WBC 2.5×10^9 /L，PLT 44×10^9 /L，AST 89U/L，ALT 76U/L，A/G = 1.18，腹部彩超示少量腹水。刻诊见右侧腹部及胁下发胀，触之疼痛，腹胀，纳稍差，面色萎黄，尿黄，大便稍溏，日 1 行，口干，舌边尖红，苔薄黄腻，脉弦细。中医诊断为积聚，肝脾两伤证。治以利湿解毒、化瘀补虚。予健脾清肝方加大腹皮、赤小豆、益母草健脾补虚，利水消积。服药半年后，患者面色有色泽，食欲大增，胁部胀满感消失，可如正常人般活动。继续予健脾清肝方服用半年以调摄固本。

12. 脱发外洗方

【组成】苦　参 30g　　　忍冬藤 30g　　青天葵 10g　　防　风 30g
　　　　侧柏叶 50g　　　花　椒 15g　　前　胡 50g　　千里光 30g
　　　　炮马钱子 0.6g　　蒲公英 30g　　甘　草 10g

【功用】祛风止痒，凉血止脱。

【方解】风热乘虚而入，热入血分，风自内生，风动则树摇，树摇而叶落，故起病突然，毛发脱落。风性主动，故头皮瘙痒且失于润养而皮屑脱落。方中以苦参为君，清热祛风止痒，为皮肤病之要药。忍冬藤、青天葵、防风清热祛风，侧柏叶凉血，共为臣药。千里光、马钱子、花椒祛风通络，杀虫止痒为佐。诸药合用，使血清风消，头皮恢复濡养，则毛发萌生。

【用法】煎水外洗，先熏蒸，待温度适宜搽洗患处。

【验案】患者，男，33 岁，主因脱发 2 月余就诊。患者自诉 2 个月前晨起枕头上见二十余根发丝，突然起病，呈进行性加重，现晨起枕头上只见数十根发丝，伴头皮瘙痒灼热，搔之有皮屑脱落，油腻感较重，曾使用防脱生发洗浴用品，脱发症状未见明显改善。刻诊见脱发区光亮，油腻感，局部发红，形体消瘦，纳食正常，大便平素偏硬，小便正常，夜寐欠佳，舌红，苔薄白偏干，脉浮数。中医诊断为脱发之风热证。治疗原则为祛风通络、清热止脱。予脱发外洗方外洗，嘱患者自行用梅花针局部叩刺。二诊时，晨起枕头上发丝数量减少，头皮瘙痒灼热减轻，皮屑减少，继续守本方至痊愈。

13. 肩周炎方

【组成】三　七 12g　　　毛冬青 30g　　川　芎 12g　　当　归 12g
　　　　白　芷 12g　　　桂　枝 12g　　五灵脂 12g　　丹参 15g
　　　　金毛狗脊 15g　　黄　芪 15g　　延胡索 12g　　续断 12g

【功用】温通经脉，通络止痛。

【方解】肩周炎又称"五十肩""冻结肩"，主要由于年老体虚，气虚血弱，加之肩部过劳，风寒湿邪乘虚而入，侵犯肩部以致经络阻滞，气血凝滞，经脉功能失常而发病，治疗当以温通经脉立法。方用三七，味甘、性温，能化瘀止痛且善补虚。当归、川芎、白芷、桂枝、五灵脂、黄芪皆性温，能温通气血，通行经脉。五灵脂、延胡索善止疼痛，其中延胡索药力善达肩背，善治肩背部风寒痹痛。金毛狗脊、续断强肾补虚，助机体抵御外邪。

【用法】以水 1000ml，煎取 450ml，分温 3 服。

【验案】患者，女，52 岁。主诉：左侧肩部疼痛活动受限 1 年余，加重 1 周。患者 1 年前因劳累出汗后又感受风寒，次日出现左肩部疼痛，活动不利，休息后未见明显好转，予跌打活血类膏药贴敷及口服消炎止痛药物后症状缓解，以后每遇寒冷天气及劳累后左肩疼痛，夜间痛甚，无法入睡，热敷或经局部推拿、吃止痛药可短暂缓解，症状反复。1周前因劳累致疼痛加重，推拿、热敷及口服止痛药后症状均不见减轻。刻诊：右侧肩部肌肉僵硬，肩关节内外侧压痛明显，活动明显受限，上举30度，外展40度，前后摆动明显受限。患者平素怕冷，纳食少，夜寐差，小便清长，大便偏稀，舌淡，苔薄，脉弦细。诊断：肩周炎，肾阳虚衰、寒凝血瘀证。治疗原则为温通经脉、通络止痛。以肩周炎方结合温针疗法治疗，嘱患者归家每日自行艾灸肩部并注意保暖，适当锻炼。半月后再来复查时，肩关节疼痛明显减轻，活动明显改善，嘱注意保暖，适当锻炼。

14. 养筋汤

【组成】桑寄生 15g　　川杜仲 15g　　威灵仙 15g　　白术 12g
　　　　黄　芪 15g　　木　瓜 12g　　菟丝子 12g　　葛根 15g
　　　　汉防己 12g　　川　芎 12g　　金樱子 12g　　甘草 5g

【功用】滋补肝肾，养筋和络。

【方解】后背为膀胱经所过，其功能活动与膀胱经的温润濡养功能密切相关。然则腰为肾之府，因膀胱自身无气化功能，须受肾之气化而后出焉。由于肾中真阴亏虚，气化功能减弱致颈肩背部肌肉失养，功能减弱，故劳累后较常人易颈肩背酸痛。方中桑寄生、菟丝子、金樱子、杜仲取寿胎丸之意，乙癸同源，固肾、补肝、益精，使阴生阳长，肾气化生源泉不竭。黄芪、白术补后天，以壮先天。威灵仙、木瓜味辛性温，能通经除痹痛为臣药。葛根、汉防己最善通行膀胱经，使在表之水气流散而不聚。诸药合用，通则不痛，使筋柔痛止。

【用法】以水 1000ml，煎取 450ml，分温 3 服。

【验案】患者，男，56 岁，从事公交车司机职业 12 年，平素偶感腰部酸痛，未予重视，自行贴膏药，症状稍有缓解。1 年前腰痛加重，伴双下肢窜痛，久坐后起立困难。在当地医院就诊，结合体格检查、实验室检查均无明显异常，影像学检查提示轻度腰椎间盘突出，予药物口服，膏药外用（具体药物及用量不详），症状有所缓解，但病情时有反复。2 个月前因劳累，腰痛加重。刻诊：腰部酸痛，活动时肌肉牵拉感明显，劳累后加重，久坐起立困难，烦躁，纳差，眠可，二便调，舌暗红，苔薄，脉细弱。查体：腰椎椎旁、棘突按压痛（＋），直腿抬高试验（－）。腰椎活动度正常。诊断：腰痹，肝肾亏虚、气虚血瘀证。治宜滋补肝肾，养筋和络，方用养筋汤。因患者纳差烦躁，故加疏肝理气之香附 15 g、柴胡 15 g；消食导滞之焦三仙各 15 g、莱菔子 10 g。嘱多休息勿劳累，多躺少坐。二诊：患者诉腰痛、麻木较前明显好转，纳食可，心情舒畅，坐位起立无腰部僵痛酸沉感，但仍有疼痛不适，守上方继服，巩固疗效。三诊：患者诉无明显腰背疼痛，继服以巩固疗效。3个月后电话随访，诉无明显不适。

15. 杨氏外洗方

【组成】千斤拔60g　　桑枝30g　　桂枝15g　　延胡索15g
　　　　苏　叶15g　　苏木30g　　当归15g　　艾　叶30g
　　　　姜　黄15g

【功用】舒筋活血通络。

【方解】本方治疗因经脉瘀滞，肢体失养所致之疾病。营血遍行周身，灌溉四肢百骸，气血充实则肌肉壮满，筋脉和缓。反之亦然。"肝者，罢极之本"，主筋。筋脉的张弛全赖肝气条达，故曰"肝曰曲直"。气为阳，主用。精血为阴，主体。筋脉的功能协调赖精血的濡养。肾主藏精，主骨生髓。肝肾同补，两善其功。故方中千斤拔味甘性平，体质坚实，因得其名，用以壮筋骨、补肝肾、祛瘀积，为君药。桑枝、桂枝质柔韧，禀木曰曲直之性，使肝气条达，用以柔筋缓急，通筋活络，为臣药。当归、延胡索、姜黄、苏木行气活血化瘀滞。艾叶、苏叶气味轻薄，载药力遍循周身。若久卧伤气，肌肉萎缩，加五爪龙60g、千年健60g、香附30g以强健生肌。

【用法】煎水适量擦拭患侧肢体。

【验案】患者，男，58岁，右下肢麻木乏力5月，伴小便失禁。患者5个月前因外伤致第10~11胸椎骨骨折、移位，于外院诊断为"椎骨骨折"，行胸椎骨折前路减压融合术。术后遗留右下肢乏力，感觉异常，二便失禁，经3个月物理康复治疗，症状未见明显好转。刻诊：右下肢乏力，不能行走，患肢感觉减退，发作性电击样疼痛，小便失禁，大便障碍，纳眠差，偶有恶心嗳气，形体消瘦，舌淡暗，苔白腻，脉沉细弱。查体：右下肢肌力2+，肌肉萎缩，感觉减退，病理征未见明显异常。辅助检查：脑脊液未见明显异常，MRI提示脊髓腰骶段符合脊髓陈旧性损伤。中医诊断：痿病，气虚血瘀证。治疗原则为舒筋通络，宣痹开郁。以杨氏外洗方泡脚和擦拭患侧肢体，加五爪龙60g、千年健60g、香附30g以强健生肌。考虑到本病严重影响患者的身心健康，运用"调神针法"，突出神志在本病中的重要地位，从整体调节神志，以安定调神、柔筋通络为法，使机体趋于平和。治疗1个疗程后，患者患肢活动较前改善，二便障碍较前明显好转，患者情绪由初就诊时抑郁不舒转为舒畅，偶有谈笑，胃纳也随之改善；3个疗程后，患者患肢麻木放射痛明显减轻，活动持续改善，二便障碍明显改善。一直坚持治疗、随访至今。

16. 复元汤

【组成】鹿　茸 5g　　菟丝子 12g　　黄　精 15g　　熟地黄 12g
　　　　　肉　桂 3g　　肉苁蓉 12g　　枸杞子 15g　　何首乌 15g
　　　　　红　参 10g　黄　芪 30g　　当　归 6g　　丹　参 6g
　　　　　益智仁 12g

【功用】补益肝肾，填髓益智。

【主治】痴呆。意识模糊，神情呆滞，精神郁郁，语无伦次，遇事善忘，头脑不清，喃喃自语，不思饮食。舌淡暗，脉沉弱。

【方解】脑为髓海，有赖于肾精的濡养，若肾精亏虚、气血不足，则脑髓失养，从而发生神志的改变，进而导致痴呆的发生。故痴呆的病因是肾虚，与心、肝、胃有关，病机是毒损脑络，以补益肝肾、填髓益智、补气活血为法。方中以鹿茸为君，鹿茸即是梅花鹿尚未骨化的幼角，在鹿脑袋的位置，中医认为血管性痴呆与大脑有关，根据取象比类的思想，选用鹿茸，以补骨血、坚阳道、益精髓。肾虚忌燥，应用辛润温药以补养之，肉苁蓉、肉桂、鹿茸性温，能大补阳气，而黄精、熟地黄、菟丝子又能滋养肾阴，这六味药同用以补肾壮阳、滋阴润燥。枸杞子、何首乌归肝、肾经，故用之以养肝血、补肾精，有研究指出枸杞子和何首乌同用可减轻脑内自由基对神经元的损伤，减轻痴呆的症状，均为臣药。气有推动血液运行的作用，而气虚就会导致血液运行不畅、络脉空虚、脑髓失养，出现痴呆的各种症状，故选用红参、黄芪补脾胃之气，当归以补血活血，丹参以通利脑络，益智仁味辛，有发散的作用，在收敛肾气之余不至结瘀，故用以辛温助阳、益智安神，为佐药。诸药合用，使脑髓充，神智明。

【验案】患者，男，69 岁，退休前从事会计工作，因"记忆力减退 3 年，加重 2 个月"就诊。患者有多年脑动脉硬化病史，3 年前记忆力减退明显，近事易忘，初未重视，症状逐渐加重，近 2 个月来家人发现其认知、运算能力明显减退，说话颠三倒四，昏不识人，倦怠嗜卧。刻诊：患者意识模糊、神情呆滞，精神郁郁，语无伦次，对答不切题，遇事善忘，常喃喃自语食欲不振，舌淡暗，脉沉弱。诊断：痴呆，瘀阻脑络证。治疗原则为补益肝肾、填髓益智。与复元汤配合针刺水沟、四神聪、神庭、本神、足三里、太溪、悬钟安神利窍，补益肝肾。服用 1 个月后患者病情基本稳定，可与人简单交流，熟人能识，反应稍迟钝，继续守方治疗。

第五章　专病论治

第一节　呼吸系统疾病

咳嗽

咳嗽是指肺失宣降，肺气上逆作声，咳吐痰液而言，为肺系疾病的常见病证。根据发病原因可分为外感咳嗽和内伤咳嗽两大类。外感咳嗽多属急性病证，调治失当可转为慢性咳嗽；内伤咳嗽多为慢性病证，复感外邪亦可急性发作。若迁延不愈，或年老体弱，肺气大伤，则可并发喘息，遂成"咳喘"。常见于西医学的上呼吸道感染，急、慢性支气管炎，支气管扩张等。

一、特色诊疗思路

随着国家的发展，城镇化建设的加快，车辆尾气排放增多，空调使用数量增加，人为导致温度和湿度落差扩大，同时，现代人学习、生活、工作节奏紧张，作息紊乱、压力增大等，导致人体功能下降，阴阳失衡，营卫不和，当外邪乘虚而入，则诱发疾病。本病可发生于多个年龄段，外感咳嗽为六淫外邪侵袭肺系；内伤咳嗽为脏腑功能失调，内邪干肺。不论邪从外入，或自内而发，均可引起肺失宣肃，肺气上逆作咳。临床上外感咳嗽一般可分为风寒束肺、风热犯肺、燥热伤肺等证型，而内伤咳嗽可分为痰湿阻肺、肺肾阴虚、脾肾阳虚、肝火灼肺等证型。在本病治疗中，杨文辉教授重视运用外治法，强调急性发作时治疗要速战速决，同时也重视遵循"五脏六腑皆令人咳"的理论，运用杨氏灸法、穴位埋线等方法开展治疗。以下详述其主要理念。

（一）审证求因，补虚泻实

杨文辉教授认为咳嗽的治疗必须注意审证求因，不能一味止咳。咳嗽是人体祛邪外出的一种病理表现，治疗中切勿见咳止咳，必须按照不同的病因病机分而治之。外感咳嗽应采用宣肃肺气、疏散外邪的治法，因势利导。肺气宣畅则咳嗽自愈，忌用敛肺、收涩的镇咳药。若误用则致肺气郁遏不得宣畅，不能祛邪外出，邪恋不去，反而久咳伤正。内伤咳嗽必须注意调护正气，倘若虚实夹杂，亦须标本兼顾，忌用宣肺散邪之法，若误用则致阴液耗损，伤及肺气，正气更加虚损。

（二）外感内伤，随证变法

杨文辉教授认为咳嗽根据病因可分为外邪犯肺和内伤咳嗽，两者均可发生演变转化，临证应当注意随证变法。外邪犯肺中的风寒客肺化热而表证未解，表现为外寒内热者，应当解表清里。风寒化热者，应转用清法；风热化燥者，应当专用润法。内伤咳嗽者，须妥善处理邪实正虚的证候。气火咳嗽易耗伤肺津，应当配以清养肺阴之品；痰湿咳嗽，常易伤及肺脾之气，应当配合补益脾肺之品，以免病久导致肺气虚寒，寒饮伏肺的咳喘；肺阴亏耗咳嗽，久之导致阴虚火炎，灼津成痰，可兼以清火化痰。

（三）主治在肺，勿失他脏

杨文辉教授深刻领会《素问·咳论篇》中"五脏六腑皆令人咳，非独肺也"的论述。外邪犯肺可以致咳，其他脏腑受邪，功能失调而影响于肺，亦可导致咳嗽发生。咳嗽不只限于肺，也不离乎肺，根据咳嗽的不同表现，《内经》将其分为肺、肝、心、脾、肾、胃、大肠、小肠、胆、膀胱、三焦咳，认为五脏之咳，日久不愈，则以脏腑表里关系相传于六腑。咳嗽病变的主脏在肺，与肝、脾有关，久则及肾。主要病机为邪犯于肺，肺气上逆。因此，治疗时要注意主治在肺、勿失他脏。主治在肺，主要是运用温宣、清肃两法，直接针对咳嗽主病之脏进行施治。对于脾脏受损，功能失调所致之咳嗽，则常用健脾化痰和补脾养肺等方法。健脾化痰适用于痰湿偏盛，标实为主，咳嗽痰多者。补脾养肺法适用于脾肺两虚者，常见咳嗽、神疲乏力、食少。病久及肾者，则应注意配合使用补肺益肾，补肾纳气的方法。

二、治疗方案

（一）中药治疗方案

1. 外感咳嗽

（1）风寒束肺证

临床表现：咳嗽声重，气急，咽痒，咳痰稀薄色白，常伴鼻塞，流清涕，头痛，肢体酸楚，或见恶寒发热、无汗等表证，舌淡，苔薄白，脉浮或浮紧。

治则：疏风散寒，宣肺止咳。

选方：三拗汤合止嗽散加减。杨文辉教授认为该证型的咳嗽病机在于风寒袭肺、肺气失宣，运用三拗汤以宣肺散寒，合用止嗽散以疏风润肺。三拗汤由麻黄、杏仁、甘草组成。止嗽散由桔梗、荆芥、紫菀、百部、白前、甘草、陈皮组成。

（2）风热犯肺证

临床表现：咳嗽频剧，气粗或咳声嘶哑，喉燥咽痛，咳痰不爽，痰黏稠或黄，咳时汗出，常伴鼻流黄涕，口渴，头痛，身楚，或见恶风、身热等表证，舌红，苔薄黄，脉浮数或浮滑。

治则：疏风清热，宣肺止咳。

选方：清热止咳方。此方为杨文辉教授的经验方。他认为本证型病机为热邪犯肺、肺失清肃，故以咳嗽为主症。肺属金，以清肃为性。故以苦寒凉降为法，以降为宜，复肺宣降之权，气机复则咳喘平。

（3）燥热伤肺证

临床表现：干咳，连声作呛，喉痒，咽喉干痛，唇鼻干燥，无痰或痰少而黏，不易咳出，或痰中带有血丝，口干，初起或伴鼻塞、头痛、微寒、身热等表证，舌红少津，苔薄白或薄黄，脉浮数。

治则：疏风清肺，润燥止咳。

选方：桑杏汤加减。杨文辉教授认为本证型病机为风燥伤肺、肺失清润。该方中桑叶、薄荷、豆豉疏风解表；杏仁、前胡、牛蒡子肃肺止咳；南沙参、川贝母、天花粉、梨皮、芦根生津润燥。若津伤较甚，干咳，咳痰不多，舌干红少苔，配麦冬、北沙参滋养肺阴；热重不恶寒，心烦口渴，酌加石膏、知母、山栀子清肺泄热；肺络受损，痰中夹血，配白茅根清热止血。

2. 内伤咳嗽

（1）痰湿阻肺证

临床表现：咳嗽反复发作，咳声重浊，痰多，因痰而嗽，痰出咳平，痰黏腻或稠厚成块，色白或带灰色，每于早餐或食后则咳甚痰多，进甘甜油腻食物加重，胸闷，脘痞，呕恶，食少，体倦，大便时溏，舌淡，苔白腻，脉濡滑。

治则：燥湿化痰，理气止咳。

选方：二陈平胃散合三子养亲汤加减。杨文辉教授认为本证型病机为脾湿生痰，上渍于肺，壅遏肺气。二陈平胃散燥湿化痰，理气和中，用于咳嗽痰多、痰质稠厚、胸闷脘痞、苔腻者。三子养亲汤降气化痰，用于痰浊壅肺、咳逆痰涌、胸满气急、苔浊腻者。前者重点在胃，痰多脘痞者适用；后者重点在肺，痰涌气急者较宜。方中法半夏、陈皮、茯苓、苍术、川朴燥湿化痰；杏仁、紫菀、款冬花等温肺降气。

（2）痰热郁肺证

临床表现：咳嗽，气息粗促，或喉中有痰声，痰多质黏或稠黄，咯吐不爽，或有热腥味，或咯血痰，胸胁胀满，咳时引痛，面赤，或有身热，口干而黏，欲饮水，舌红，苔薄黄或黄腻，脉滑数。

治则：清热肃肺，豁痰止咳。

选方：止咳祛痰方。此方为杨文辉教授经验方。杨文辉教授认为本证型病机为痰热壅肺，肺失肃降。热邪伤肺，肺失通调，炼液成痰。痰热为患壅肺则肺失清肃，见咳嗽气喘、咳痰黄稠；阻碍气机则胸膈烦闷胀满；热伤血络则痰中带血、咳时引痛。方中鱼腥草味辛性微寒，用以清肺解毒、排痰，为君药。瓜蒌仁、冬瓜仁、苇茎甘寒，长于清热排痰，助鱼腥草排痰为臣药。青天葵、知母、百部、黄芩清热润肺止咳。杏仁降肺，桔梗宣肺，一升一降，复肺升降之权。诸药合用，化痰、清热、理气并进，使火清则痰消，痰消则火无所附，诸症悉除。

（3）肺肾阴虚证

临床表现：干咳，咳声短促，痰少黏白，或痰中带血丝，或声音逐渐嘶哑，口干咽燥，或午后潮热，颧红，盗汗，日渐消瘦，神疲，舌红，苔少，脉细数。

治则：滋肾润肺，化痰止咳。

选方：沙参麦冬汤加减。本方有甘寒养阴、润燥生津之功，常用于治疗阴虚肺燥，干咳少痰。方中沙参、麦冬、天花粉、玉竹、百合滋养肺阴，川贝母、杏仁润肺化痰，桑白皮、地骨皮清肺泄热，甘草甘缓和中。

（4）肝火犯肺证

临床表现：上气咳逆阵作，咳时面赤，咽干口苦，常感痰滞咽喉而咳之难出，量少质黏，或如絮条，胸胁胀痛，咳时引痛，症状可随情绪波动而增减，舌红或舌边红，苔薄黄，脉弦数。

治则：清肺泻肝，顺气降火。

选方：黛蛤散合泻白散加减。方中桑白皮、地骨皮、黄芩清肺热；山栀子、牡丹皮清肝火；青黛、海蛤壳化痰热；粳米、甘草和胃气，使泻肺而不伤脾胃；紫苏子、竹茹、枇杷叶降逆气。黛蛤散清肝化痰，加减泻白散顺气降火，清肺化痰，二方合用，使火气下降，肺气得以清肃，咳逆自平。

（二）针灸治疗方案

杨文辉教授强调咳嗽的治疗当辨外感内伤。外感新病多属邪实，治当祛邪利肺；内伤多属邪实正虚，治当祛邪止咳、扶正补虚。咳嗽总的病机为邪气干肺，肺失宣降，肺气上逆。病位在肺，与肝、脾、肾等脏器有关。因此，杨文辉教授认为要遵循"五脏六腑皆令人咳"的理论，在本病治疗中既要辨外感内伤，恢复肺宣发肃降功能，也要认清脏腑之间的相互影响，重视针药结合和外治法，运用杨氏灸法、穴位埋线等方法开展治疗。

1. 以手太阴肺经为主，肝、脾、肾经为辅的辨经选穴治疗

（1）外感咳嗽

治则：宣通肺气、祛邪止咳。针刺以泻法为主。

针灸选穴：肺俞、中府、列缺、太渊。

方解：肺俞为肺的背俞穴，中府为肺的募穴，二者调理肺脏气机、宣肺化痰；列缺为手太阴肺经络穴，配肺俞能宣通肺气；太渊为肺经原穴，配肺俞可宣肺化痰。诸穴合用可收祛邪化痰、宣肺止咳之功。

辨证加减：风寒束肺证加风门、合谷祛风宣肺；风热犯肺证加大椎、曲池、尺泽祛风清热；燥热伤肺证加太溪、照海润燥止咳。

操作：肺俞、风门斜刺，避免直刺、深刺伤及内脏；中府、列缺平刺；太渊针刺时用押手辅助固定避开桡动脉，其余穴位常规针刺。合谷、曲池、尺泽行三才单式补泻手法之提插泻法。每日治疗 1 次。

（2）内伤咳嗽

治则：内伤咳嗽宜调理脏腑、化痰止咳。根据脏腑经络辨证予补肺、健脾、益肾、清肝法；痰湿阻肺证针灸并用，宜泻法；痰热郁肺证以针刺为主，用泻法；肺肾阴虚证只针不灸，以平补平泻法；肝火犯肺证只针不灸，用泻法。

针灸选穴：肺俞、中府、列缺、太渊。

辨证加减：痰湿阻肺证加足三里、中脘、丰隆化痰止咳；痰热郁肺证加尺泽、鱼际、大椎、丰隆；肺肾阴虚证加肾俞、膏肓、太溪滋阴降火；肝火犯肺证加行间、鱼际泻肝清肺。

2. 善用放血疗法治疗咳嗽

杨文辉教授认为风热、燥热之邪侵袭皮毛，侵犯肺卫，引起咳嗽急性发作，常出现咳嗽咳痰，色白或黄，恶寒发热，身体酸楚等热扰肺卫、壅滞经络的证候；内伤咳嗽中痰热郁肺证、肝火犯肺证，亦会出现咳嗽阵作，面赤身热，胸胁胀满，痰黏色黄，咽干口苦，舌红，苔黄，脉数等热邪为患的证候；而痰湿蕴肺虽初期热扰经络证候不明显，但随着疾病进展或失治误治，痰湿郁滞经络，郁而发热，出现热象；肺肾阴虚证病机虽是阴津不足、肺失濡润，但津液备受煎灼亦会出现口干咽燥，五心烦热，舌红等热象。以上诸多情况，均提示经络

存在郁热之征，治疗上当予以清泻邪热。杨文辉教授指出，外治法当中清泻邪热非常有效的方法就是放血疗法。对于外感咳嗽初期，邪热较盛之时，杨文辉教授常用耳尖点刺放血、少商点刺放血以及大椎刺络放血等方法；对于内伤咳嗽者，常在邪热壅盛之时行肺俞、风门、肝俞、膈俞等背部膀胱经刺络放血，引邪外泄，使热邪得以透发消散；对于慢性咳嗽者，则常采用自血疗法，在贵要静脉抽取 4ml 左右自体血液，在足三里、肺俞、脾俞、肾俞等穴注射，以此达到调理脏腑、激发经气的功效。

3. 穴位埋线法治疗咳嗽

杨文辉教授认为，机体正气不足，卫外不固，脏腑功能失调是咳嗽重要的发病基础。特别是内伤咳嗽者，病情常迁延难愈，除了损伤肺脏之外，也常致肝、脾、肾功能虚损。肺虚则宣降失司，气无所主；脾虚则水湿内停，湿聚成痰；肾虚则摄纳无权，息短气促；肝火犯肺，则肺热伤津；总而言之，内伤咳嗽以虚证多见或本虚标实，疾病往往难以速愈，邪气难以祛除，正气难以恢复，治疗上往往须要打持久战，既要有如放血泻热之类方法来祛除邪气，也要有其他方法来调整脏腑、激发经气，达到扶正祛邪的目的。因此，杨文辉教授主张运用穴位埋线法来治疗咳嗽，特别是脏腑受损、经络失调的情况。通过将可吸收线埋入肺俞、脾俞、肝俞、肾俞、手三里、足三里、丰隆、膏肓等穴位，利用其缓慢吸收、持续刺激经络穴位的特点，达到对脏腑经络起良性的干预调整作用的目的，可作为治疗咳嗽的一种重要治疗手段。将以上穴位分成两组，1 周埋 1 次，两组穴位交替进行，1 个疗程 4~6 次。

4. 巧用杨氏灸法治疗咳嗽

杨文辉教授依据"五脏六腑皆令人咳"的理论认识，指出在咳嗽疾病发展过程中，除肺脏自身功能失调、肺气亏耗之外，脾脏受损，输布失常，水液聚湿成痰，常易伤及肺气；肾脏虚损，肾不纳气，则常可出现咳而气短，咳嗽日久的证候，治疗上须要注重补肺、健脾、益肾，特别是阳气虚损者，出现怕冷，畏寒，遇冷则发作，小便清长，大便不成形，舌淡，苔白者。此时外治法应当予以温补的方法，首选就是灸法。运用杨氏灸法，于肺俞、膏肓、脾俞、肾俞等穴位涂抹万花油，将艾绒制作成中艾炷，置于腧穴之上。用线香点燃艾炷后，不吹艾火，观察患者反应和皮肤情况，待达到患者自觉灼热时立刻用艾条按压艾炷，将热力向内传导，谓之真气聚而不散，一般施以 2~3 壮，不留灸疤为宜。之后撤去艾炷，用双拇指叠按方才施灸腧穴，使火力缓而徐进，以延长刺激。如此往复，每个穴位操作 3 壮。这一手法叫"三阳开泰"，1 天可灸治 1 次，5 天为 1 个疗程。每 2 个疗程之间间隔 2 天。

三、案例精选

【初诊】杨某，女，55 岁。2005 年 8 月 15 日。

主诉：咳嗽 1 周。

病史：患者平素怕冷，着衣较常人多，常佩戴帽子和围巾，易感疲劳和出汗，长期睡眠欠佳，容易感冒流涕咳嗽。1 周前外出游玩，归来后自觉疲劳明显，不慎受凉后出现咳嗽，咽痒，气急，气短，讲话气力不足，咳痰，质稀色白，伴鼻塞，流清涕，恶寒，无发热，面容稍浮肿，肢体酸楚，出汗，舌淡暗，苔白，脉浮。

中医诊断：咳嗽（风寒束肺证）。

西医诊断：急性上呼吸道感染。

经络诊察：手太阴肺经、足少阴肾经异常。

选经：手太阴肺经、足少阴肾经。

选穴：肺俞、中府、列缺、太渊、风门、合谷、尺泽、膻中、复溜、丰隆。

针刺操作：依据三才单式补泻手法，选择肺经的尺泽穴以及相表里的大肠经原穴合谷穴，行提插泻法以疏散风邪，宣肺止咳；在膻中、丰隆行提插泻法以理气祛痰；肺俞、风门斜刺；中府、列缺平刺；太渊注意用押手辅助固定，避开桡动脉针刺；复溜行平补平泻；配合谷穴理气摄汗。加用电针，选用疏密波，每次 30 分钟，每周 3 次。

考虑患者目前感受风邪，侵袭肺卫，属急性发作，但又因其既往体虚，在急性期祛邪外出时不宜过于猛烈，故在针刺结束后，采用少商点刺少量放血，配以风门、肺俞闪罐治疗，保证祛邪不伤正。考虑患者长期失眠，将会导致阴阳失衡，阳气无以滋养，影响阳气卫外功能，予外贴耳穴心、交感、神门、肺、气管等穴位，延长经络穴位的刺激时效。

用药：三拗汤合止嗽散加减。

【二诊】患者诉近日到西医院就诊，开具 4 种西药，服用后咳嗽稍改善，但咳嗽仍频繁发生，咳白色痰，咽痒，仍有气短，特别是服用西药后自觉浑身疲乏、气力不足，目前仍见咳嗽，咳痰减少，疲乏，怕冷，气短，气少，胃纳一般，睡眠稍改善，二便尚调，舌淡暗，苔白，脉浮细。

选经：手太阴肺经、足少阴肾经、足太阴脾经。

选穴：尺泽、列缺、太渊、合谷、手三里、中府、丰隆、肺俞、脾俞、肾俞、关元、足三里。

针刺操作：考虑患者既往体虚，感受外邪，急性发作，正气不足，在祛邪同时兼以扶正，除了肺经证候之外，还出现脾、肾两经虚损证候，遂再加用脾俞、肾俞、关元、足三里等腧穴。尺泽、列缺、太渊、合谷、手三里、中府、丰隆按之前的操作进行，脾俞、肾俞、关元、足三里采用三才单式补泻手法的提插补法。

用药：二陈平胃散合金匮肾气丸加减。

【三诊】患者咳嗽明显减轻，咳嗽频率降低，咳痰减少，色白量少，怕冷改善，气短改善，讲话较强，有气力，胃口较前改善，睡眠改善，二便调，舌淡，苔薄白，脉细。考虑患者体质较差，经治疗后虽有改善，但仍有咳嗽，不可掉以轻心。中药以扶正为主，祛邪为辅，重在辅助正气，振奋阳气以祛邪外出；针灸在原方案基础上，加用杨氏灸法，在百会、肺俞、膏肓、脾俞、肾俞、关元、气海等处施行多壮艾灸。

【四诊】咳嗽已不明显，在讲话多时可出现，无咳痰，讲话声音较前有力，气短感觉明显改善，轻微畏寒，不敢吹风，胃纳可，睡眠一般，二便调，舌淡，苔薄白，脉细。患者症状改善，效不更方，继续扶助正气，特别是振奋阳气，遂予温针灸、杨氏灸法治疗，并在手三里、肺俞、风门、厥阴俞、心俞、肝俞、脾俞、肾俞、膏肓、气海俞、关元、中脘、气海、足三里等穴交替穴位埋线，通过持续经穴刺激，起到激发经气、调和阴阳的功效。

患者经历近3周治疗，能配合治疗、遵照医嘱，咳嗽基本解除，气短明显改善，纳眠得以改善，畏寒症状减轻，共诊4次，效显。

【医案解读】本案中患者为老年女性，素体虚弱，平时怕冷，易疲劳，动辄出汗，容易感冒流涕咳嗽，提示患者肺脏功能虚弱，卫外不固，易受外邪侵袭。此番发病是因疲劳后受凉所致，肺气不足，肺卫不固，腠理疏松，风邪乘虚侵袭，导致肺失肃降，出现咳嗽、咽痒，伴鼻塞、流清涕、恶寒。患者素体怕冷、气短、讲话气力不足、面容浮肿、肢体酸楚为肾气不足、肾不纳气之表现。总体观之，患者平素肺肾两脏功能不足，正气不固，易受风邪、寒邪侵袭。受凉后出现肺气失调，肺失肃降，导致肺气上逆而咳嗽，治疗上以急则治标为首要原则，着重疏风散寒、宣肺止咳，故先选取手太阴经，在尺泽、孔最等穴行三才单式泻法，并配以风门、肺俞闪罐治疗。考虑患者体质较差，因此，急性期祛邪力度不宜太大，针刺泻法刺激量不宜太强，火罐以闪罐为主，不留罐，保证祛邪不伤正。疾病中期，邪气祛除大半，但正气恢复不足，此时出现脾、肾两经虚损证候，故在补益肺气、疏利气机的同时，加用脾俞、肾俞、关元、足三里等腧穴，采用三才单式补泻手法的提插补法，以补益脾肾，有利于促进脾主运化和肾主纳气的功能，从而起到健脾补肺化痰、补肺益肾纳气的作用。考虑患者正气不足，且偏于阳气虚损为主，故中药以扶正为主，祛邪为辅，重在辅助正气，振奋阳气以祛邪外出，遂予杨氏灸法温阳补气、扶正祛邪。在疾病后期，则选用肺脾肾三经腧穴及背俞穴进行穴位埋线，通过持续缓和的刺激，持续调整经气，以期巩固正气，使邪不可干。

针灸治疗咳嗽具有一定的优势，尤其是在急性期的治疗当中，此时邪气停留于表，尚未入里，往往可以通过刺络放血、拔罐等方法及早疏散邪气，中断病邪的传变，缩短病程。在治疗中务必做好辨证论治，判断正邪状态，切勿过用祛邪之法，亦不能过早给予补益，以免伤及正气或敛邪入里，造成正虚邪实，缠绵难愈。

咽痛

咽痛是指以咽喉部红肿疼痛、吞咽不适为主要症状的一种临床常见病证。属于中医学"喉痹""乳蛾""喉蛾""急喉风""慢喉风"的范畴。常见于现代医学的急性咽炎、慢性咽炎、急性扁桃体炎、慢性扁桃体炎、扁桃体周围脓肿、咽后脓肿、咽旁脓肿、急性喉炎等疾病。在证候表现上，《诸病源候论》记载"喉痹者，喉里肿塞痹痛，水浆不得入也""脏腑冷热不调，气上下哽涩，结搏于喉间，吞吐不利，或塞或痛，故言咽喉不利"。咽痛无论从中医学的认识还是从西医学的角度来看，都只是一种症状表现，可发生于多种疾病当中，换句话说，咽痛常常是众多疾病的一个症状，不是一个独立的疾病。然而，临床上咽痛非常高发，如何有效地缓解或消除咽痛，是医生和患者共同关心的一个问题。

一、特色诊疗思路

杨文辉教授认为本病为临床常见的疾病，可发生于多个年龄段，一般可分为实热证和虚热证。外感风热、风热火毒侵袭咽喉，熏灼肺系，或过食辛辣香燥之品，均会导致肺胃郁热上壅、咽喉经气不利而发病。体虚久病、过度操劳、用嗓不当，常易致肺肾两虚，阴液亏耗。津液不能上润咽喉，则虚火上炎，煎灼咽喉，亦会出现咽喉肿痛。临床上常常可分为外感风热证、胃火炽盛证和阴虚火旺证。因此治疗上首先要明确疾病原因，辨清虚实。根据不同证型而确立疏风清热、消肿止痛，或清胃泻火、凉血消肿，或滋阴清热、生津利咽的治疗原则。针刺则常以咽喉局部经络穴位为主，多选用手太阴肺经、手阳明大肠经、足阳明胃经、足厥阴肝经、足少阴肾经等的腧穴，其中重点使用天容、天窗、廉泉、扶突、天鼎等，配合大椎、肺俞、肝俞、肾俞等背部腧穴。在攻邪阶段，杨文辉教授善用火针局部点刺咽部、扁桃体以直接引邪外泄，祛除热毒之邪，并予以耳尖放血加强清热解毒、凉血消肿的功效。杨文辉教授提倡针药并用，早期热毒炽盛时，根据辨证使用银翘散或清胃散以疏散风热或清泻胃火；待热毒邪气清除大半后，则常常使用自创的"利咽方"以加强滋阴清热、生津利咽功效，并且在鱼际、肺俞、肝俞、肾俞等穴运用挑针治疗以增强滋阴清热的作用，通过准确的审症求因、分期论治和针药结合，以期快速地诊断和治愈疾病。

二、治疗方案

（一）中药治疗方案

1. 外感风热证

临床表现：咽部红肿疼痛，干燥灼热，可伴发热、汗出、头痛、咳嗽、咳痰、小便色黄，舌红，苔薄白或微黄，脉象浮数。

治则：疏风清热，消肿止痛。

选方：银翘散。方中重用金银花甘寒芳香，清热解毒，辟秽祛浊；连翘苦寒，清热解毒，轻宣透表，共为君药。薄荷辛凉，发汗解肌，除风热而清头目；荆芥、豆豉虽属辛温之品，但温而不燥，与薄荷相配，辛散表邪，共为臣药。牛蒡子、桔梗、甘草宣肺祛痰，解毒利咽；竹叶、芦根甘寒轻清，透热生津，均为佐药。甘草并能调和诸药，以为使。合而用之，共成疏散风热，清热解毒之剂。

2. 胃火炽盛证

临床表现：咽部红肿，灼热疼痛，咽喉堵塞感，高热，口渴喜饮，头痛，痰黄质黏，小便短赤，大便秘结，舌红，苔黄，脉数有力。

治则：清胃泻火，凉血消肿。

选方：清胃散。方用苦寒之黄连为君，直泻胃腑之火。升麻清热解毒，升而能散，故为臣药，可宣达郁遏之伏火，有"火郁发之"之意，与黄连配伍，则泻火而无凉遏之弊，且升麻得黄连，则散火而无升焰之虞。胃热则阴血亦必受损，故以生地黄凉血滋阴；牡丹皮凉血清热，皆为臣药。当归养血和血，为佐药。升麻兼以引经为使。诸药合用，共奏清胃泻火、凉血消肿之效。

3. 阴虚火旺证

临床表现：咽部微肿、疼痛，喉间异物感，咽干喉燥，声音嘶哑，时有咳嗽，不欲饮水，手足心热，午夜尤甚，舌红，苔少，脉细数。

治则：滋阴清热，生津利咽。

选方：利咽方。方中土牛膝、岗梅根均为岭南本草，因地制宜，味苦甘，性凉，善清肺热，岗梅根尚能生津，为利咽良药，共为君药。木蝴蝶质轻，味甘淡，善宣肺止咳为臣药。半夏、陈皮、枳壳、厚朴、苏叶、茯苓利气，且能燥湿化痰以止咳利咽。知母清肺热，地骨皮透肺热，一清一透则余热得除，气顺、痰清、火除则咽喉自舒。枳壳、杏仁，一升一降以复肺气宣降之职，则咳嗽自平。

（二）针灸治疗方案

1. 以手太阴肺经、手阳明大肠经、足阳明胃经、足少阴肾经、任脉经穴为主辨经选穴治疗

治则：清热利咽，消肿止痛。

针灸选穴：天容、廉泉、少商、合谷、列缺、照海。

辨证加减：外感风热者加尺泽、大椎、外关、鱼际疏风清热；胃火炽盛者加内庭、曲池、商阳清泻胃肠热邪；阴虚火旺者加太溪、涌泉、三阴交滋阴降火。其中天容为手太阳小肠经腧穴，为咽喉局部穴位，起到清热利咽的作用；廉泉为任脉穴位，亦属局部取穴，清利咽喉、消肿止痛；少商为手太阴肺经井穴，常用于点刺出血，起清泻肺热作用，为治疗咽痛的主穴；合谷为手阳明大肠经原穴，能清泻阳明经郁热；列缺为手太阴肺经穴位，为治疗肺系疾病的常用穴；照海属足少阴肾经，且为阴跷脉的交会穴，能清泻虚火、滑利咽喉。照海与列缺两穴相配，为八脉交会穴组合穴，共同治疗咽喉疾病。诸穴合用，共同发挥清热泻火、消肿止痛的功效。

操作：诸穴常规针刺。天容直刺 0.5~1 寸，注意避开血管；少商、商阳、鱼际、大椎常用点刺出血，不留针；列缺、照海行针时常配合做吞咽动作；太溪、三阴交用三才单式补泻手法的补法，其余穴位用泻法。

2. 火针点刺咽部

杨文辉教授认为咽喉红肿热痛，无论是风火热毒之邪蕴结的实证，还是虚火上炎的虚证，均表现为热邪郁结于咽喉，治疗中运用火针点刺咽部，甚至点刺出血，能散结消肿、清热解毒、引邪外泄，使郁结于咽喉部的热邪能够快速得到清解，达到清热利咽、消肿止痛的目的。特别是急性扁桃体炎、化脓性扁桃体炎和扁桃体周围脓肿等情况，火针点刺能使其快速消散，减轻肿胀和疼痛。火针针刺咽喉部，一般选用 2 寸长的火针，烧红针尖的同时，嘱患者头稍后仰、张口发出长"啊"声，瞄准咽部及扁桃体快速点刺 3~5 次；若患者舌头紧绷，可用压舌板按压舌体后快速点刺，以免针刺不到位或误伤舌体。

3. 耳尖放血

耳尖穴为经外奇穴，杨文辉教授认为耳尖穴邻近咽喉，毛细血管丰富，经过揉搓后容易充血，甚至可见毛细血管微微鼓胀，点刺后容易适量的出血，起到良好的清泄热毒功效，对于咽喉部热邪郁结所致的红肿、疼痛能有明显的缓解作用。针刺前一般须准备好安尔碘消毒液、三棱针或7号注射器针头、消毒棉签或棉球、无菌手套，适当揉搓耳郭，使其充血发红。针刺时押手固定好耳郭、刺手持针对准耳尖快速点刺1~2下，即可见血液溢出，随即用蘸有消毒液的棉签反复擦拭耳尖，吸收溢出的血滴，并防止针孔血液凝固，期间适当揉挤耳郭，使出血持续顺畅，待血滴溢出明显减少，用消毒干棉签或棉球按压片刻即可。

4. 挑针疗法

杨文辉教授认为咽喉肿痛常见于急性扁桃体炎、慢性咽炎等疾病。急性扁桃体炎是腭扁桃体的一种非特异性急性炎症，是常伴有一定程度的咽黏膜及咽淋巴组织的急性炎症，该病多为风热之邪乘虚外袭咽喉，或肺胃积热循经上扰，风热火毒蕴结咽喉。慢性咽炎则是以反复咽痛或咽部异物感，咽部红肿，或喉部有颗粒状突起为重要特征的咽部疾病，常伴有咽部充血呈暗红色、咽后壁见淋巴滤泡等表现，中医学称之为"慢喉痹""虚火喉痹""珠帘喉痹"等，该病多为肺肾阴虚、虚火上炎，或肺胃阴虚、痰凝血瘀所致。因此，杨文辉教授在常规针刺治疗咽痛的基础上，常会配合运用挑针疗法。其所选择的穴位，一般是咽喉局部穴位及背俞穴，其中人迎、水突、扶突、天鼎、天容、天窗、大椎、肺俞以及胃俞较为常用。常规消毒后，使用钩状针或三棱针刺入适当深度（0.2~0.3cm）后，挑取皮内纤维，期间运用挑提法或挑摆法，直至挑断皮下纤维为止，挑毕出针时整复针口，消毒、外贴创可贴即可。

三、案例精选

【初诊】肖某，男，40 岁。2003 年 8 月 5 日。

主诉：咽干喉燥、灼热刺痛 1 周。

病史：患者平素因工作需要，常需应酬饮酒、吸烟，时常有咽部不适。1 周前连续应酬饮烈酒、吸烟、熬夜唱歌后出现咽喉部明显疼痛、口干舌燥，呈灼热刺痛感，伴声音嘶哑、咳嗽、咳黄色黏痰，胃纳变差，眠差，眼睛充血，口唇干燥色红，小便黄，大便干结，舌红，苔黄腻，脉弦数。查体显示咽部充血、咽后壁滤泡，双侧扁桃体 II 度肿大，可见脓点。

中医诊断：咽痛（胃火炽盛证）。

西医诊断：急性扁桃体炎。

经络诊察：手太阴肺经、手阳明大肠经、足阳明胃经异常。

选经：手太阴肺经、手阳明大肠经、足阳明胃经。

选穴：天容、廉泉、少商、合谷、内庭、曲池、商阳、鱼际、大椎。

针刺操作：诸穴常规针刺。天容直刺 0.5~1 寸，注意避开血管；少商、商阳、鱼际点刺出血，不留针；廉泉、合谷、曲池用三才单式补泻手法之泻法，留针期间加用电针，选用疏密波，每次 30 分钟，每周 3 次。针刺液门及侠溪时，嘱患者行和缓的吞咽动作。

针刺结束后，采用火针点刺咽部和耳尖放血治疗。嘱患者坐位，头稍后仰、张口发出长"啊"声，瞄准咽部及扁桃体快速点刺 3~5 次，点刺后嘱其咯痰血液及痰液，用温开水漱口即可。其后行耳尖放血，适当揉搓耳郭，使其充血发红，针刺时押手固定好耳郭、刺手持针对准耳尖快速点刺 1~2 下，即可见血液溢出，随即用蘸有消毒液的棉签反复擦拭耳尖，吸收溢出的血滴，放血时适当揉挤耳郭，使出血持续顺畅，待血滴溢出明显减少，则用消毒干棉签或棉球按压片刻后结束治疗。

用药：清胃散加减。

【二诊】咽喉部疼痛明显减轻，口干舌燥感减轻，已无明显灼热刺痛感，但仍咽部干涩，声音嘶哑较前减轻，偶有干咳，胃纳一般，眠差，白睛血丝减少，口唇偏干，小便色转清淡，大便偏干，舌红，苔黄，脉弦。查体示咽部稍许充血，咽后壁滤泡减少，双侧扁桃体Ⅰ度肿大，无脓点。

选经：手太阴肺经、手阳明大肠经、足阳明胃经、足厥阴肝经。

选穴：天容、廉泉、少商、合谷、内庭、曲池、商阳、鱼际、大椎、液门、侠溪。

针刺操作：患者手、足阳明经及肝经热毒之邪大部分清除，胃火炽盛的证候得到有效减缓，但患者有长期饮酒吸烟史，故除了胃火热毒之外，尚有肝阴不足的因素，遂继续选取阳明经穴位，加用三焦经的液门及肝经的侠溪。针刺液门及侠溪时，嘱患者行和缓的吞咽动作。

用药：清胃散加减。

【三诊】咽喉部已无明显疼痛、口干，咽部稍干涩，声音仍有轻度嘶哑，偶有干咳，胃纳一般，眠改善，白睛少许血丝，口唇色暗，小便可，大便正常，舌暗红，苔薄黄，脉弦。查体示咽部稍许充血，咽后少许咽后壁滤泡，双侧扁桃体无肿大。继续予针灸治疗，按照原处方用穴常规针刺，并在胃俞、肝俞行挑针治疗。

用药：利咽方。

患者经近 3 周的治疗，咽喉肿痛消除，无口干，声音转清晰，无咳嗽，二便调。共诊 3 次，属显效。

【医案解读】本案中患者为中年男性，平素因工作需要，常熬夜应酬，饮酒、吸烟，时常有咽部不适，患者此次发病前已存在饮酒刺激胃肠、吸烟刺激呼吸道、熬夜影响作息等不良因素，肺、肝、胃的功能均在一定程度上受到影响，容易出现气机不畅、津液煎灼、热毒蕴结的症状。此次在饮酒、吸烟、唱歌后出现咽喉肿痛，是典型的肺胃积热循经上扰，风火热毒蕴结于咽喉的临床表现。按照杨文辉教授针药结合的治疗思想，治疗上先以急则治标为原则，选取手太阴肺经、手阳明大肠经和足阳明胃经腧穴，针刺以泻法为主。廉泉、合谷、曲池用三才单式补泻手法之泻法，配合咽喉部火针点刺、耳尖放血，起到清热泻火、消肿止痛的功效。中药以清胃泻火、凉血消肿为法，以清胃散加减化裁治之。患者长期熬夜吸烟，在咽喉部热毒之邪清除大半之后，阴液煎灼，不能上润咽喉而表现出的咽干、声音嘶哑等症状依然存在，故在原治疗方案的基础上，加用挑针治疗，选取肺俞、肝俞进行操作，加强疏肝理气、清肺润燥之功，并运用杨文辉教授的经验方——利咽方以滋阴清热、生津利咽。通过针药结合、内服外治、补虚泻实，使热毒之邪得以清除、亏耗之津得以增补，促使疾病速愈。

针灸治疗咽喉肿痛疗效较好，能通过针刺、放血等方法直接引邪外泄，起到明显的清热解毒、消肿止痛的作用，临证务必明确病因，合理采用针刺、火针、刺络放血和挑针等治疗手段，同时应加强健康宣教，嘱患者培养良好的饮食和作息习惯，以防复发。

肺炎

肺炎是指感染不同的病原体或由于其他因素（如吸入食物残渣、过敏反应等）所导致的肺泡、远端气道或肺间质炎症。根据病因可分为感染性肺炎（感染源有细菌、病毒、真菌、支原体、衣原体、寄生虫等）、吸入性肺炎、理化性肺炎（如放射线、毒物等）、过敏性肺炎等。临床上通常以发热、寒战、咳嗽、咳痰、呼吸困难和胸痛等为主要症状。肺炎在各年龄段均可发病，其中儿童和老年人发病率较高。肺炎患病人数多，大部分患者在门诊治疗即可，少部分严重患者需要住院治疗，有 1%~2% 的患者为重症肺炎，需要在重症病房（ICU）进行治疗。虽然抗生素的普及及预防手段的进步，使肺炎的致残率和死亡率已经得到大幅度下降，但仍不能对其放松警惕。目前，西医对肺炎，特别是最常见的感染性肺炎的诊治，很大程度上依赖抗生素的使用，这导致了病原体的耐药性逐年上升，出现了很多"难治性"肺炎。中医学按其主要症状表现，将本病列入中医"喘病""咳嗽"等范畴。

一、特色诊疗思路

杨文辉教授认为，此病多由于外邪侵体所致，病性偏实，但体虚者须同时兼补。邪犯肺及卫表，人体正气相抗，故见发热、寒战；肺为娇脏，感邪后气机不畅，肺失通调，炼液成痰，故见咳嗽、咳痰。临床上常见痰热郁肺、痰浊阻肺、外寒里热等证型。在该病的治疗中，杨文辉教授坚持针药并用，积累了丰富的经验。下文主要论述最常见的细菌性肺炎的治疗。以下详述杨文辉教授的主要治疗理念。

（一）清热宣肺，化痰止咳

细菌性肺炎症见发热恶寒、咳嗽咳痰、气促气喘等。西医学认为细菌性肺炎为感染细菌（如肺炎链球菌、流感嗜血杆菌、金黄色葡萄球菌等）引起的肺部炎症，发生病变的部位主要在肺叶，X线提示肺内炎症浸润、叶段改变等。杨文辉教授从中医角度辨证论治，认为该类型的肺炎病位主要在肺，发热期应以"清热宣肺，化痰止咳"为治疗原则。在肺炎的发热期，外邪已侵肺，痰热互结于肺中，导致肺气不降，全身气机不畅，引发咳嗽；肺失肃降，热壅于内，炼液为痰，故见咳痰不断；人体正气与外邪相抗争，故见发热恶寒。本病病因病机为外邪侵肺，导致肺生热和痰，痰热相互搏结，蕴于肺中，气机失调，从而出现一系列肺系症状。故治疗细菌性肺炎，应注重解决肺中痰热，透邪外出，达到清肺的目的。杨文辉教授在医疗实践中总结出了"清热宣肺，化痰止咳"的治疗首要原则，研究出一个治疗细菌性肺炎的经验方——清热止咳方。

（二）重视耳穴，活用针灸

耳部经络丰富，杨文辉教授在临床实践中发现，对于细菌性肺炎，在传统针刺的基础上加上耳部的中医特色针刺疗法，可有效提高临床疗效。细菌性肺炎患者发热时，可用耳尖放血的疗法引邪热外出，达到退热和佐助病情好转的目的。发热为人体正邪相争的外在表现，邪蕴结于机体，耳部为全身经络汇聚之处，耳尖放血使邪有出路，邪热外泄，达到清热除邪、调和阴阳的作用。杨文辉教授在临床上发现，耳尖放血可以有效缓解肺炎患者的发热症状，对该疾病的治疗和预后有正向作用。耳穴压豆也是外治法的一大利器，对于细菌性肺炎患者，杨文辉教授经过临床实践，总结了一个治疗细菌性肺炎有效的耳穴方：

取肺、脾、气管、神门，先 1 只耳朵贴 2~3 天，再换另 1 只耳朵贴 2~3 天，贴耳豆期间，嘱患者 6~8 小时按、压、揉耳豆 3 分钟，有适度痛感为宜。杨文辉教授建议，对于肺炎发热的患者，可以常规配合耳尖放血、耳穴压豆的中医特色疗法。

针灸治疗上，杨文辉教授总结出一套行之有效的针灸组合，供临床借鉴。穴位处方：主穴为肺俞、天突、尺泽、太渊、列缺；配穴为百会、合谷、曲池、外关、手三里、三阴交、阴陵泉、丰隆。肺俞属膀胱经，位临肺脏，为肺气所注之处，主治肺经的呼吸道疾病，可通调肺气、清热宣肺；天突为任脉之穴，是任脉和阴维脉的交会之穴，此穴在胸骨上窝中央，喉结下 2 寸，内应呼吸道，具有宣通肺气、化痰止咳的功效；尺泽、太渊、列缺属手太阴肺经，针其可清泻肺热、通达气机；百会为手三阳、足三阳、督脉诸经交会之处，可调和机体阴阳；合谷、曲池、外关可清热解表，配合以上穴位可有效退热，表证减轻，该疾病就更容易治愈了；手三里亦可解表清热，并且可以调理机体气机，助肺气畅达，减轻咳嗽；三阴交、阴陵泉、丰隆可化痰止咳，健脾除湿。以上诸穴共用，共奏清热宣肺、化痰止咳、通调气机之效。

二、治疗方案

（一）中药治疗方案

1. 痰热郁肺证

临床表现：发热，咳嗽，咳黄稠痰或咳铁锈色痰，胸痛，呼吸气促，口渴烦躁，小便黄赤，大便干燥，舌红，苔黄腻，脉滑数。

治则：清热宣肺，化痰止咳。

选方：清热止咳方（方解详见第四章）。方中取鱼腥草为君药，以清肺化痰，排脓解毒，配合其他中药以宣肺清热，止咳平喘。杨文辉教授强调本方可为治细菌性肺炎的基本方，临床随辨证而合用他方。

2. 痰浊阻肺证

临床表现：咳嗽，咳声重浊，胸闷，咳白黏痰，痰量大，发热较轻或无发热，舌淡红，苔白腻，脉滑。

治则：宣肺排痰，清肺止咳。

选方：止咳祛痰方（方解详见第四章）。取鱼腥草为君药，以清肺化痰，排脓解毒，配合其他中药以宣肺排痰，清肺止咳。杨文辉教授认为这个证型的患者热象偏轻，痰浊偏重，要注重化痰排脓和畅达气机。

3. 外寒里热证

临床表现：咳嗽，咳痰不爽，痰黏色黄，烦躁，恶寒较重，无汗，大便偏干，苔白腻或黄白腻，脉弦滑。

治则：解表散寒，清热化痰宣肺。

选方：麻杏石甘汤合苇茎汤。本证型为表证较重，外邪尚未完全壅于肺中。杨文辉教授认为这种类型的细菌性肺炎应该解表与清肺排脓并重，方选《伤寒论》麻杏石甘汤解表清热，合《金匮要略》苇茎汤清肺排脓。具体用药为麻黄、杏仁、生石膏、甘草、苇茎、桃仁、冬瓜仁、薏苡仁、鱼腥草。

（二）针灸治疗方案

杨文辉教授治疗细菌性肺炎主要采用三才单式补泻手法、耳尖放血、耳穴压豆等特色针灸方法，结合具体辨证论治辅以选穴。详细治法如下。

1. 耳尖放血、耳穴压豆

对于细菌性肺炎的患者，杨文辉教授常规用上耳尖放血、耳穴压豆的中医特色疗法。耳穴压豆选穴一般选取肺、脾、气管、神门、内分泌、风溪等。操作如下。

（1）耳尖放血：耳尖部先消毒，对折患者各侧耳朵，精准定位耳尖放血点，用三棱针在该点轻轻点刺 1~2 次，然后挤压局部，使血液流出，以血液自行不流出为止。

（2）耳穴压豆：一侧耳先贴 2~3 天，再换另侧耳贴 2~3 天，贴耳豆期间，嘱患者 6~8 小时按、压、揉耳豆 3 分钟，有适度痛感为宜。

2. 以肺俞、肺经穴为主治疗细菌性肺炎

治则：清热宣肺，化痰止咳。

针灸选穴：主穴为肺俞、天突、尺泽、太渊、列缺；配穴为百会、合谷、曲池、外关、手三里、三阴交、阴陵泉、丰隆。

辨证加减：痰热郁肺证的腧穴选择按上述基本处方；痰浊重，发热轻或无发热者去手三里，加太溪、中脘，加强化痰之效；外寒里热者，加风池、风府、大椎，着重清热散寒解表。

操作：各腧穴均可常规针刺。细菌性肺炎一般均以实邪为主，操作上以三才单式补泻手法之提插泻法为主，其余穴位在留针将结束时可用三才单式补泻手法之提插补法单独针刺肺俞，以补益肺气，防止泻邪太过。一般操作后留针25~30 分钟为宜，期间可多次行补泻手法。

三、案例精选

【初诊】王某，男，45岁。2005年8月20日。

主诉：咳嗽、咳痰1周余，加重伴发热3日余。

病史：患者1周前因受凉出现咳嗽、咳痰，自认为乃普通感冒未予重视，4日前出现发热恶寒，热峰38.5℃，自行服用退热药后热可退，但发热反复，2日前于内科门诊就诊，胸部X线提示双肺炎症，门诊予抗生素、化痰药，口服后仍反复发热、咳嗽，为寻求中医治疗就诊至我院。刻下患者精神疲倦，咳嗽，咳痰，痰黄质黏，低热，体温37.7℃，恶寒不明显，纳、眠可，大便偏干，小便调，舌红，苔黄腻，脉滑。

中医诊断：咳嗽（痰热郁肺证）。

西医诊断：细菌性肺炎。

选穴：主穴为肺俞、天突、尺泽、太渊、列缺；配穴为百会、合谷、曲池、外关、手三里、三阴交、阴陵泉、丰隆。

针刺操作：依据三才单式补泻手法，患者咳嗽、咳黄痰、发热，肺经病证属实，针刺手太阴肺经腧穴和肺俞时，行提插泻法至患者自觉局部凉感或舒适为度；针刺配穴的穴位时，行平补平泻提插法。配合双耳耳尖放血及耳穴压豆（肺、脾、气管、神门、大肠等）。

用药：清热止咳方。

【二诊】2015年8月24日，患者诉已无发热，咳嗽症状减轻，偶有咳痰。效不更方，去除耳尖放血操作，其余针刺方法和中药方剂同初诊。

【三诊】2015年8月29日，患者基本无特殊不适，偶有咳嗽，无痰。患者本次肺炎已基本痊愈，考虑患者体内尚有余邪未清，予六君子汤善后。

【医案解读】本案患者是一典型细菌性肺炎患者。患者受凉后身体免疫力下降，疑是住处周围有人患肺炎，使之受染而患上细菌性肺炎，此种类型也称社区获得性肺炎。患者初诊时无明显的恶寒症状，咳嗽，咳痰，低热，辨为痰热郁肺证，遂予清热止咳方清热解毒，宣肺止咳。方中取鱼腥草为君药，以清肺化痰，排脓解毒；土牛膝助鱼腥草清热解毒；金银花、连翘、黄芩清上焦肺经之热；地骨皮清透肺热，使邪有出路；知母、芦根、苇茎性寒质润，清热而不伤肺。针刺以清肺、泻热、化痰为主，配合耳尖放血清热泻火、耳穴压豆调整脏腑，提升正气，终邪去热清，肺炎痊愈。

细菌性肺炎热象明显者切记"清热宣肺，化痰止咳"的治疗原则。临床常见重症肺炎发病迅猛，一日之间可至昏不知人，危及生命，故接诊时应评估病情轻重，若确有住院指征者应告知相关风险，劝其系统治疗，切不可一味寻求门诊纯中医治疗，延误病情。

第二节 心血管系统疾病

高血压病

高血压病是指以体循环动脉压升高为主要特征，伴有心、脑、肾等器官功能或器质性损害的临床综合征。本病有原发性与继发性两种，原发性高血压病多在遗传因素基础上，因长期精神刺激、情绪波动使高级神经功能紊乱所致；继发性高血压病多由泌尿系统疾病、颅内疾病及内分泌疾病等引起。中医学按其主要症状表现，将本病列入中医"头痛""眩晕"等范畴。

一、特色诊疗思路

杨文辉教授认为，高血压病变在体循环动脉处，即中医学所讲之血脉。血脉之病首责心肝，再则是痰瘀等易痹阻血脉之病理因素，现详述其诊疗思路。

（一）辨肝虚实，随证立法

高血压病患者常见头晕、眩晕之症，杨文辉教授说道：门诊以头晕、眩晕来诊之中老年患者，若脉按之浮弦者，测之血压均偏高。此即是中医学常说之"肝阳上亢""肝风内动"之属，正所谓"诸风掉眩，皆属于肝"。针对此类疾病，中医学积累了大量的临床经验，创造了大量验方，辨证用之即可见疗效。肝脏辨证时应理清肝热抑或是肝虚。肝热者见于素体阳盛之人，其人平素性情急躁，易忧郁、恼怒太过，致肝失条达，肝气郁结，气郁化火伤阴，阴血耗暗，风阳上浮。肝虚者指肝血亏虚，而阳不潜藏者，此类情况多见肾阴亏虚，不能养肝，水不涵木，木少滋荣，阴不维阳，而致阳亢于上。肝热者以平肝为主，稍佐以养阴、益肾，可用天麻钩藤饮之类。肝虚者必补肾滋肝，充阴潜阳。针刺则须重视下肢肝肾二经远端穴位，乃引气下行之意。

（二）温阳通脉，壮益心肾

《素问·生气通天论篇》中写道："阳气者，若天与日，失其所，则折寿而不彰。"心主血脉，心阳对血脉运行具有举足轻重的作用。心阳旺盛，则心可正常调畅百脉；心阳温煦百脉，可使百脉血行流畅。而阳气虚衰时，心阳失其温煦功能，心神无以温养而悸动不安，心率增快，血压升高；心阳不能温养百脉，脉管凝滞，血行滞缓，亦可引起血压升高。杨文辉教授强调，心阳虚衰往往不单发，多伴有肾阳虚衰。盖因肾阳为一身元阳，心阳乃源于肾阳，故往往相伴而病，故若见心阳虚衰引起血压升高者，应心肾二脏同治。

（三）祛湿泻浊，化痰定眩

朱丹溪云"无痰不作眩"。高血压患者症见眩晕，舌见厚腻者，追问病史多有饮食不节史。饮食伤胃，劳倦伤脾。若过食肥甘厚味，损伤脾胃，可致脾失健运，水湿内停，聚湿生痰。此外，其余脏腑功能缺损也可产生痰阻。如肺气不足，宣降失职，水失通调输布，津液留聚而生痰；或肾阳不足，不能化气行水，水泛而为痰；或肝气郁结，湿郁生痰。痰阻中焦，清阳不升，浊阴不降，故引致眩晕。痰浊痹阻血脉，也可使血行不畅，无法濡养脑窍，加重眩晕。故选针用药辨治高血压病，如见痰湿，须从祛湿泻浊，化痰定眩立法。

（四）祛逐瘀血，通利血脉

杨文辉教授认为，中老年高血压患者证属瘀血者颇为多见。患者或因跌仆坠损，或因身体素虚，气虚瘀停，而致瘀血阻滞。瘀血形成易壅阻脉管，气血精津不得濡养，使脉管痉挛，血液阻力增大，血压增高。患者除症见头晕外，亦多见头痛、心悸、颈项板直等症，诊之多见舌暗，舌下脉络迂曲，脉涩。盖因头部外伤，瘀血停留，阻滞经脉，或因瘀停胸中，迷闭心窍，或经脉痹阻，气血上行受限，可见前述诸症。祛瘀通脉，亦是控制血压常法，故根据瘀血所在部位可选王清任治瘀诸方。

（五）针灸结合，安神定志

对于高血压的治疗，杨文辉教授仍坚持针药结合思想。针灸处方首先以安神定志、平肝潜阳为主，随证加减配穴。杨文辉教授常用针灸处方如下：风池、印堂、百会、合谷、太冲。辨证加减：阴虚阳亢配太溪、行间；胸闷痰多加内关、丰隆；瘀血阻滞配血海、肝俞；阳虚者灸神阙、气海、关元。《通玄指要赋》中言："头晕目眩，要觅于风池。"风池穴为手足三阳经和阳维脉交会穴，也是阳维脉和督脉的交会穴，刺之可疏通头部气血，使上扰之风阳归于平和；印堂、百会位于头面，一则疏理头面经络，使高血压所致上冲之气血得以平缓，二则安神定志，使病患心气平和，血压平稳；合谷、太冲相合以开四关，合谷为手阳明经的原穴，泻之可清热泻火，补之可补气振羸。太冲是足厥阴经的原穴，泻之可疏肝理气，平肝息风，补之可养肝血。开四关穴结合辨证分型取穴，或补或泻，具有平肝息风、泻实补虚的作用。若肝火盛者，泻肝经荥穴之行间以清热，补肾经原穴之太溪以滋阴清热；若痰多胸闷，泻胃经之络穴丰隆，可化痰和中，平补平泻，内关为心包经络穴，可宽胸除闷；瘀血阻滞者当取血海补血、生血、化瘀，肝藏血，补肝俞可调血祛瘀；气海为生气之海，关元为元气之根，神阙可治百病，灸此三穴，可补气温阳。

二、治疗方案

（一）中药治疗方案

1. 肝阳上亢证

临床表现：血压升高，头涨，眩晕，微痛，目胞酸重，怕见阳光，严重时颠顶如物重压，每遇烦劳焦虑、恼怒则头晕、头痛加剧。或兼见面部潮红，目赤口苦，耳聋耳鸣，性情急躁，易动怒，胸胁闷痛，舌偏红，苔黄，脉弦劲有力。或兼见腰酸腿软，大便干燥，舌红，苔少，脉弦细而数。

治则：平肝息风，滋阴潜阳。

选方：偏于阳亢时，多以平肝为主，稍佐以养阴、益肾药，方取天麻钩藤饮；偏于阴虚时，以滋肾养肝为主，稍佐清肝药，方取杞菊地黄丸；天麻钩藤饮，方中以天麻、钩藤、石决明、牛膝、益母草、黄芩、栀子、杜仲、桑寄生等组成。杞菊地黄丸由熟地黄、山茱萸、枸杞、菊花、泽泻、牡丹皮、山药等组成。

2. 心肾阳虚证

临床表现：血压升高，天气转寒时加重，心悸，或伴胸痛，少气懒言，沉默寡言，腰膝酸软，小便清长，大便溏薄。舌色淡红，苔薄白，脉沉，重按始得。

治则：温阳益肾，振奋心阳。

选方：参附汤合右归饮。参附汤由人参、炮附子、生姜组成；右归饮由熟地黄、山药、山茱萸、枸杞子、杜仲、炙甘草、炮附子、肉桂组成。前方大补元气，温补心阳；后方温肾助阳，补益精气。

3. 痰浊内阻证

临床表现：血压升高，胸闷重而心痛微，痰多气短，肢体沉重，遇阴雨天而易发作或加重，伴有倦怠乏力，纳呆便溏，咳吐痰涎。舌体胖大且边有齿痕，苔浊腻或白滑，脉滑。

治则：通阳泄浊，豁痰宣痹。

选方：涤痰汤加减。涤痰汤由半夏、胆南星、橘红、枳实、茯苓、人参、石菖蒲、竹茹、甘草、生姜组成。

4. 瘀血内阻证

临床表现：血压升高，头部疼痛，或心胸疼痛，或肢体疼痛，如刺如绞，痛有定处，入夜为甚。舌紫暗，有瘀斑，苔薄，脉弦涩。

治法：活血化瘀，通脉止痛。

选方：根据病位可选通窍活血汤、血府逐瘀汤、身痛逐瘀方。通窍活血汤由赤芍、川芎、桃仁、红枣、红花、老葱、麝香等组成。血府逐瘀汤由当归、生地黄、桃仁、红花、枳壳、赤芍、柴胡、甘草、桔梗、川芎、牛膝组成。身痛逐瘀汤由秦艽、川芎、桃仁、红花、甘草、羌活、没药、当归、五灵脂、香附、牛膝、地龙组成。

（二）针灸治疗方案

1. 辨证针灸方案

治则：安神定志，平肝潜阳。

针灸选穴：风池、印堂、百会、合谷、太冲。

辨证加减：阴虚阳亢配太溪、行间；痰浊内阻、胸闷者加内关、丰隆；瘀血阻滞配血海、肝俞；阳虚者灸神阙、气海、关元。

操作：风池、合谷、太冲行三才单式补泻手法之提插泻法，如肝血虚甚者，太冲行三才单式补泻手法之提插补法。印堂、百会行三才单式补泻手法之平补平泻法。阴虚阳亢者，太溪针至天部，行三才单式补泻手法之提插补法，行间行三才单式补泻手法之提插泻法；痰浊内阻者内关、丰隆分别针刺至地部，行三才单式补泻手法之提插泻法；瘀血阻滞者，血海、肝俞行三才单式补泻手法之提插补法，以补血生血，行血祛瘀；心肾阳虚者灸神阙、气海、关元。

2. 其他疗法

杨文辉教授认为除辨证针灸外，耳穴疗法及刺络放血亦是治疗血压急性升高时的有效疗法，可斟酌加以使用。简介如下。

（1）耳针：降压沟、耳尖、神门、皮质下、交感、肝、肾等穴交替使用。用0.5寸毫针针刺后留针或电针，每天1次，每次30分钟~1小时，5~7天为一疗程，或以上述耳穴埋针，每次留针2~3天。

（2）刺血疗法：耳穴刺血可在耳尖穴或在对耳轮背面上1/3浅表静脉处，以三棱针点刺出血；体穴刺血则取曲泽、委中穴，用三棱针缓刺静脉放血，每次出血量5~10ml；或取大椎、太阳穴针刺后拔火罐10~15分钟，放血量2~5ml。每隔5~7天1次，5次为一疗程。

三、案例精选

【初诊】辛某，女性，67岁。2011年6月11日。

主诉：反复头晕10余年，加重1个月。

病史：患者10余年前劳累后出现头晕，休息未见缓解，后于当地医院完善检查后诊断为高血压病，血压178/83mmHg。予口服降压药后头晕可缓解，但症状反复，于当地医院继续就诊后调整降压方案，后头晕较前改善，但时有反复，阴雨天时加重。近1个月患者头晕较前明显，不伴天旋地转感，晕甚时恶心欲呕，视物模糊，日间困倦。刻下见患者神清，精神疲倦，紧张焦虑，头晕，卧位可缓解，时有恶心欲呕，胸闷不适，肢体沉着，纳差，眠一般，小便调，大便溏薄，舌淡胖，苔白腻，脉沉濡。目前降压方案：硝苯地平控释片（30mg/qd）、厄贝沙坦氢氯噻嗪片（162.5mg/qd）、特拉唑嗪片（2mg/qn），血压控制一般。

中医诊断：眩晕（痰浊内阻证）。

西医诊断：高血压病。

选穴：风池、印堂、百会、合谷、太冲、内关、丰隆、神阙。

针刺操作：风池、合谷、太冲行三才单式补泻手法之提插泻法；印堂、百会行三才单式补泻手法之平补平泻法。痰浊内阻者，分别针刺内关、丰隆至地部，行三才单式补泻手法之提插泻法。灸神阙，配合耳穴压豆（降压沟、耳尖、神门、皮质下、交感）。

用药：涤痰汤合补中益气汤加减。

告知患者当前病因病机已明，遵嘱服药、针灸可逐渐恢复，当调畅情志，低盐、低脂饮食，适当增加运动。

【二诊】2011年6月25日，患者恶心欲呕及胸闷不适明显缓解，仍有头晕，但症状较前明显减轻，近期测血压较前平稳，最高血压153/76mmHg。效不更方，继续予原方案调治。

【三诊】2011年7月10日，患者诉偶有头晕，近期血压波动于(132~141)/(78~89)mmHg之间，恶心欲呕及胸闷不适症状已明显缓解，已停服夜间特拉唑嗪片。考虑患者痰浊已清，嘱低盐、低脂饮食，调起居，畅情志，予六君子汤善后。

【医案解读】本案患者西医诊断已明确，症状及舌脉提示一片痰浊内阻之象，盖痰浊中阻、清阳不升则脑窍失养，故见头晕不适；中焦脾胃为痰浊所困，升降失常，故恶心欲呕。故方取涤痰汤化痰祛湿渗浊。又因患者久受痰湿所困，痰阻气虚，故予补中益气汤补气升阳，气盛则血脉畅流，祛痰化浊自然有力。患者久病，神志焦虑，故针刺取穴当安神定志。神志定则血气定，血压方有可控之机。根据辨证予丰隆祛痰泻浊、内关宽胸除闷，又因痰浊为阴邪，故艾灸神阙以提升阳气、温化痰浊，譬如朝阳温散晨雾。

中医治疗高血压向来棘手，因血压既受患者基础病情影响，同样受患者情绪、天气、环境变化影响。故论治高血压须兼顾多端，病因病机、情志调节、环境转换均在考量之内。此例患者针对病机进行治疗之时，应同时兼顾调神，嘱咐患者慎起居、调饮食、畅情志，故见效甚快。

稳定型心绞痛

心绞痛是冠状动脉供血不足，心肌急剧暂时缺血与缺氧所引起的，以发作性胸痛或胸部不适为主要表现的临床综合征。在冠状动脉供血较差的基础上，任何增加心肌耗氧量或减少心肌供血供氧量的因素都会引起心绞痛，表现为前胸阵发性、压榨性疼痛。本节所述为稳定型心绞痛。本病属中医"心痛""胸痹"等范畴。

一、特色诊疗思路

（一）温阳通脉，散寒止痛

人之阳气随年龄增长而逐渐衰退，年过半百则肾气渐衰、肾阳渐弱。肾阳为五脏阳气之源头，肾阳充盛方能鼓动五脏之阳，故肾阳一衰，心阳随之不振。心脏、百脉失于阳之温煦、气之鼓动，则气血运行滞涩不畅，发为心痛。若此时阴寒之邪乘虚而入，则痛加剧也。《素问·举痛论篇》："寒气入经而稽迟，泣而不行，客于脉外则血少，客于脉中则气不通，故卒然而痛。"《医门法律·中寒门方》云："胸痹心痛，然总因阳虚，故阴得乘之。"又曰："胸中阳气，如离照当空，旷然无外，设地气一上，则窒塞有加。故知胸痹者，阴气上逆之候也。凡遇此心肾阳衰，阴寒侵袭之症，当习仲景先师心法，或以薤白、白酒通其阳，或用附子、干姜消其阴，使心肾阳盛，百脉通畅，寒去痛止。"

（二）调节饮食，健中祛痰

清代医家程郊倩言："胸所蕴者，氤氲之气，此处宜空而不宜实……若痰、若瘀、若气、若饮，皆刺而痛之之具也。"可见各种病理因素均可扰乱胸中清阳，引起胸痹。部分心绞痛患者常因饮食不节，恣食肥甘厚味或经常餐食过度，日久损伤脾胃，运化失司，酿湿生痰，上犯心胸，清阳不展，气机不畅，心脉痹阻，遂成本病。须嘱此类患者清淡饮食，再健运中焦，祛湿化痰，可舒展胸阳。

（三）调畅百脉，祛瘀通络

稳定型心绞痛多发于中老年人，其中多见瘀血阻滞之象，盖因瘀血之成因万千，稍不注意保养，便可留瘀于体内。患者或因胸胁外伤致离经之血瘀阻胸腔；或因平素气虚而血行滞缓，化为瘀血；或因情志不舒致气机郁结，血行不畅而致瘀血；或因寒邪侵犯致寒凝气滞、瘀血阻滞。凡此种种所成之瘀血，痹阻血脉，上扰胸阳，旷日持久，终致胸痛不适。故若舌脉见瘀象明显者，当调畅百脉，祛瘀通络。

二、治疗方案

（一）中药治疗方案

1. 寒凝心脉证

临床表现：卒然心痛如绞，形寒，冷汗出，心痛彻背，胸闷气短，心悸，面色苍白，遇寒易诱发，腰膝酸软，小便清长，舌淡，苔薄白，脉紧。

治则：壮阳温肾，宣通心阳。

选方：右归丸合枳实薤白桂枝汤加减。右归丸由熟地黄、附子（炮附片）、肉桂、山药、山茱萸（酒炙）、菟丝子、鹿角胶、枸杞子、当归、杜仲（盐炒）组成；枳实薤白桂枝汤由薤白、瓜蒌、桂枝、枳实、厚朴、大枣组成。

2. 气滞血瘀证

临床表现：心胸满闷或绞痛、刺痛，善太息，每于情怀不畅或暴怒时易诱发，舌暗红，或紫暗，或带瘀斑，脉弦涩或结代。

治则：疏肝理气，活血化瘀。

选方：柴胡疏肝散合血府逐瘀汤加减。方中含柴胡、桔梗、枳壳、牛膝、香附、陈皮、当归、川芎、桃仁、红花、赤芍、生地黄、降香、郁金、甘草等。

3. 痰浊闭阻证

临床表现：胸闷，心痛，遇阴天易作，咳唾痰涎，眩晕，脘痞纳呆，倦怠乏力，苔腻，脉滑。

治则：通阳泄浊，豁痰宣痹。

选方：栝楼薤白半夏汤。瓜蒌、薤白化痰通阳，行气止痛；半夏燥湿化痰。可配合兼症加减。

（二）针灸治疗方案

治则：行气宽胸，通络止痛。

针灸选穴：膻中、心俞（双）、内关（双）、间使（双）、天井（双）。

辨证加减：血瘀明显配血海、膈俞、厥阴俞；痰浊闭阻配足三里、丰隆；心肾阳虚加灸肾俞、关元。

操作：寒凝经脉者，主穴均用三才单式补泻手法之提插补法，肾俞、关元穴采用灸法。气滞血瘀者主穴除内关外均采用三才单式补泻手法之提插补法，内关、血海分别针刺至地部，行三才单式补泻手法之轻插重提泻法。针刺膈俞时可配合呼吸补泻，注意针刺深度和留针时间，以患者耐受为度，心绞痛急性发作期不宜俯卧位取背部腧穴。痰浊闭阻者主穴均用三才单式补泻手法之提插补法，足三里针刺至天部，行重插轻提补法；丰隆针刺至地部，行轻插重提泻法。

三、案例精选

【初诊】王某，女，73 岁。2008 年 5 月 23 日。

主诉：反复心悸、乏力 5 年余，加重 2 天。

病史：患者 5 年前无明显诱因出现心悸乏力，胸闷，劳累后加重，休息可缓解，未系统诊疗，后反复发作，于当地医院就诊后完善心电图负荷试验，结果提示阳性；冠脉造影示左前降支中段局限性狭窄 65 %~70 %。予单硝酸异山梨酯片改善心肌缺血，阿司匹林肠溶片抗血小板，阿托伐他汀钙片调脂稳斑，症状可改善。2 天前患者因劳累再次出现心悸乏力、胸闷痛，常规服用西药效果欠佳，遂来就诊。刻下见发作性心悸、气短，伴胸闷痛，可放射至左肩，倦怠乏力，喉间痰多，纳差，不欲饮食，眠一般，二便可，舌淡暗，苔腻，脉滑。

中医诊断：胸痹（痰浊闭阻证）。

西医诊断：稳定型心绞痛。

选穴：膻中、心俞（双）、内关（双）、间使（双）、天井（双）、足三里、丰隆。

针刺操作：在针刺得气的基础上，根据"虚则补之，实则泻之"的治则，主穴均用三才单式补泻手法之提插补法，足三里针刺至天部，行重插轻提补法，丰隆针刺至地部，行轻插重提泻法。

用药：栝楼薤白半夏汤。

【二诊】患者诉心悸乏力、胸闷痛发作频率较前减少，倦怠乏力较前改善，痰液较前减少，仍纳差。舌淡胖，苔腻，脉滑。予四君子汤健脾益气以助化痰，针刺处方于原方基础上增中脘、天枢、气海、关元。

【三诊】患者诉精神较前改善，痰液明显减少，食欲转佳，心悸乏力、胸闷痛偶有发作。舌淡，苔白，脉滑，中药改予四君子汤合二陈汤善后。针刺继续予前方调理。

患者三诊后未继续治疗，共服药21剂，针灸3次，遂电话随访，患者诉症状明显好转。共三诊，属显效。

【医案解读】患者老年女性，初诊有发作性心悸、乏力、胸闷痛，脉滑为痰浊偏盛表现。系因患者平素饮食不节，嗜食肥甘厚腻，脾胃运化失调，故痰浊内生。加之患者坐卧少动，气血运行不畅，痰浊阻滞血脉则影响血液运行、津液输布，津血互生障碍，血滞为瘀，津再凝为痰，痰瘀痹阻心络，胸痹乃发。病位在心，证属本虚标实，标实在于痰浊，致心脉痹阻。因此主穴取气之会穴及心包之募穴膻中，以及心之背俞穴心俞以行气宽胸，活血化瘀；又取心包之络穴内关、经穴间使，通达心包气机以通经活络；痰浊内停，须调脾胃之气机，故取足三里；丰隆一穴化痰之功颇佳，故行轻插重提泻法以祛痰浊；天井穴为手少阳三焦经合穴，《黄帝明堂经》载其可治"胸痹心痛"，《针灸大成》谓其"主心胸痛"。诸穴合用止心胸痹痛，祛心脉痰浊。再合栝楼薤白半夏汤通阳泄浊，豁痰宣痹。二诊患者诉心悸乏力、胸闷痛发作频率较前减少，倦怠乏力较前改善，痰液较前减少，考虑患者仍有痰浊闭阻之象，予四君子汤健脾益气以助化痰，针刺处方于原方基础上增中脘、天枢、气海、关元，既健运中焦以助祛痰浊，又调理脏腑，增强正气。三诊，患者诉精神较前改善，痰液明显减少，食欲转佳，心悸乏力、胸闷痛偶有发作，考虑患者痰浊闭阻之象较前明显改善，中药改予四君子汤合二陈汤善后，针刺继续予前方调理。

胸痹发病具有病程久、合并病多、病情复杂的特点，患者常多种病理因素混杂。接诊时当抓其主要病机，针对主要病机进行治疗，待患者病情缓解后，再逐一攻克其他难题。

慢性心力衰竭

心力衰竭（HF）是所有心血管疾病的严重和终末期表现，具有高发病率、高住院率、高病死率等特点，给家庭和社会带来严重的负担。HF是由于心脏结构或功能异常导致心室充盈或射血能力受损的一组复杂临床综合征。其主要临床表现为呼吸困难和乏力（活动耐量受限），以及液体潴留（肺淤血和外周水肿）。HF又分为急性心力衰竭与慢性心力衰竭，其中慢性心衰是由慢性心脏疾病、心室长期压力或容量负荷过重所引起，以我国为例，冠心病、高血压和风湿性心脏病是诱发慢性心衰的主要原因。急性心力衰竭应积极治疗原发病，及时处理后可避免进入慢性心力衰竭阶段。此期为急性病程、急性起病，多于急诊、呼吸、心血管科住院，并依照西医指南规范化治疗处理，针灸、中药治疗常不被作为首选治疗方案，故本文主要针对慢性心力衰竭阐述杨文辉教授的治疗经验。

一、特色诊疗思路

现代《中医内科学》将慢性心力衰竭总结为心衰病，认为古代并没有类似概括性的病种与慢性心力衰竭相对应。但杨文辉教授认为，此病归纳起来不过喘、闷、肿，根据西医容量关注与体液潴留情况分为干冷、湿冷、湿暖。中医自有喘证、厥证、脚气病等与之相对应，其中中医脚气病并非现在所谓足癣等，而是脚肿上气之意，兼具心力衰竭外周水液潴留、肺水肿等表现，包括了现代慢性心力衰竭的很大一部分，故而临证杨文辉教授常从脚气论治慢性心力衰竭，以下详述其主要治疗理念。

（一）师从古训，治从脚气

泽泻汤、苓桂术甘、五苓散、真武汤、四逆汤、附子汤等，均是治疗心衰的常用经方。但对于临床上一些顽固、反复或高龄的心衰而言，茯苓、白术、泽泻这些淡渗利水的药物未免有"病重而药轻"之嫌，从患者的效果和反馈来看，也确实有些差强人意。那么经方在心衰领域内，除了五苓类、四逆辈，抑或峻下逐水的十枣汤之外，就没有别方可用了吗？杨文辉教授在《备急千金要方》《外台秘要》《医心方》等古籍著作中发现，晋唐脚气病与现代医学心力衰竭之间存在着一定的关联。这些脚气病方在临床上的效果，也令人十分满意。

《诸病源候论》云："初得此病，多从下上，所以脚先屈弱，然后毒气循经络，渐入腑脏，脏腑受邪，气便喘满，以其病从脚起，故名脚气。"《医心方》引《拯要方》云："脚气皆令人脚胫大肿，跗肿，重闷，甚者上冲心，肿，满闷，气短。中间有干湿者二脚气，湿者脚肿，干者脚不肿。"所谓脚气，即脚肿上气之简称，共包括湿脚气与干脚气两种病型，其中湿脚气是一种以足、胫部水肿为首发症状，后期以严重水肿、胸闷、短气为主要表现的疾病，与现代医学中全心衰的典型临床表现较为相似；而干脚气则无下肢水肿，唯有胸闷、短气等症状，与左心衰颇有相似之处。且《医心方》引苏敬论云："凡脚气病人，不能永瘥。"又引徐思恭论云："脚气之病，不同余病，一患以后，难瘥易发。"与心衰慢性迁延、反复发作的特点亦较为吻合。可以看出，晋唐脚气病与现代心力衰竭之间存在明显的交集。

因此杨文辉教授认为，治疗慢心衰，不能一味地认为是心阳气虚、肾阳不足而温养利水，应结合古人治"脚气病"法治疗，方能取得最佳疗效。

（二）重固阳气，兼化邪毒

《诸病源候论》云："凡脚气病，皆由感风毒所致。"又云："江东岭南，土地卑下，风湿之气，易伤于人。"《医心方》引徐思恭脚气论云："此病多中闲乐人，亦因久立冷湿地……居热蒸地，此皆实脚气之滥觞也。"又引唐临脚气论云："凡脚气病者，盖由暑湿之气郁积于内，毒厉之风吹薄其外之所致也。"由上可见，晋唐医家在脚气病病因的认知上达成了高度的共识，即认为风、毒、湿（寒湿或暑湿）等淫邪是脚气病发病的主要因素。

基于此，杨文辉教授常以鸡鸣散作为慢性心衰治疗底方，原方用以治"足胫肿重无力，行动不便，麻木冷痛，或挛急上冲，甚则胸闷泛恶"者，意在行气降浊，化湿通络。

但有临床试验曾挑选了 10 个省、直辖市（北方和南方各 5 个）共 20 个城乡调查点（每个省、直辖市均包含 1 个农村点和 1 个城市点），随机抽样调查 15518 人，年龄为 35~74 岁，结果显示我国心衰患病率具有显著的地域差异，北方患病率高于南方（1.4% 比 0.5%，$P<0.01$）。北方与南方最为突出的劣势便在于"风寒冰冽"，久伤阳气，故而杨文辉教授十分注重心衰患者阳气的固护，临床上常喜结合八髎灸甚至督灸温补慢性心衰患者阳气，使用杨氏灸法将热力往深处传导，使得艾灸的真气聚而不散，火力缓进，发挥温通经脉，祛散寒邪，扶阳益气，行气活血，强壮功能的温补作用。中药上，杨文辉教授常配合附子汤、保元丹等，于行气利水、通腑泻浊之余重固阳气。

二、治疗方案

（一）中药治疗方案

1.阴阳两虚证（干冷型）

临床表现：心悸频发，动则喘甚，或端坐呼吸，不能平卧，水肿不甚。常伴乏力、腹胀等。怕冷、喜温，胃脘、腹、腰、肢体冷感、冷汗，面色、口唇淡暗。舌淡白（或有瘀斑、瘀点，或舌下脉络迂曲发绀），舌体胖大，或有齿痕，脉细、沉、迟无力。

治则：温阳益气，养阴补血。

选方：保元汤加减。本方由炙黄芪、人参、炙甘草、生姜、肉桂组成。杨文辉教授临证常加阿胶、吴茱萸、鸡血藤等药。人参益内，甘草和中，实表宜用黄芪，助阳须凭肉桂，吴茱萸下气，阿胶、鸡血藤补血活血。

2. 湿停水泛证（湿暖型）

临床表现：心悸频发，动则喘甚，或端坐呼吸，不能平卧，可伴痰涎上涌，或咳吐粉红色泡沫样痰，口唇青紫，水肿以下肢为甚，甚则全身水肿。舌淡暗，苔白水滑，脉紧。

治则：通腑泻浊，通行阳气。

选方：鸡鸣散加减。本方由槟榔、陈皮、木瓜、吴茱萸、紫苏梗、桔梗、生姜组成。杨文辉教授临证常加桑白皮、肉桂等药。方中槟榔，行气逐湿；木瓜化湿通络；陈皮理气燥湿；紫苏梗、桔梗宣通气机；吴茱萸、生姜温散寒邪。诸药合用，开上、导下、疏中、温宣，共奏行气降浊，化湿通络之功。

3. 阳虚水泛证（湿冷型）

临床表现：心悸，喘息不得卧，面浮肢肿，尿少，神疲乏力，畏寒肢冷，腹胀，便溏，口唇发绀，胸部刺痛，或胁下痞块坚硬，颈脉显露。舌淡胖有齿痕，或有瘀点、瘀斑，脉沉细或结、代、促。

治则：温阳益气，利水化浊。

选方：鸡鸣散合附子汤加减。本方由槟榔、陈皮、木瓜、吴茱萸、紫苏梗、桔梗、生姜、附子、茯苓、人参、白术、芍药组成。方中槟榔，行气逐湿；木瓜化湿通络；陈皮理气燥湿；紫苏梗、桔梗宣通气机；吴茱萸、生姜温散寒邪；附子温阳散寒、化湿止痛为主；重用白术、茯苓化温利痹；人参益内；复以芍药缓急止痛为辅。

（二）针灸治疗方案

杨文辉教授在本病治疗上主要采用灸法、三才单式补泻手法等特色针灸方法，结合具体辨证论治辅以选穴。详细治法如下。

1. 灸法治疗

治则：温阳益气。

针灸选穴：百会、神阙、八髎、督脉。

操作：于百会、神阙、八髎穴涂抹跌打万花油，将艾绒制作成中艾炷，置于腧穴之上。用线香点燃艾炷后，不吹艾火，观察患者反应和皮肤状况，待达到患者自觉灼热时立刻用艾条按压艾炷，将热力向内传导，谓之真气聚而不散，一般施以2~3壮，以不留灸疤为宜。之后撤去艾炷，用双拇指叠按方才施灸腧穴，使火力缓进，以延长刺激。如此往复，每个穴位操作3壮。这一手法叫"三阳开泰"，1天可灸治1次，5天为1个疗程。每2个疗程之间间隔2天。

患者如心衰程度不重，可耐受俯卧位者，则可选择督脉灸。取俯卧位，采用铺灸。操作时，先将 300~600g 生姜或大蒜捣烂如泥，挤去部分汁液，将姜泥或蒜泥做成厚约 1.5cm、宽约 4cm，长度能覆盖督脉大椎穴至腰俞穴的长方形隔灸饼。再取适量艾绒做成高约 4cm，横截面为三角形的长条艾炷，使艾炷的底宽略窄于隔灸饼的宽度，长度略短于隔灸饼的长度。将隔灸饼平移至施术部位皮肤上，可用棉皮纸将周围封固，然后将该长条艾炷置于隔灸饼中央，并在上端点燃施灸（可用棉签蘸取少量乙醇均匀滴涂于艾炷上角以助燃）。待患者有灼热感或难以忍受时，医师取下燃尽的艾绒，保留隔灸饼，更换艾炷续灸，施灸3 壮。

2. 三才单式补泻手法治疗

治则：补气升提，养血调神。

针灸选穴：足三里、心俞、肝俞、脾俞、三阴交、悬钟。

操作：在针刺得气的基础上，根据"虚则补之，实则泻之"的治则，足三里、心俞、肝俞、脾俞、三阴交以 1 寸针刺入得气后行三才单式补泻手法的补法，悬钟进针得气后行三才单式补泻手法中的泻法。

三、案例精选

【初诊】钟某，男，79 岁。2008 年 2 月 11 日。

主诉：反复胸闷气促 10 余年，加重 10 天。

病史：患者 10 年前开始出现胸闷气促，活动后加重，多次就诊于当地医院，诊断为"慢性心力衰竭"，予以控制心室率、降压、利尿等药物治疗，症状时有反复。10 天前患者胸闷气促症状加重，伴有双下肢水肿，遂来就诊。胸闷气促，稍动即喘，夜间不能平卧，面色黧黑，口唇发绀，双下肢凹陷性浮肿，小便短少，大便干，2~3 天 1 行，畏寒甚，四肢不温，舌暗，苔白厚，中灰，脉沉细结代。

中医诊断：心衰病（阳虚水泛证）。

西医诊断：慢性心力衰竭。

选穴：足三里、三阴交、悬钟、心俞、肝俞、脾俞。

针刺操作：在针刺得气的基础上，根据"虚则补之，实则泻之"的治则，足三里、心俞、肝俞、脾俞、三阴交以 1 寸针刺入得气后行三才单式补泻手法之补法，悬钟进针得气后行三才单式补泻手法中的泻法。

用药：槟榔 10g，陈皮 6g，木瓜 15g，吴茱萸 15g，紫苏梗 15g，桔梗 15g，生姜 5 片，制附子 30g，茯苓 15g，人参 15g，白术 30g，白芍 15g，肉桂 15g，鸡血藤 30g。日 1 剂，水煎至 200ml，分温 2 服。

【二诊】患者诉服上方后畏寒肢冷明显改善，现活动后仍胸闷气喘，少气懒言，疲劳乏力，面色、口唇紫暗，双下肢水肿较前减轻，二便变化不明显，舌暗，苔白厚，脉沉细结代。针灸、中药同前。

【三诊】动则气喘减轻，下肢已不水肿，大便1~2天1行，先干后软，小便短少，口干，舌暗，苔白，脉沉细结代。

用药：上方加瞿麦20g，天花粉10 g。

患者三诊后未继续治疗，共服药30剂，针灸3次，遂电话随访，患者诉症状明显好转。共三诊，属显效。

【医案解读】患者年事已高，素体亏虚，舌苔厚腻，属水湿病机。喘甚，双下肢凹陷性水肿，说明患者全身水湿充斥，喘息憋闷严重，亦是水毒填塞胸腔，妨碍心脏、肺脏的功能，须予以祛逐。畏寒甚，四肢不温，是元阳不足。

患者有一个特异性的关键点，就是脚肿与喘息憋闷是同时发生、同时加重。这其实就是古人说的"脚肿""上气"，即所谓的脚气病，泛指一切以脚部发肿发胀加喘息憋闷上气为主症的疾病，心衰自然也包括其中，故鸡鸣散是不二之选，加用附子汤温阳固气，故症状缓解。三诊时患者动则气喘减轻，下肢已不水肿，大便1~2天1行，先干后软，知阳气来复，水湿已逐，遂加瞿麦通行水道，而佐天花粉以散郁闭之热（便先干后软，知浊气郁于表而为热，但位置浅表，以宣散清热即可）。

慢性心力衰竭属于现代中医"心衰病"范畴，但治疗上可参照晋唐治脚气方案，患者病机主要属外受浊毒，内阳气虚。治以温阳益气，利水化浊为法。

第三节　神经系统疾病

癫痫

癫痫是多种原因引起的脑部神经元高度同步化异常放电所致的临床综合征，具有发作性、短暂性、重复性和刻板性的特点，可表现为感觉、运动、意识、精神、行为、自主神经功能障碍，甚或同时并发，临床常以脑电波检查为主要诊断依据，参借MRI、CT等其他检查以明确诊断。中医上称"痫病"，首见于《内经》中"刺痫惊脉五""痫瘈筋挛"。

一、特色诊疗思路

癫痫发作常表现为突然昏倒，不省人事，两目上视，四肢抽搐，口吐涎沫，醒后如常。病位在脑，与心、肝、脾、肾等脏器有关，治疗上杨文辉教授尤其重视肝肾二脏，且痫病常常是虚实夹杂，治疗上要分清标本虚实，轻急缓重。

（一）肝肾调和，藏泄有度

肝主疏泄，肾主收藏，二脏调和则藏泄有度，癫痫得控。"诸风掉眩，皆属于肝"，厥阴肝木升发、疏泄失常，则气机调达失衡，气在体内运行失序，患者易发身体震颤、肢体痉挛。肾为先天之本，肾之封藏功能正常，肾精不易外泄，一则使肾元充盛，脑海得养，二则使肝木得肾水涵养，升发有序，病不易发。因此在治疗痫病时，杨文辉教授认为要注重肝的疏泄以及肾的封藏，疏肝可用柴胡、川芎之属，同时兼予白芍等敛阴柔肝之属护肝体；补肾应先予鹿茸、龟甲胶等血肉有情之品，再少佐覆盆子、五味子收涩固肾。

（二）息风化痰，兼补脾土

杨文辉教授指出肝风生于内且逆于上，痰随风动，流窜经络，上阻脑窍，蒙蔽神明而发为本病。痰的存在为疾病发生提供了病理因素，可随风气而聚散，顽痰甚至胶固，因此我们在治疗过程中要化痰。化痰关键在于健脾，脾为生痰之源，治病从源头上阻断，对于疾病的预后助益甚大。临床上常以半夏、天南星、石菖蒲等豁痰开窍；若有肝风内动之势，佐以天麻、钩藤等息风药物；健脾则首选六君子加减之属，既益气健脾，又有燥湿化痰之力。

（三）急则治标，缓则治本

痫病常起病急骤，病发时当先治其标，确认患者周围环境安全时，可予开窍醒神法。可先针刺十宣、水沟、合谷等穴，继而再用开窍定痫、清肝泻火、豁痰开窍汤药治疗，必要时辅以抗癫痫西药治疗。在缓解期，则要重视治本，起到减少甚至治愈癫痫发作的可能。

二、治疗方案

（一）中药治疗方案

1. 肝火痰热证

临床表现：急躁易怒，面红目赤，口苦咽干，小便黄，大便干，发作时昏仆抽搐，吐涎或伴有吼叫，舌红，苔黄腻，脉弦滑而数。

治则：豁痰息风，滋阴疏肝。

选方：杨文辉教授经验方——癫痫方（详见第四章）。方中水牛角尖味咸性寒，善入血分息风定惊为君药。天麻、蜈蚣、全蝎、钩藤祛风通络。胆南星、石菖蒲、半夏，味辛、性温，破痰浊，开脑窍，为臣药。白芍、甘草柔肝敛阴，石斛、玉竹、麦冬、生地黄滋水涵木，加强平肝息风之力为佐药。诸药合用，风息痰化，神志清醒。

2.脾虚痰盛证

临床表现：神疲乏力，少气懒言，胸脘痞闷，恶心欲吐，纳差便溏，发作时四肢不温，蜷缩，呕吐涎沫。舌淡，苔白腻，脉细滑。

治则：健脾化痰。

选方：六君子汤加减。六君子汤为四君子汤加陈皮、半夏，以益气健脾之品配伍燥湿化痰之药，补泻兼施，标本兼治。方中以四君子汤益气健脾，脾气健运则气行湿化，杜生痰之源；重用白术，较四君子汤燥湿化痰之力益胜；半夏辛温而燥，为化痰湿之要药，并善降逆、和胃、止呕；陈皮既可调理气机以除胸脘痞闷，又能止呕以降胃气，还能燥湿化痰以消湿聚之痰，所谓"气顺而痰消"。

3.肝肾阴虚证

临床表现：痫证频发，头晕目眩，腰膝酸软，健忘失眠，大便干，舌红，苔少或薄黄少津，脉细数。

治则：滋补肝肾，填精益髓。

选方：大补元煎加减。方中人参大补元气为主药，气生则血长；甘草、山药补脾气，助人参以济生化之源；熟地黄、枸杞、当归、山茱萸滋肝肾，益精血，补天一之真水，乃补血贵在滋水之意；杜仲益肝肾，全方合用有气血双补，肝肾共养之效。

（二）针灸治疗方案

治则：开窍醒神。

针灸选穴：发作期为百会、水沟、合谷、十宣；缓解期为百会、风池、神庭、肝俞、肾俞、天枢、关元、气海。

辨证加减：肝火痰热者加行间、阴陵泉、太冲；脾虚痰盛者加足三里、丰隆；肝肾阴虚者加太溪、血海。

操作：发作期针刺时应确认患者身处安全环境，再予针刺，手法宜重，加强刺激，达到醒神开窍效果。缓解期针刺主穴时，予行三才单式补泻手法之提插补法，肝火痰热者针刺行间、阴陵泉、太冲时，予行三才单式补泻手法之提插泻法。

三、案例精选

【初诊】黄某，男，43岁。2004年2月15日。

主诉：发作性意识丧失伴四肢抽搐10余年。

病史：患者10余年前无明显诱因频发意识丧失，四肢抽搐，外院查脑电图提示癫痫放电。头颅MRI检查未见明显异常。长期服用抗癫痫药物（丙戊酸钠、左乙拉西坦片）治疗，治疗效果不佳，目前仍反复发作，最长持续时间达5分钟。发作时突然仆倒在地，意识丧失，四肢抽搐，口中怪叫。刻下见情绪烦躁，面色潮红，口苦口干，小便色黄，大便2~3日1行，舌红，苔黄腻，脉弦数。

中医诊断：痫病（肝火痰热证）。

西医诊断：癫痫。

选穴：百会、四神聪、印堂、风池、神庭、肝俞、肾俞、天枢、关元、气海、行间、阴陵泉、太冲。

针刺操作：患者烦躁易怒，肝经病证属实，依据三才单式补泻手法，针刺足厥阴肝经腧穴时，行提插泻法，至患者自觉局部凉感或舒适为度；针刺督脉穴位时，行平补平泻提插法；针刺肝俞、肾俞、天枢、关元、气海时，行提插补法。

用药：杨文辉教授经验方——癫痫方。

【二诊】无口苦、口干，情绪较前平和，二便明显改善，仍癫痫发作，但发作时四肢抽搐幅度较前减小，且发作时长较前缩短，考虑治疗有效，延续前治疗方案，中药处方在守方基础上加强补肾益元之药。

【三诊】发作次数减少，至今已有1个月未发。

【四诊】患者家属述目前发作频率明显减少，发作时无四肢抽搐，症状较前减轻，时间较前明显缩短。继续原方，加黄芪30g、龙骨30g、牡蛎30g安神，随访至今仅偶有轻微头晕，未再出现意识丧失情况。

【医案解读】《医学入门》中提到"癫痫内伤者多，外感极少，蓄伤饮食积为痰火上迷心窍"。本案中患者已有癫痫病史10余年，虽病程久，但肝火痰热之象仍较明显。痫病病位在脑，故取穴百会、四神聪、印堂、风池、神庭，既健脑开窍，又安神定志，从而补病灶之不足，调患者之躁动；痫病在于本虚，故肝俞、肾俞、天枢、关元、气海行提插补法补益肝肾、巩固元气以治本；证属肝火痰热，则行间、阴陵泉、太冲行提插泻法清热疏肝，调畅气机。再予经验方癫痫方以豁痰息风，滋阴疏肝。患者二诊已无口苦、口干，情绪较前平和，二便热象减退。疾病标象已得控，乘胜追击，巩固根本，加强肾之封藏之力，后癫痫症状得到明显控制，前后共四诊，属显效。肝肾二脏藏泻有度，在痫病治疗中起重要作用，故治痫之异动须着眼于肝，治痫之久动当着力于肾。

眩晕

眩晕是一种常见的临床症状。眩晕病因复杂，包括了中枢性病因及周围性病因，临床上主要以头昏、头涨、脑内摇晃、眼花为主要表现，轻者闭眼休息可缓解，重者晕如坐车船，天旋地转，或伴有恶心呕吐、耳鸣耳聋、面色苍白等。

一、特色诊疗思路

（一）和解少阳，清利头目

《伤寒论》中提到"少阳之为病，口苦，咽干，目眩也"，少阳为多火多气之经，易滞易热。杨教授认为眩晕的发病与少阳病关系密切，少阳病在半表半里，邪既不能从表皮作汗而出，亦不能由里从大小肠随二便而出，郁火暗耗气阴，"壮火食气"，邪气只能从五官之窍而出，因而会引起目眩、口苦等症状。因此，要疏泄气机之郁滞，使少阳之邪得以疏散，杨文辉教授便在临床实践中制定了"清利头目，疏风止眩"的治疗原则，总结出了治疗眩晕的经验效方——止眩方。

（二）补肾健脾，养肝息风

《灵枢·海论》曰："髓海不足，则脑转耳鸣，胫酸眩冒。"《景岳全书》云："无虚不作眩。"肾为先天之本，主骨生髓，肾虚则脑髓不满，易作晕眩；肾水不生肝木，肝虚生风，上扰清空则耳目眩晕；脾虚失运化则痰浊内生，随肝风上窜而致头晕。临床上常见之颈源性眩晕，与肝、脾、肾也是息息相关。肾虚则筋骨错乱，肾水不生肝木，肝虚不濡养颈肩肌肉则局部挛缩疼痛，脾为后天之本，主肌肉，脾虚肌肉不荣则日久力量变弱，从而使颈椎不稳，气血上供受阻，出现眩晕。故杨文辉教授认为脾、肾、肝在眩晕发病中起重要作用，治疗应注意补肾健脾、养肝疏风以化痰通络止眩。

二、治疗方案

（一）中药治疗方案

1.少阳风眩证

临床表现：目眩，耳鸣，鼻塞，口苦，咽干，舌淡红，苔薄黄，脉浮弦。

治则：清利头目，疏风止眩。

选方：杨文辉教授经验方——止眩方（详见第四章）。方中柴胡苦平，入肝胆经，透泄少阳半表半里之热，两者配伍，和解少阳，共为君药。天麻善平肝止眩，为眩晕之要药，更以白芷、秦艽、菊花、蒺藜辛散之品，加强天麻祛风止眩之力。川芎专行头目。知母、地骨皮助黄芩清热。阳在外，阴之使也，阴在内，阳之守也，故加白芍敛阴守内，防诸药辛散太过。

2.肝阳上亢证

临床表现：眩晕，耳鸣，头目涨痛，急躁易怒，口苦，遇烦劳郁怒加重，甚则仆倒，面色潮红，舌红，苔黄，脉弦或数。

治则：平肝潜阳，清火息风。

选方：天麻钩藤饮加减。杨文辉教授认为肝肾不足，肝阳偏亢，生风化热，故生眩晕。证属本虚标实，以标实为主。方中天麻、钩藤平肝息风，川牛膝引血下行，活血化瘀，兼益肝肾。杜仲、桑寄生补益肝肾，栀子、黄芩清肝降火，益母草活血以降肝阳，首乌藤、茯神宁心安神。

3.痰湿中阻证

临床表现：眩晕，头重如蒙，或伴胸闷恶心、呕吐痰涎，舌淡红，苔白厚腻。

治则：化痰祛湿，健脾和胃。

选方：半夏白术天麻汤加减。杨文辉教授认为脾虚生痰，引动肝风，肝风夹痰上扰清窍而生眩晕。方中半夏燥湿化痰，天麻入肝经而善于平肝息风而止眩，二者配伍，共为君药。白术健脾燥湿，茯苓淡渗利湿，以治生痰之本。橘红理气化痰，佐以甘草调和诸药。

（二）针灸治疗方案

治则：调和少阳，补益脏气。

针灸选穴：阳陵泉、足临泣、光明、太溪、肾俞、太冲、肝俞、中脘、丰隆、三阴交、百会、大椎、风池、率谷、天柱、上星、神庭。

操作：风、痰为实邪，进针得气后，对风池、上星、神庭、足临泣、丰穴位针刺至地部，施以重提轻插泻法；补虚取百会、肝俞、肾俞、中脘、三阴交、太溪，针刺至天部得气后，施以重插轻提补法；剩余穴位针刺至人部，行平补平泻法。

三、案例精选

【初诊】钟某，男，66 岁。2002 年 2 月 17 日。

主诉：头晕涨痛 3 月余。

病史：患者 3 个月前外感后出现头晕，呈天旋地转感，伴有耳鸣，头痛且涨，鼻塞，流浊涕，口作苦，干而欲饮，手指时麻，夜寐时安时艰，步行自觉头重脚轻，胃纳可，二便调，舌暗红，苔薄黄，脉弦有力。既往高血压病史 2 年余，就诊时静态血压 176/106mmHg，自述 2 年间未规律服用降压药，出现头晕后始规律服药，具体血压控制不详。

中医诊断：眩晕（少阳风眩证）。

西医诊断：高血压病。

经络诊察：足厥阴肝经、足少阳胆经。

选经：足厥阴肝经、足少阳胆经、督脉。

选穴：阳陵泉、足临泣、光明、太溪、肾俞、太冲、肝俞、百会、大椎、风池、率谷、天柱、上星、神庭、督脉穴位。

针刺操作：进针得气后，对阳陵泉、足临泣、风池、率谷、上星、神庭针刺至地部，施以三才单式补泻手法之提插泻法；光明、百会、肝俞、肾俞、太溪，针刺至天部得气后，施以三才单式补泻手法之提插补法。其余穴位行平补平泻法。

用药：止眩方加减，3 剂。

【二诊】患者述服药后头晕症状缓解，当天晚上睡眠质量佳，但耳鸣、头重脚轻症状未见明显缓解。原方去菊花、知母、蒺藜，加杜仲、桑寄生、熟地黄、枸杞再服 3 剂。

后电话随访，患者述症状未再发。

【医案解读】患者因头晕就诊，发作时伴有耳鸣、头涨痛、口苦、口干、手指麻木等不适，此为少阳风眩的表现，且既往高血压病史，服用降压药不规律。"诸风掉眩，皆属于肝"，肝胆相为表里，因此杨文辉教授治疗风阳上扰引起的眩晕，以清利头目、疏风止眩为治法，方用止眩方，主要选取入肝胆二经、调和少阳枢机、调畅肝经气机的药物。针刺阳陵泉、足临泣、风池、率谷利少阳枢机，祛半表半里之邪；太冲、肝俞补益肝血；太溪、肾俞滋补肾水；百会、大椎、风池、率谷、天柱、上星、神庭清利头面。诸穴合用，使气机调畅，本气充足，清窍得养。同时嘱咐患者同时服用降血压药物，中西医结合，标本兼治，则眩晕可解。二诊时头晕症状缓解，但耳鸣、头重脚轻症状未见明显缓解，此乃肝风虽平，但肝阳上亢仍须滋水平木之故，遂去菊花、知母、蒺藜，加杜仲、桑寄生、熟地黄补益肾水，巩固元气。

偏头痛

偏头痛是一种反复发作性的单侧或者双侧性头痛为主的常见疾病，或伴有恶心呕吐、畏光等表现，一般持续 4~72 小时，甚至会严重影响患者日常生活质量。中医古代文献多将本病称为"偏头风""脑风""偏头痛""偏正头痛""头偏痛"等。

一、特色诊疗思路

（一）枢转少阳，调畅厥阴

《灵枢·经脉》记载"胆足少阳之脉，起于目锐眦，上抵头角，下耳后……其支者，从耳后入耳中，出走耳前，至目锐眦后……是主骨所生病者，头痛颔肿……""肝足厥阴之脉……挟胃属肝络胆……上出额，与督脉会于巅"。足少阳胆经与足厥阴肝经循行路线经过侧头部及额角，为偏头痛常见部位。少阳枢机不利，则头两侧经气郁滞，激搏脉道，故见搏动性疼痛；足厥阴肝经与足少阳胆经相表里，胆经不利，肝经随之不畅，故易见额角疼痛。此外肝气郁结，条达失职，耗伤肝阴，阴不制阳，阳亢于上，上扰清窍也可发为偏头痛。正如晋代王叔和《脉经·肝足厥阴经病证》所言："足厥阴与少阳气逆，则头目痛，耳聋不聪。"因此杨文辉教授提出治疗偏头痛应首重肝胆二经，或针或药，以利少阳枢机，畅通厥阴风气，气血调和，头痛自然缓解。基于此治疗理念，杨文辉教授自拟偏头痛方。针刺方面，也主张以肝胆二经腧穴为主穴，立下治疗偏头痛的基础针刺处方。

（二）着重化瘀，酌用虫药

根据现代研究，血管性头痛通常由血管舒缩功能障碍及血流状态异常导致。因此杨文辉教授认为偏头痛与气血运行不利有关。因偏头痛病程长，日久不愈则伤正气，气血失畅则瘀血潜内，滞于脉中而频发疼痛，故治疗时往往会配伍丹参、五灵脂、延胡索等行气活血药物，此类药物为痛症主要用药，有行气止痛作用，可改善血管舒缩功能及血流状态。

此外，因偏头痛患者病程迁延不愈，多数患者单靠草药化瘀往往取效欠佳。如《络病学》云："久病、久痛、久瘀入络，凝痰败瘀混处络中，非草木药物之攻逐可以奏效，虫类通络药则能独擅量能。"故杨文辉教授治疗偏头痛时提倡适当运用虫类药。虫类药具有较好的搜风通络、化瘀止痛功效，临床上运用全蝎、蜈蚣等药物治疗偏头痛，量小而效大，临证时可酌情加入。然虫类药药量过多或久用则有耗气动血之弊，临床上运用时要注意用量及配伍，以求更好地提高临床疗效。

（三）立足根结，远近取穴

临床所见偏头痛患者因长期反复偏头痛，抗拒疼痛部位针刺，或诉针刺后局部疼痛加剧，拒绝再行针刺。因此杨文辉教授提出远近取穴相结合，以远端取穴为主，辅以局部取穴。

远端取穴为传统针刺常用且推崇的方法。《灵枢·终始》中提到："病在上者，取之下。病在下者，高取之。病在头者，取之足。"提出了远端取穴的观念。《灵枢·根结》首载以四肢为"根"，以头、胸、腹为"结"的"根结理论"，其强调了四肢与头面躯干间的联系，突出了四肢腧穴的重要主治作用。偏头痛亦适用这一原则。偏头痛病位在头，属于在上之"结"位，当取在下之"根"位的腧穴以治之，如开四关法的太冲、合谷，如四肢远端的外关、足临泣、中渚等穴。

二、治疗方案

（一）中药治疗方案

1. 肝胆头痛证

临床表现：头两侧搏动性疼痛，常伴头涨，急躁易怒，劳累及紧张时发作，休息可缓解。苔薄白，脉弦涩。

治则：通络止痛。

选方：杨文辉教授经验方——偏头痛方（详见第四章）。方中柴胡苦平，入肝胆经，透泄少阳之邪，并能疏泄气机之郁滞；黄芩苦寒，清泄少阳半表半里之热，两者配伍，和解少阳，共为君药。川芎、秦艽、天麻辛温，助君药通络止痛。白芍、甘草柔经脉之拘急。丹参、五灵脂、延胡索改善血管舒缩功能及血流状态，从而收获良效。

2. 痰浊头痛证

临床表现：头痛头昏，头重如裹，胸脘痞闷，恶心欲吐，倦怠乏力，舌淡白，苔白腻，脉滑。

治则：健脾燥湿，化痰降逆。

选方：半夏白术天麻汤加减。方由半夏、陈皮、茯苓、天麻、白术、大枣、甘草而成。方中半夏燥湿化痰；天麻性甘，善于平肝息风而止眩晕；白术健脾燥湿；茯苓健脾渗湿，与半夏、天麻配伍，加强化痰息风之效；陈皮理气化痰，使气顺痰消，为佐药；使以甘草调药和中。

3.瘀血头痛证

临床表现：头痛屡屡发作，呈刺痛，痛有定处，日轻夜重，舌紫暗或有瘀点、瘀斑，苔薄白，脉涩。

治则：活血化瘀，通窍止痛。

选方：通窍活血汤加减。方中麝香、桃仁、红花、赤芍、川芎，活血化瘀止痛，红枣益气养血，黄酒活血上行，共行通窍活血之功；效果欠佳者合全蝎、蜈蚣。

（二）针灸治疗方案

治则：疏泄肝胆，通经止痛。

针灸选穴：太冲、足临泣、合谷、外关、中渚、风池、率谷、阿是穴。

辨证加减：肝阳上亢者加百会、行间；痰浊盛者加天枢、足三里、丰隆；瘀血明显者加血海、膈俞。

操作：风、痰为实邪，进针得气后，对风池、外关、足临泣、太冲、丰隆等穴位施以三才单式补泻手法之提插泻法；补虚取百会、膈俞、天枢、足三里等穴施以重插轻提补法；余穴可行平补平泻手法。

三、案例精选

【初诊】颜某，女，24岁。2007年6月2日。

主诉：头痛2年余，加重5天。

病史：患者平素急躁易怒，2年前因家庭问题出现睡眠不好，遗留头痛问题，以右侧颞部、额部、眼球剧烈疼痛为主，呈发作性，伴有乏力汗出，流清涕，每日发作2~4次，每次持续半小时左右，能自行缓解，夜间发作严重影响睡眠。刻诊见精神状态不佳，右侧颞部、额部、眼球疼痛，舌淡红，苔薄白，舌尖有瘀点，舌下络脉紫暗迂曲，脉弦。

中医诊断：偏头痛（肝胆头痛，兼有瘀血）。

西医诊断：偏头痛。

经络诊察：足厥阴肝经、足少阳胆经。

选经：足厥阴肝经、足少阳胆经。

选穴：太冲、足临泣、合谷、外关、中渚、风池、率谷、行间、血海、膈俞。

针刺操作：依据三才单式补泻手法，患者烦躁易怒，肝经病证属实。针刺足厥阴肝经腧穴时，行提插泻法，至患者自觉局部凉感或舒适为度。血海、膈俞行提插泻法；余穴行平补平泻法。

用药：杨文辉教授经验方——偏头痛方加减，共3剂。

【二诊】患者自诉头痛明显减轻，睡眠略浅，情绪较前平和，舌脉如前。药已奏效，守方应用，加酸枣仁20g、首乌藤15g，7剂。

【三诊】患者自诉仍时有头痛，但疼痛程度较前明显减轻，睡眠恢复正常，续服7剂，以巩固疗效。后因他病前来就诊述未再发作。

【医案解读】患者因情志过极出现偏头痛，结合病史及疼痛部位，知病在足厥阴肝经、足少阳胆经。结合舌脉，可知患病日久导致血行不畅，瘀血阻滞之象已显。针刺选太冲，行三才单式补泻手法之提插泻法，调顺肝经郁滞之气，予合谷相配取开四关之意，调畅一身气机；足临泣、风池、率谷为足少阳胆经穴位，外关、中渚为手少阳三焦经腧穴，合用以滑利少阳枢机；血海、膈俞活血化瘀。诸穴合用既解肝胆之郁，又祛经脉之瘀。中药选偏头痛方，疏泄气机之郁滞，气行则血畅，方中选用丹参、五灵脂、延胡索等加强行气活血之力，从而改善患者急躁易怒情况，减轻头痛发作程度。复诊时加安神定志药物，意在调和患者情绪，解除肝胆气郁之源，从根本上解决患者头痛疾患。

血管性痴呆

血管性痴呆（VD）是脑循环障碍所致的中枢神经系统功能减退的疾病，是由一系列脑血管因素导致脑组织损害而引起的获得性智能损害综合征，包括缺血性脑血管病、出血性脑血管病以及急慢性缺氧性脑血管病引起的痴呆，主要表现为认知、记忆、语言、视觉功能障碍，及情感或人格等方面的改变。随着我国人口老龄化，VD已成为中老年人群的常见病、多发病。有研究表明，65岁以上人群中痴呆的患病率约为5%，其中血管性痴呆占20%左右，阿尔茨海默病（AD）合并VD占10%~20%。调查显示，VD总的发病率为2.543/（千人·年），其中男性为3.253/（千人·年），女性为1.971/（千人·年）。随着我国人口老龄化的不断发展，VD发病率逐年增高，仅次于AD，已经成为影响中老年人身心健康和生活质量的重要疾病，给患者家庭和社会带来沉重负担。目前西医对于

VD 的治疗主要有防治脑卒中的发生、改善认知功能、控制精神症状等，但均不能有效逆转疾病的进程。

一、特色诊疗思路

杨文辉教授认为，此病多发于中老年人，属本虚标实之证，肝肾虚衰、脾气虚弱为本，肝郁不疏、痰瘀内生为标。临床上常见肝肾亏虚、脾肾两虚、痰浊蒙窍、瘀血内阻等证型。在该病的治疗中杨文辉教授坚持针药并用，积累了非常丰富的经验，以下详述其主要理念。

（一）重补肝肾，兼理脾土

杨文辉教授重视辨证论治，认为痴呆的发生与其他疾病一样，离不开内因和外因这两方面。痴呆的病位主要在脑，与肝、脾、肾功能失调密切相关，其形成以内因为主，多由于年迈体虚、七情内伤、久病耗损等原因导致气血不足，肾精亏耗，脑髓失养，或气滞、痰阻、血瘀于脑而成，痴呆的证候虽有虚实两方面的表现，但气滞、痰浊、瘀血日久，损伤脏腑。诸脏精气亏耗，最终耗损先天之本，导致肾精亏虚。肝肾同源，一旦肾精亏耗、精血不足、髓海失养、虚证病久，肝木随之衰竭，出现肝肾亏虚症状。故血管性痴呆的治疗应首重补益肝肾，固护根本，达到健脑益智的目的。杨文辉教授在实践中制定了"补益肝肾、健脑益智为主，辅以益气滋阴、开窍通络"的治疗原则，总结出治疗痴呆的经验效方——复元汤（详见第四章）。

此外，杨文辉教授发现该病患者多并见脾肾虚弱之象，杨文辉教授认为此系多数血管性痴呆患者先见抑郁，肝郁不疏，木旺克土，致脾气虚衰之故。中焦脾土为后天之本，气血赖之生成，气血足方可充盛周身，濡养脑窍，故杨文辉教授提倡补益肝肾之时，不可忽略健益中土。

（二）疏肝理气，涤痰祛瘀

中风后痴呆系中风病常见并发症，杨文辉教授认为多数血管性痴呆患者为先见抑郁，后渐显痴呆。现代医学认为中风后抑郁产生的原因包括外在原因（社会地位、家庭环境、身体情况等）及内在原因（神经递质传导失衡、神经内分泌紊乱等），而杨文辉教授临床从中医角度辨证论治，发现患者不论男女，多证属肝气郁结，患者卒中后郁郁寡欢，终致痴呆。故血管性痴呆患者虽以肝肾亏虚为本，肝气郁结却是其首发病机，如患者就诊时肝气郁结病机仍在，脉象见弦，足厥阴肝经经络循行处查体见异常，仍应重视疏肝解郁。

血管性痴呆病位在脑，脑窍之疾历代医家论治不离痰瘀二浊，杨文辉教授对此深表赞同，认为本病久治不见好转者，还应求之于涤痰祛瘀。血管性痴呆患者或是久病，或为高龄，均见气血亏虚。气虚则津液输布不畅，脾气不运，痰湿内生，蒙蔽清窍；气血两虚则血脉瘀滞，脑络受阻，使脑神失养。此外，血管性痴呆多见于脑梗死及脑出血等急性脑血管疾病后，此类疾病后期多见痰瘀阻络，故经巩固根本后，认知下降未见明显改善者，应考虑涤痰祛瘀。

（三）辄取督脉，活用针灸

督脉分布在脑和脊柱的部位，并脊里，上行而入脑中。作为通往大脑和脊髓的经络，杨文辉教授认识到督脉不仅可以治疗腰脊僵痛、头重头痛，还可治疗许多脑部病证和神志病。杨文辉教授在治疗 VD 的过程中非常重视督脉经穴的运用，他总结多年的临床经验，制定出两组督脉经穴为主的处方，供临床操作交替使用。穴位处方一：水沟、四神聪、神庭、本神、足三里、太溪、悬钟。处方二：百会、大椎、命门、肝俞、肾俞。处方中选取的督脉经穴水沟、百会、神庭、四神聪、大椎、命门均为督脉的重要经穴，为温阳补肾、开窍醒神、启迪心智必选穴位。杨文辉教授强调，大椎穴是手、足三阳经与督脉之会，百会穴为督脉与足太阳经之交，手、足少阳及足厥阴经俱会于此，故名三阳五会，水沟穴亦为手、足阳明经与督脉之交会穴。艾灸大椎、足三里等穴有延缓衰老的作用。本神、神庭穴位于额叶，与神志关系密切，现代医学认为大脑额叶与智力有关，针之可增强健脑益智之功。肝俞、肾俞、足三里具有补肝肾、益气血作用，是防老抗衰的常用穴。以上诸穴合用，共奏补益气血、滋补肝肾、健脑益智之功，从而达到改善智能，启迪心智的作用。

（四）CT 围针，中西并举

CT 定位围针法能通过头颅 CT 扫描，准确获知脑内病灶的部位、大小，并精准地测算出其在头皮的投射区，为针刺锁定准确部位。因此，对于 VD 的治疗，如果是由明确的脑梗死或脑出血病灶引起的，杨文辉教授主张采用 CT 定位围针法，配合体针治疗。如此一来，使得治疗更具针对性，事实亦是如此。而对于无明确病灶，或者病灶弥漫，呈现整体脑萎缩、多发性缺血改变者，则更多采用前述的经典穴位处方。

二、治疗方案

（一）中药治疗方案

1.肝肾亏虚证

临床表现：忘失前后，兴趣缺失，起居怠惰，或倦怠嗜卧，行走缓慢，动作笨拙，甚则振掉，腰胫酸软，齿枯发焦，脑转耳鸣，目无所见，舌瘦色淡，脉沉细。

治则：补益肝肾，益精填髓。

选方：复元汤（详见第四章）。此方取血肉有情之鹿茸为主药以补肾阳、益精髓、强筋骨，配合其他滋补肝肾、益气滋阴、开窍通络之品，服之使肾气盛、精髓足、气血旺，神明得、元神充而本病得缓。杨文辉教授强调本方可为治血管性痴呆基本方，临床随辨证而合用他方。

2.肝气郁结证

临床表现：呆滞善忘，精神抑郁，情绪不宁，善太息，胸部满闷，胁肋胀痛，脘闷嗳气，不思饮食，大便不调，女子月事不行，舌淡红，苔薄腻，脉弦。

治则：疏肝解郁，调理脾肾。

选方：柴胡疏肝散或逍遥散加减。肝主疏泄，喜调达而恶抑郁，故循"木郁达之"之宗旨，杨文辉教授治疗血管性痴呆见肝气郁结者多取逍遥散、柴胡疏肝散之属加减以疏肝解郁，畅达情志。肝木升发顺畅，肾水方能源源不断而生，上填髓海，改善痴呆。柴胡疏肝散由陈皮、柴胡、川芎、香附、枳壳、芍药、甘草组成。逍遥散由甘草、当归、茯苓、白芍、白术、柴胡组成。

3.脾肾两虚证

临床表现：迷惑善忘，兴趣缺失，反应迟钝，易惊善恐，食少纳呆，或呃逆不食，口涎外溢，四肢不温，小便混浊，夜尿频多，或二便失禁，舌淡，舌体胖大有齿痕，舌苔白或腻，脉沉细弱，两尺尤甚。

治则：健脾益气，补益肾水。

选方：轻者用健脾生化汤，重者用还少丹。本证轻者，杨文辉教授治疗喜取《石室秘录》之健脾生化汤，方中除化痰行气、健脾益气之外，亦补血生津、补益肾水。而重者，还可取《丹溪心法》之还少丹以脾肾同补。健脾生化汤由白术、茯苓、熟地黄、北五味、麦冬、当归、白芍、陈皮、山楂、枳壳、人参组成。还少丹由熟地黄、山茱萸、枸杞、怀牛膝、杜仲、楮实子、肉苁蓉、巴戟天、茴香、茯苓、山药、续断、菟丝子、石菖蒲、远志、五味子组成。

4. 痰浊蒙窍证

临床表现：多忘不慧，表情呆滞，迷路误事，不言不语，忽歌忽笑，洁秽不分，亲疏不辨，口吐痰涎，纳呆呕恶，体肥懒动，舌苔黏腻、浊，脉弦而滑。

治则：健脾利湿，豁痰利窍。

选方：补中益气汤合涤痰汤。痰重患者呆若木鸡、脘腹胀满，应以豁痰开窍为法，但痰湿有赖于脾胃之气上腾下达方能消散，故化痰之时应重健脾，方选涤痰汤加减，合补中益气汤或四君子汤之类。涤痰汤由胆南星（姜制）、半夏、枳实、茯苓、橘红、石菖蒲、人参、竹茹、甘草组成。补中益气汤由黄芪、人参（党参）、白术、炙甘草、当归、陈皮、升麻、柴胡、生姜、大枣组成。

5. 瘀血内阻证

临床表现：喜忘，神呆不慧或不语，反应迟钝，动作笨拙，或妄思离奇，头痛难愈，面色晦暗，常伴半身不遂，口眼歪斜，偏身麻木，言语不利，舌紫瘀斑，脉细弦或沉迟。

治则：活血化瘀，开窍益智。

选方：通窍活血汤加减。杨文辉教授认为病位在脑窍，且瘀血内阻，王清任之通窍活血汤必是首选方法。本方由桃仁、红花、赤芍、川芎、麝香、葱白、生姜、大枣、黄酒组成。通血络非虫药所不能，常加全蝎、蜈蚣之类以助通络化瘀之力；化络瘀非天麻、三七所不及，可加天麻、三七以助化瘀通络之力；病久气血不足，加当归、生地黄、党参、黄芪；久病血瘀化热，加钩藤、菊花、夏枯草、竹茹清热。

（二）针灸治疗方案

杨文辉教授在治疗 VD 上主要采用通督益智针法、CT 定位围针法、杨氏灸法等特色针灸方法，结合具体辨证论治辅以选穴。详细治法如下。

1. 以督脉经穴为主的针药结合治疗 VD

治则：补肾填精，健脑益智。

针灸选穴：处方一为水沟、四神聪、神庭、本神、足三里、太溪、悬钟；处方二为百会、大椎、命门、肝俞、肾俞。

辨证加减：肝肾亏虚者腧穴选择按上述基本处方；脾气虚弱者加中脘补脾益气；痰浊蒙窍者加阴陵泉、中脘、丰隆化痰；瘀血内阻者加血海、膈俞以活血化瘀；肝气郁滞者加期门、膻中疏肝行气。（注：肝肾亏虚、脾胃虚弱者针灸并用，采用补法；肝气郁滞、痰浊蒙窍、瘀血阻窍者以针刺为主，先泻后补或平补平泻。）

操作：两组穴位交替使用。各腧穴均可常规针刺。肝肾亏虚、脾胃虚弱者行针刺后，在肢体腧穴上行三才单式补泻手法之提插补法，出针后可在百会、大椎和肢体穴位上施行小艾炷压灸，每次施灸至少 3~5 壮。肝气郁滞、痰浊蒙窍、瘀血阻窍者以针刺为主，在相应肢体腧穴上行三才单式补泻手法之提插泻法。头针至少留针 30 分钟，如患者配合，留针 6~8 小时。

2.CT 定位围针法治疗 VD

治则：补肾填精，健脑益智。

针灸选穴：根据头颅 CT 确定相应病灶的头皮投射区作为针刺部位，并依据投射区大小确定针刺数量，一般是 4~8 针。以此为基础，再根据上述辨证分型予以加减配穴。

辨证加减：同前。

操作：CT 定位围针法操作详见第三章第一节。辨证选穴穴位操作同前。

三、案例精选

【初诊】简某，男，64 岁。2016 年 6 月 5 日。

主诉：反应迟钝、认知下降半年。

病史：患者平素性格内向，遇事常郁而不言。既往有脑梗死病史 3 年，遗留右侧肢体乏力、活动不利。半年前因情绪激动，活动后出现左侧肢体乏力，伴言语稍不流利，稍有呛咳，二便尚调。完善头颅影像学检查后提示新发脑梗死。其后逐渐神情呆钝，智力下降，哭笑无常，时有烦躁易怒，面色晦暗，肌肤甲错，记忆力、计算力、定向力、判断力逐渐下降，胃纳一般，二便时有失禁，舌暗红有瘀斑，苔厚腻，脉弦数。

中医诊断：痴呆（肝气郁结，肾精亏虚证）。

西医诊断：血管性痴呆。

经络诊察：足厥阴肝经、督脉异常。

选经：足厥阴肝经、督脉。

选穴：水沟、百会、神庭、四神聪、合谷、太冲、行间、廉泉、哑门。根据患者头颅 CT 所示病灶，于病灶体表投射区行 CT 定位围针法。

针刺操作：依据三才单式补泻手法，患者烦躁易怒，肝经病证属实，针刺足厥阴肝经腧穴时，行提插泻法，至患者自觉局部凉感或舒适为度；针刺督脉穴位时，行平补平泻提插法；CT 定位围针法操作同第三章第一节。

用药：柴胡疏肝散加减。

【二诊】患者家属诉其烦躁易怒情况明显好转，时有哭笑无常，精神疲倦，懈怠思卧，但面色较前明亮，反应较前迅速，而记忆力和计算力尚未见明显改善，时有呛咳，胃纳可，大便偏干，仍时有失禁。舌淡暗，苔白，脉沉弦。

选经：足厥阴肝经、足少阴肾经、督脉。

选穴：水沟、百会、神庭、四神聪、太冲、悬钟、肝俞、肾俞、太溪、八髎。继续行 CT 定位围针法。

针刺操作：患者肝气渐舒，肾精亏虚之象逐渐显露。根据三才单式补泻手法，足少阴肾经腧穴针刺时行提插补法；针刺足厥阴肝经及督脉穴位时行平补平泻提插法；CT 定位围针法操作同第三章第一节。

用药：逍遥散合复元汤加减。

【三诊】家属诉患者精神状态好转，反应较前迅速，记忆力、计算力、判断力等较前改善，因卧床时间较长，出现腰酸骨软，舌淡，苔薄白，脉弦细。考虑患者疾病趋向好转，继续之前的治疗方案，穴位加命门、腰阳关、腰段夹脊穴。中药加杜仲、巴戟天、牛膝。

【四诊】上症均有好转，患者神清，反应较前灵敏。针药结合、方案同前。

患者历经近 2 个月的治疗，家属较配合，能坚持服从医嘱，共诊 4 次，属显效。

【医案解读】本案中患者是一位典型的脑梗死后导致的血管性痴呆患者。平时沉默内向、少与人沟通，导致肝气郁滞，气机不畅，经脉不通，后又遇情志刺激发展为气郁化火，最终导致津液煎灼，精气亏耗而脑窍失养、神机使用，出现反应迟钝、烦躁易怒等痴呆症状。按照杨文辉教授针药结合治疗血管性痴呆（VD）的理论思想，考虑患者多次中风，肾精亏耗，又有气郁化火，属本虚标实，故分期论治，先疏肝理气，再补益肝肾。前期以针刺为主，在水沟、百会、合谷、太冲穴重用泻法，加强疏利气机、降逆泻火之力；中后期郁火消退，本虚渐露，则以肝俞、肾俞、太溪、悬钟等穴加强补益肝肾、填精益髓之力。中药使用含鹿茸、菟丝子、枸杞、黄精的补益药，针药结合使脑髓得充、神机恢复。此外，结合患者头颅 CT 结果可明确患者病灶，故采取 CT 定位围针法直接针对病灶进行治疗，中西并举，双管齐下，加速了疾病的改善进程。

针药结合治疗 VD 务必做好辨证。在同一治则下遣方用药和辨经用穴时，充分运用好穴位的双向调整功能，把握好针灸补泻之功。

中风偏瘫

中风病是因气血逆乱，产生风、火、痰、瘀，导致脑脉痹阻或血溢于脑之外，以突然昏仆、半身不遂、口舌歪斜、言语謇涩或不语、偏身麻木等为主症的疾病。病位在脑，涉及肝肾。西医学中的急性脑血管疾病与之相近，西医疾病包括短暂性脑缺血发作、脑梗死、脑出血、蛛网膜下腔出血、脑底异常血管网病、脑动脉盗血综合征等均可归结于中风范畴。偏瘫是中风最常见的运动障碍，是中风致残的主要原因，亦称半身不遂。自主运动时肌力减退的称为不完全性瘫痪，若全部肌力消失的称为完全性瘫痪。中风偏瘫，严重影响着患者的生活，给患者家庭造成沉重的负担，早期康复治疗可显著改善运动功能，提高患者的生活质量。

一、特色诊疗思路

（一）辨证论治，条析证类

辨证论治为中医思维引导下的治病圭臬，杨文辉教授深谙中医医理，故在治疗中风病时尤其重视证型分类，强调证型明确方可施针用药。之所以将老生常谈的辨证论治作为中风治疗的重点，皆因中风一病证型复杂，历代医家对其病因及分类均有不同阐述。如今，临床上一般将其分为中经络及中脏腑，其中中经络多分为风痰阻络证、肝阳上亢证、痰热腑实证、气虚血瘀证、阴虚风动证等，中脏腑多分为风火闭窍证、痰湿蒙窍证、痰火闭窍证、元气衰败证等。以上证型有别，施治方法也迥然不同。临床上治疗中风病，CT定位围针法不分证型均可通用，皆因病灶所在，主治所及。而于共性之中必须辅以差异性、针对性治疗，方可首尾并擒，彻愈疾病。中风病治疗的关键还在于要结合患者舌脉、症状及体征，审慎辨证，随证加减治疗，如中经络急性期，在CT定位围针法配合体针（杨氏夹脊穴、偏瘫肢体腧穴）治疗时，如证属风痰阻络证应增刺丰隆、中脘化痰通络、健中利湿，中药取温胆汤或半夏白术天麻汤息风化痰；证属肝阳暴亢证时加予太冲、合谷泻肝息风、理气潜阳，方拟羚角钩藤汤、天麻钩藤饮清热平肝、潜阳息风；证属痰热腑实、气虚血瘀、阴虚风动均有对应的加减运用，总之针对不同证型，杨文辉教授总结出一套证类分明的治法，针药结合，随证立方、选穴。

（二）CT围针，精准病灶

CT定位围针法初始提出便是为中风而设，该针刺疗法为杨文辉教授首创。随着现代影像学的发展，通过CT可以更加明确患者中风发病的具体病灶。根据腧穴所在、主治所及的针刺理念，该疗法以头颅CT（即电子计算机断层扫描）所示病灶的头皮垂直投射区（最近距离投射区）的周围为针刺部位进行针刺治疗。通过相对精确的CT，定位病灶区，于头皮的相应投射区进行围针针刺，能更有针对性地促进病灶皮质区的血液循环，改善中风组织缺血缺氧状态。该法具有以下特点：①定位较为精准；②选穴相对灵活；③充分利用影像检查。CT定位围针法不单充分利用了患者的影像学资料进行治疗，保证了患者所作检查的意义最大化，同时明确选穴，也增加了治愈概率，具有极强的可操作性。故杨文辉教授提出，CT定位围针法可通用于中风偏瘫治疗的各个分期及各个证型。

（三）腰肢同治，调和本末

在中风病的针刺治疗中，以往总局限于头颅及患肢。而杨文辉教授在长期临床实践中发现，对于中风偏瘫患者，若能同时对腰部进行针刺，可缩短病程，帮助患者更快下地行走。腰部针刺主要选取足太阳膀胱经腧穴（以长针深刺）及杨氏夹脊穴的腰椎段。

人体是一个整体，脊柱－骨盆－下肢之间互相影响。以脊柱为中轴的躯干作为身体的中心，是肢体活动的基础，当机体受到外力作用或自身重心发生改变须要调整重新达到平衡时，可以通过腰肌等躯干肌的快速反应性收缩得以实现。偏瘫患者躯干控制能力受损，导致下肢控制力下降，降低了坐、站的持久力和平衡能力。中风病患者若要恢复正常步行能力，作为主要躯干肌之一的髂腰肌须具备一定的柔韧性与力量才能达到，而髂腰肌位于腰椎两侧及髂窝内，由腰大肌及髂肌组成，是联结躯干与下肢的重要肌群之一。故以长针针刺腰部腧穴可以调整腰部躯干肌，促进患者步行功能的恢复。

杨氏夹脊穴包括颈夹脊穴及夹脊穴，位于第1~7颈椎棘突，以及第1胸椎~第5腰椎棘突下旁开各1寸，共34穴（夹脊）。临床上主要用以解决诸多痛症，对于失眠、中风等其他病症，经临床验证，亦有较好疗效。针刺腰椎段杨氏夹脊穴的原因，一是督脉与十二经的联系密切，可起到调整十二经络气血运行、达到改善肢体乏力的目的；二是督脉与脑和脊髓关系密切，头为"诸阳之会"、脑为"元神之府"，可调理人之神气以促进病灶修复；三是夹脊穴位于膀胱经背俞穴和督脉之间，与各脏腑的关系密切，能够调理各脏腑气血以提升机体正气，促进疾病恢复。杨氏夹脊穴毗邻督脉，而研究表明，调节督脉不仅可以通髓达脑，提高神经反射环路的兴奋性，还能增进脊髓运动神经元的可塑性变化，改善局部肌肉的肌力，提高再生神经的协调性运动支配能力，从而改善运动功能。

（四）分期诊治，切中病机

杨文辉教授任职科室主任时，科室收治的患者主要以脑梗死恢复期、后遗症期为主，症状主要有偏瘫（半身不遂）、半侧肢体障碍、肢体麻木、偏盲、失语等，杨文辉教授强调该阶段的治疗重点是防止脑梗复发、改善症状、加强肢体康复锻炼。在合理调节饮食和主动与被动进行功能康复的同时，通过药物控制血压、血脂等危险因素。中医中药在治疗脑梗死后遗症方面疗效佳，可改善症状，缩短病程的同时达到防止复发的多重治疗效果，同时结合现代康复训练，症状改善则更为可观。同时应继续用西药，进行控制血压及血脂、稳定斑块、补充必需氨基酸、调节水电解质平衡、护胃等基础治疗。

恢复期、后遗症期患者病程长，久病必虚、久病必瘀，可适当加强益气活血药物配合藤类药物通络宽筋，配合养阴柔肝药柔肝缓急止痛，配合虫类药如地龙、僵蚕等搜风通络。可配合中药熏洗，温经通络，调理整体脏腑功能。可结合灸法，用隔姜灸灸手、足阳明经，悬灸中脘、气海、关元温阳益气，以及麦粒灸手指井穴以改善手指功能。

（五）区分阴阳，调和人体

中风的形成主要在于脏腑功能失调，阴阳偏胜。《景岳全书·非风》中指出："凡病此者，多以素不能慎，或七情内伤，或酒色过度，先伤五脏之真阴……阴亏于前而阳损于后，阴陷于下而阳乏于上，以致阴阳相失，精气不交，所以忽尔昏愦，卒然仆倒。"《临证医案指南·中风》也认为："精血衰耗，水不涵木……肝阳偏亢，内风时起。"在治疗上，《灵枢·热病》中提出："偏枯……益其不足，损其有余，乃可复也。"因此，结合古籍，临床上我们采用调和阴阳的针刺原则，同时取用阴、阳经经穴，并根据患者阴阳偏胜的情况，采用补虚泻实的手法进行治疗，临床效果显著。本疗法对中风患者因患肢拮抗肌肌张力增高不均衡所出现的上肢屈曲、下肢伸直痉挛及足部内翻等症状改善更为明显。常用穴位为极泉、曲池、肩髃、内关、足三里、血海、阴陵泉、三阴交等。杨文辉教授弟子郑谅教授研究发现，经分别用调和阴阳法及传统体针法治疗后，中风患者血浆中的血栓素 A2（TXA2）和前列环素（PGI2）建立了新的平衡。这种效应使患者脑血管扩张，血管阻力降低，血小板聚集受抑制，脑灌流增强，病灶处功能得以改善，从而达到较为显著的治疗效果。

二、治疗方案

（一）急性期（发病 2 周内）

1. 中药治疗方案

治则：醒脑调神，疏通经络（息风化痰、平肝潜阳、化痰通腑、益气活血、滋阴息风。）

（1）风痰阻络证

临床表现：肌肤不仁，甚则半身不遂，口舌歪斜，头晕目眩，舌暗淡，舌苔白腻，脉弦滑。

治则：息风化痰。

选方：温胆汤（法半夏、陈皮、竹茹、枳实、炙甘草、茯苓、生姜、大枣）或半夏白术天麻汤（半夏、天麻、茯苓、橘红、白术、甘草、生姜、大枣）。

（2）肝阳上亢证

临床表现：半身不遂，肌肤不仁，口舌歪斜，急躁易怒，头痛，眩晕，面红目赤，口苦咽干，尿赤，便干，舌红少苔或苔黄，脉弦数。

治则：清热平肝，潜阳息风。

选方：羚角钩藤汤（羚角、桑叶、川贝、生地黄、钩藤、菊花、茯神、白芍、甘草、淡竹茹）或天麻钩藤饮（天麻、钩藤、生决明、山栀子、黄芩、川牛膝、杜仲、益母草、桑寄生、首乌藤、朱茯神）。

（3）痰热腑实证

临床表现：半身不遂，肌肤不仁，口舌歪斜，吐痰或痰多，腹胀，便干或便秘，舌暗红或暗淡，苔黄或黄腻，脉弦滑或兼数。

治则：化痰通腑。

选方：大承气汤（大黄、厚朴、枳实、芒硝）或温胆汤加减（法半夏、陈皮、竹茹、枳实、炙甘草、茯苓、生姜、大枣，配通腑药物）。

（4）气虚血瘀证

临床表现：半身不遂，肌肤不仁，口舌歪斜，面色无华，气短乏力，口角流涎，自汗，心悸，便溏，手足或偏身肿胀，舌暗淡或瘀斑，舌苔薄白或腻，脉沉细、细缓或细弦。

治则：益气活血。

选方：补阳还五汤（黄芪、当归尾、赤芍、地龙、川芎、红花、桃仁）。

（5）阴虚风动证

临床表现：半身不遂，一侧手足沉重麻木，口舌歪斜，平素头晕头痛，耳鸣目眩，双目干涩，腰酸腿软，急躁易怒，少眠多梦，舌红绛或暗红，少苔或无苔，脉细弦或兼数。

治则：滋阴息风。

选方：镇肝熄风汤（怀牛膝、赭石、龙骨、牡蛎、龟甲、白芍、玄参、天冬、川楝子、麦芽、茵陈、甘草）或六味地黄丸（熟地黄、山萸肉、山药、泽泻、牡丹皮、茯苓）。

2. 针灸治疗方案

治则：醒脑调神，疏通经络（息风化痰、平肝潜阳、化痰通腑、益气活血、滋阴息风。）

针刺选穴：头针以CT定位围针法选穴；体针选杨氏夹脊穴（腰椎段）、肾俞、志室、气海俞、大肠俞、水沟、承浆。上肢瘫加极泉、曲池或肩髃、内关。下肢瘫加足三里、血海或阳陵泉、三阴交。两组穴位交替使用。

辨证加减：如手不能握，配八邪、后溪；足内翻配照海、昆仑；足外翻配申脉、太溪；风痰阻络证加丰隆（双）、中脘；肝阳暴亢证加太冲（双）、合谷（双）；痰热腑实证加丰隆（双）、合谷（双）；气虚血瘀证加足三里（双）、血海（双）；阴虚风动证加太溪（双）、太冲（双）。

CT定位围针操作：以头颅CT定位所示病灶在同侧头皮最近距离的投射区周围为针刺部位，行围针治疗，根据病灶大小，一般用针4~8针。常用1寸针快速进针至帽状腱膜下，得气后以200次/分左右的频率进行强刺激，采用动留针法，间隔行针，保持较强烈的针感。

体针操作：常规消毒后，选用1.5寸30号一次性毫针刺入，平补平泻。头部穴位的针刺方法为针尖与穴位成15~30度角，沿皮下平刺1寸左右，使局部产生酸麻胀感；四肢部穴位以患者肢体有酸麻胀感为度，并根据患者阴阳偏胜的情况进行补虚泻实。每次留针30分钟，每隔10分钟行针1次，肌张力减低者可配合电针；肢体痉挛者头部配合电针，四肢穴位配合针刺手法治疗。杨文辉教授强调，针刺时应嘱患者意守针处，并闭眼活动患肢，即使无法产生肢体活动，仍应专注思考。

疗程：每日1次，连续针刺5次后休息2天，每针10次为1个疗程。

（二）恢复期（发病2周~6个月）

1. 中药治疗方案

治则：扶正祛邪，标本兼顾。

选方：风痰阻络证可选用温胆汤、半夏白术天麻汤等方加减化裁；肝阳上亢证可选用羚角钩藤汤、天麻钩藤饮等方加减化裁；痰热腑实证可选用大承气汤类、温胆汤等方加减化裁；气虚血瘀证可选用补阳还五汤等方加减化裁；阴虚风动证可选用镇肝熄风汤、六味地黄丸等方加减化裁。

2. 针刺治疗方案

治则：扶正祛邪，标本兼顾。

参照中风病急性期中经络、中脏腑辨证取穴治疗，并在此基础上，结合CT

定位围针法，针对患者临床常见不同瘫痪的性质，给以针对性治疗。

（1）弛缓性偏瘫

针刺选穴：头针选CT定位围针法所选穴位，体针选杨氏夹脊穴（腰椎段），肾俞、志室、气海俞、大肠俞，偏瘫侧肩前、肩髃、曲池、外关、合谷，足三里、三阴交、太冲。

（2）痉挛性偏瘫

针刺选穴：头针选CT定位围针法所选穴位，体针选杨氏夹脊穴（腰椎段）、肾俞、志室、气海俞、大肠俞、极泉、肩髃、曲池、尺泽、内关、鼠蹊、足三里、血海、阳陵泉、三阴交。

辨证加减：失语加金津、玉液、咽喉壁点刺；假性球麻痹加脑户穴和双侧脑空穴、金津、玉液、咽喉壁点刺；血管性痴呆加神庭、双侧本神、四神针；口角歪斜者加翳风、颊车、地仓；上下肢挛缩严重者加点刺水沟、中冲、涌泉、极泉、尺泽、内关、鼠蹊、阴陵泉、三阴交；手指、足趾挛缩严重者加阳溪、阳池、大陵、太溪、昆仑、解溪；手指功能恢复较差者可配合患侧上肢井穴点刺放血进行治疗；有抑郁症表现者加神庭、本神（双）、四神针、内关、三阴交。风痰阻络证加丰隆（双）、中脘；肝阳上亢证加太冲（双）、合谷（双）；痰热腑实证加丰隆（双）、合谷（双）；气虚血瘀证加足三里（双）、血海（双）；阴虚风动证加太溪（双）、太冲（双）。

CT定位围针操作：以CT片所示病灶在同侧头皮的垂直投射区（即最近距离投射区）的周边为针刺部位，用8根不锈钢毫针围刺，采用平刺法，针尖方向皆刺向投射区的中心，得气后以180~200次/分的频率捻转2分钟，留针30分钟，中间行针1次。若患者治疗期间依从性较好，则将CT定位围刺留针时间调整为3小时，约半个小时行针1次，快速捻转，平补平泻。

（三）后遗症期（发病6个月后）

治则：醒脑调神，疏经通络。

1. 中药治疗方案

在辨证论治基础上，予平肝潜阳、息风化痰、益气活血、滋阴息风、化痰通腑等法。

2. 针刺治疗方案

参照中风病恢复期辨证取穴治疗，并在此基础上，结合CT定位围针法。

三、案例精选

【初诊】祝某，女，59岁。2013年9月8日。

主诉：右侧肢体乏力、活动不利4月余。

病史：患者于4个月前无明显诱因出现头晕，右侧肢体无力，伴有肩痛、手指指尖麻木，在当地医院入院治疗，诊断为左侧额、顶、颞叶、基底节区、放射冠大面积脑梗死，经抗栓、调脂稳斑、营养神经、改善循环等对症治疗后症状较前缓解不明显。今为进一步治疗，由门诊以"中风病"收入针灸科。入院症见患者神清，精神疲倦，沟通能力下降，右侧肢体乏力，时有头晕，无头痛，上臂肢端麻木，肩痛，无吞咽困难，口角稍向左歪，右侧肢体深浅感觉、复合觉减退，左侧肢体肌力正常，右上肢肌力3-级，右下肢肌力4-级，右侧肢体肌张力稍偏高，四肢腱反射存在，右侧巴氏征(＋)，脑膜刺激征(－)，纳可，眠差，二便正常，舌红，苔黄腻，脉弦滑。既往高血压病史20余年，最高血压收缩压达187mmHg，不规律服用降压药，平素收缩压控制在130~142mmHg。

中医诊断：中风病（风痰阻络证）。

西医诊断：脑梗死恢复期，高血压病3级（极高危）。

经络诊察：阳明经、太阴经异常。

选经：手阳明大肠经、足太阴脾经、足阳明胃经。

选穴：①头针：CT定位围针（额、顶、颞叶区围针）、四神聪、百会穴。②体针：水沟、内关（右）、肩髃（右）、臂臑（右）、曲池（右）、合谷（右）、中脘、足三里（双）、丰隆（双）、阴陵泉（双）、三阴交（双）、太冲（双）。

针刺操作：①CT定位围针：嘱患者仰卧位，根据患者的影像学资料，在病灶同侧额部、顶部、颞部的头皮投射区的周边进行针刺，选用6支1寸毫针进行围刺，得气后行小幅度高频率捻转补法1分钟，针后加电针，疏密波以患者耐受为度，持续60分钟。②体针：先刺内关，直刺0.5~1寸，提插捻转泻法1分钟。继刺水沟，向鼻中隔方向斜刺0.3~0.5寸，重雀啄法，以眼球湿润为度。三阴交，沿胫骨内侧缘与皮肤呈45度斜刺，进针1~1.5寸，提插补法，以患侧下肢抽动3次为度。肩髃、臂臑、手三里、阳陵泉、太溪、足三里，直刺0.5~1寸，提插捻转补法。合谷、太冲，直刺0.5寸，提插捻转泻法1分钟。其他穴位常规针刺，平补平泻，每次留针30分钟，针刺6天休息1天。

用药：以祛风化痰，兼活血活络为法，予温胆汤合菖蒲郁金汤加减。法半夏15g、竹茹10g、枳实15g、陈皮6g、炙甘草6g、茯苓15g、地龙10g、全蝎10g、石菖蒲15g、桃仁10g、赤芍15g。

方中半夏辛温燥湿化痰；竹茹清热化痰；陈皮辛苦温，理气行滞、燥湿化痰；枳实辛苦、微寒，降气导滞；茯苓健脾渗湿，以杜生痰之源；石菖蒲开窍醒神；佐以桃仁、赤芍加强活血通络；地龙、全蝎搜经通络；甘草调和诸药。

共 7 剂，日 1 剂，水煎至 250ml，分早晚两次温服。

【二诊】2013 年 9 月 25 日，患者精神状态较前改善，右侧肢体乏力改善，活动能力稍有提高，右侧上肢肌力约 4– 级，下肢肌力 4 级，舌红，苔薄黄，脉弦细。中药在原方基础上，加入五指毛桃 15g，针刺选穴及手法同前，并在原处方的基础上加杨氏夹脊穴针刺。

【三诊】2013 年 10 月 20 日，患者精神体力较前明显改善，搀扶下可缓慢行走。右侧上肢肌力约 4 级，下肢肌力约 4 级，舌淡暗，苔薄白，脉弦细。考虑患者久病必虚，久病必瘀，且患者舌苔显示痰湿已除，中药方面逐渐以补气通络为法，予补阳还五汤为主方加减，嘱患者回家后温和灸关元、气海、百会，每日 1 次以善后，安排患者定期复诊。

患者症状短期内明显改善，属于显效。

【医案解读】患者既往饮食不当，嗜食肥甘厚腻，损伤脾胃，运化失调，痰湿内蕴，积久痰湿化热，热极诱发肝风内动，肝阳上亢而蒙蔽脑窍，出现肢体乏力、活动不利等。中风后肢体乏力多与痰湿、痰瘀凝固及阻滞脉络有关，当瘀血凝痰胶结于肢体经脉时，络脉不通，临床表现为肢体不同程度的瘫痪乏力、活动不利。结合患者症状及病史，四诊合参，该患者病机为风痰阻络。病位主要在脑，经络主要涉及脾胃经，病性属虚实夹杂。治以醒脑调神、祛风化痰、活血通络为法选穴组方，并结合 CT 定位围针法。

《素问·脉要精微论篇》曰："头者，精明之府，头倾视深，精神将夺也。"《素问·五脏生成篇》载："诸髓者皆属于脑。"《灵枢·海论》云："脑为髓之海，其输上在于其盖，下在风府……髓海有余，则轻劲多力，自过其度；髓海不足，则脑转耳鸣，胫酸眩冒，目无所见，懈怠安卧。"患者中风后脑中脉络痹阻或血溢出脑脉之外，导致脑髓受损，元神失司，四肢百骸失去统帅，进而出现肢体痿痹瘫痪不能用。CT 定位围针法为著名岭南针灸学家杨文辉教授创立，常应用于治疗中风。此患者针刺所取之处为病灶在额叶、颞叶、顶叶的最近距离的投射区，通过针刺及电刺激，可促进大脑皮层的供血，同时结合传统针刺及中药调理，可加快肢体功能的恢复。

中风的主要病因为风、痰、瘀三邪，痰、瘀日久化火成风，痰随风动，升降失调，流窜于经络，出现肢体乏力；痰蒙蔽清窍，瘀阻脑络，导致失语。杨文辉教授认为，中风应从"气机逆乱，大厥于巅"立论，治疗中风偏瘫时，通常以疏通经络、祛痰化瘀、调理阴阳为主，在此基础之上施以针治。本病的中医理法方药及针刺处方，既体现了中医辨证论治的思想，还结合 CT 定位围针法，主要作用机制是通过局部刺激，增加皮质的血流量，有利于侧支循环的建立，从而改善皮质缺氧缺血状态，促进皮质功能恢复。

中风失语

中风失语症是脑卒中患者的常见后遗症之一，由于脑血管因素（多为大脑中动脉或颈内动脉）致大脑一定区域发生器质性病变而造成的言语缺失。表现为自发谈话、听力、复述、命名、阅读、书写等六个基本方面的障碍。由于病因及病变部位的不同，所出现的失语症类型也不同，常以一种语言障碍为主，同时伴有不同程度的其他语言功能受损。按临床特点及病灶部位分类可分为以下 7 类：Broca 失语、Wernick 失语、传导性失语、经皮质性失语、命名性失语、完全性失语、皮质下失语。医学认为，中风失语症的病因病机系风、火、痰、瘀阻滞心肾经络，上扰神明，闭阻舌窍，致舌强不语。病位在心、脑，涉及脾、肾等脏腑。

一、特色诊疗思路

（一）论治内脏，心肾及脾

中医学认为，语言功能与五脏六腑的生理有着密切关系。如作为语言基础的发音器官——舌通过经络、经别、经筋的循行，直接或间接的与五脏六腑相联系，如《灵枢·经脉》云："手少阴之别……循经入于心中，系舌本，属目……脾足太阴之脉，上膈，挟咽，连舌本，散舌下……肾足少阴之脉……其直者，从肾上贯肝膈，入肺中循喉咙，挟舌本。"可见语言与心、脾、肾关系密切。此三脏及其经络循行部位出现异常均能导致语言功能的障碍，轻者语言不利，重者失音不语。《医学心悟》将心脾肾三经失语的表现进行了详细描述："问：不语，有心脾肾三经之异；又风寒客于会厌，亦令不语，何以辨之？愚谓心者，君主之官，神明出焉。若心经不语，必昏冒全不知人，或兼直视、摇头等症，盖心不受邪，受邪则殆，此败症也。若胞络受邪，则时昏时醒，或时自喜笑。若脾经不语，则人事明白，或唇缓，口角流涎，语言謇涩。若肾经不语，则腰足痿痹，或耳聋遗尿，以此为辨。至若风寒客于会厌，不过喊风声哑之属，口能收，舌能转，枢机皆利，但不发音耳，可用辛散而安。"杨文辉教授认为，中风失语一症治疗棘手，针刺时不但针刺金津、玉液、风府、哑门之属，更应辨经选穴、辨证论治，从心脾肾论治失语。既往古籍多次强调，《内经》更已言明个中缘由，临证时应仔细揣摩。此外临床多见心脾肾三经同病者，故通里、内关、公孙、太溪等穴应作为失语针刺的基础穴位。

（二）责病在脑，CT 围针

现代研究已证实中风失语为脑内病变引起，故失语病灶在脑。头为"诸阳之会""精明之府""脑为髓海"，髓海受损失充，发为失语。故治疗失语时应重视对脑的调治。头皮部位分布的经络、经别、经筋和络脉都直接或间接地与脑有联系。头和脑是脏腑、经络之气血汇聚部位，它们在生理上及病理上关系密切。另外手足三阳经皆会于头，根据标本学说，头在上为标部，十二条经脉中有八条经脉的标部在头，且头部也为"结"所在处（"根"是指经气相合而始生，"结"是经气相将而归结）。《标幽赋》里有"四根三结"，其中头部为"三结之一"，在《灵枢·根结》也记载了三条阳经的结在头部，故选取头穴为失语症主穴是从头为"元神之府""诸阳之会"着眼治疗，能达到疏通经络、调整脏腑、平衡阴阳、补益脑髓、启智开窍的目的，使脑髓充盈，元神得复，语言转复正常。杨文辉教授所创头部 CT 定位围针法于头部取穴，既能广泛影响上述经络循行之处，更是直达病灶，使气血调匀，阴阳复衡，髓海得充，神机得复，言语渐开。

（三）遍览众法，酌取验穴

杨文辉教授遍览针灸古籍，杨文辉教授发现历代医家对中风失语提出了较多经验穴组，临床验之见效明显，学者应予以重视。晋代葛洪《肘后备急方》中记载："治卒中急风，闷乱欲死方……不能语者，灸第二槌或第五槌上五十壮。"近代《经穴治疗学》列作经外穴，名中风不语穴，在后正中线，第 2 胸椎及第 5 胸椎棘突高点处，主治中风不语。艾炷灸 3~5 壮，或温灸 5~10 分钟。明代《针灸聚英》中记载治疗失音不语的穴组："失口不语治间使，支沟灵道兼鱼际，合谷阴谷复溜穴，再治然谷病即愈。"鱼际穴属于手太阴肺经，而肺为声音之门，刺之可调整发音。灵道、间使分属手少阴心经和手厥阴心包经，心主神明，开窍于舌，刺之可调畅言语功能。支沟穴归属手少阳三焦经的经穴，《针灸甲乙经》："暴喑不能言，支沟主之。"合谷属手阳明大肠经的原穴，《四总穴歌》中"面口合谷收"，说明了合谷穴具有统率面口五官一切疾患的功能。阴谷、复溜、然谷属足少阴肾经，正如前述，足少阴肾经与言语功能密切，一则因其循行过舌，二则因肾经充盛则髓海亦满，自然裨益言语功能。另有《针灸神书》提出："中风不语刺心经，四关四穴见浮沉，次日涌泉如捻去，肺经穴上鱼际针，针刺此穴声音出，三里升阳气下寻，太冲二穴取血出，气血通畅免劳心。"此皆是针刺治疗中风失语堪以借鉴的宝贵经验，临床可酌情予以采用。

（四）兼收并蓄，汲古融今

现代语言康复训练在中风失语中起重要作用，现代研究发现针刺结合进行语言功能训练疗效较单纯给予针刺治疗更好。此外，随着科学技术的发展与进步，神经调控技术在脑卒中康复中表现出不错的潜力。如针刺结合重复经颅磁刺激、针刺结合经颅直流电刺激，丰富了针刺治疗中风的方案，极大提高了临床疗效。杨文辉教授始终秉持开放包容的态度，继续其中西结合、创新发展的理念，推崇临床治疗中风失语融入现代化手段，助力临床疗效的提高。

二、治疗方案

（一）中药治疗方案

1. 风客心脾证

临床表现：言语不能，呆不识人，口角流涎，半身不遂，口眼歪斜，神气不清，畏寒，夜难入寐，纳差，舌尖红，苔白腻，脉浮略弦。

治则：温经通络，息风开窍。

选方：解语方。方取自《简易方》。方中取附子温经通络，羚羊角平肝息风，防风、天麻、羌活祛风散邪，酸枣仁宁心安神，官桂温通心脾阳气，甘草补益脾气，使风去络通，心脾复健，言语得开。

2. 脾阳虚衰证

临床表现：失音不语，四肢强直，脘腹冷痛，呕逆泄泻，舌淡暗，苔白腻，脉沉弦或濡缓。

治则：补虚回阳，温中散寒。

选方：附子理中汤。郑钦安《医理真传》中云："非附子不能挽救欲绝之真阳，非姜术不能培中宫之土气。"方中以附子温补脾阳，人参益气健脾，白术补脾燥湿，甘草和中补土，干姜温胃散寒。诸药合用，使寒去语开。

3. 肾元虚衰证

临床表现：言语不能，下肢痿软无力，腰部疲软，口干不欲饮，足冷面赤，舌淡暗，苔白腻，脉沉细弱。

治则：滋肾阴，补肾阳，开窍化痰。

选方：地黄饮子。《傅青主男科》言"因肾虚而肾络与胞内绝，不通于上则暗，肾脉不上循喉咙挟舌本，则不能言，二络不通于下，则痿厥矣，方用地黄饮子。"故方中熟地黄、巴戟天等大补肾阴，又有桂、附温养真阳，兼有石菖蒲、远志能交通上下而宣窍辟邪，诸药合用使肾元得复，痰消窍通，言语得开。

4.痰瘀阻窍证

临床表现：言语不能，表情呆滞，面色晦暗，纳呆呕恶，常伴半身不遂，口眼歪斜，偏身麻木，舌暗瘀斑，舌苔黏腻浊，脉细弦。

治则：化痰祛瘀，通窍醒神。

选方：化瘀通络汤。方中半夏、橘红取化痰第一方"二陈汤"之意以燥湿化痰，理气和中。丹参行血破瘀，红花活血祛瘀，川芎、枳壳行气活血，助丹参、红花祛瘀通络，四药为伍主去脉络瘀血。石菖蒲"开隧窍瘀阻，除神志迷塞"，远志滋养心肾、通利脑窍，茯神"安魂魄，养精神"。诸药合用，祛除痰瘀两致病因素，使脑窍通利，言语流畅。

（二）针灸治疗方案

1.醒神启闭合脏腑辨证治疗中风失语

治则：醒神开窍，调理脏腑。

针灸选穴：醒神启闭穴组为百会、水沟、风池、风府、哑门；心脾肾穴组为通里、内关、劳宫、公孙、三阴交、太溪、阴谷。

辨证加减：兼瘀者，金津、玉液舌下点刺放血；兼痰者，加丰隆、阴陵泉，予三才单式补泻手法之轻插重提泻法。

操作：先取百会、水沟二穴醒神启闭，二穴可强刺激，进针后快速捻转10~15秒。风府、风池、哑门行三才单式补泻手法之提插平补平泻法。心、脾、肾三经循行均与重要发音器官舌头相关联，且失语乃神智失用，髓海失充所致，须宁心安神，益肾填髓方可逐渐恢复，故此三经穴位多用三才单式补泻手法之重插轻提补法。

2.CT定位围针法治疗中风失语

治则：补肾填精，健脑益智。

针灸选穴：根据头颅CT确定相应病灶的头皮投射区作为针刺部位，并依据投射区大小确定针刺数量，一般是4~8针。以此为基础，再根据上文辨证加减予以加减配穴。

辨证加减：同前。

操作：CT定位围针刺法操作详见第三章第一节。辨证选穴穴位操作同前。针刺时应叮嘱家属同患者进行交流，鼓励患者发言。

相关注意事项：针刺时必须与患者及家属充分沟通，对于理解力尚可的运动性失语患者，必须要求患者在针刺时努力配合发声，效果更佳。对于理解力较差的感觉性失语患者最好由熟悉其动作语言、言语内涵及行为习惯的陪护在旁指导训练。

三、案例精选

【初诊】顾某，男，42岁。2013年7月13日。

主诉：右侧肢体乏力伴言语不能2周。

病史：患者2周前于工厂作业时突发右侧肢体乏力，言语不能，经同事发现后立即将其送当地医院就诊，完善头颅CT后未见明显异常，结合病史考虑急性脑梗死，遂予清除氧自由基、改善侧支循环、抗血小板聚集、调脂稳斑、营养神经等对症治疗，经治疗后患者右侧肢体乏力明显改善，仍言语不能，完善MR提示左侧额、颞叶大面积脑梗死。现患者言语不能，语声不出，认知下降，无法遵指令动作，口角流涎，时示意腹部不适，呕逆泄泻，纳眠差，舌淡暗，苔白腻，脉沉略弦。

中医诊断：失语（风客心脾，脾阳虚衰证）。

西医诊断：脑梗死（完全性失语）。

经络诊察：手少阴心经、足太阴脾经、足少阴肾经异常。

选经：督脉、手少阴心经、足太阴脾经、足少阴肾经。

选穴：百会、水沟、风池、风府、哑门、通里、内关、公孙、三阴交、太溪；根据患者头颅CT所示病灶，于病灶体表投射区行CT定位围刺针法。

针刺操作：先取百会、水沟二穴醒神启闭，二穴可强刺激，进针后快速捻转10~15秒。风府、风池、哑门行三才单式补泻手法之提插平补平泻法。心、脾、肾三经穴位均采用三才单式补泻手法之重插轻提补法；CT围针法操作同第三章第一节。

用药：解语汤合附子理中汤加减。

【二诊】患者已可发出声音，但言语内容模糊，认知较前转佳，可遵部分指令动作，可辨认人、物，口角流涎，示意腹部不适频率减少，无呕逆，仍泄泻，纳眠差，舌淡暗，苔白腻，脉沉略弦。

选经：督脉、手少阴心经、足太阴脾经、足少阴肾经。

选穴：同前。

针刺操作：同前。

用药：解语汤合附子理中汤加减。

【三诊】患者可发单词，认知较前转佳，可流畅遵指令动作，口角无流涎，示意腹部少许不适，无呕逆，偶有大便稀溏，纳眠较前转佳，舌淡红，苔白，脉沉，尺脉尤甚。考虑患者肾气亏虚，中药予解语汤合地黄饮子加减，针刺方案同前。

【四诊】上症均有好转，可发短句，纳眠及二便均有改善。针药结合、方案同前。

患者经历近1个半月治疗，患者及家属较配合，能坚持服从医嘱，共诊4次，属显效。

【医案解读】本案中患者是一位脑梗死后导致完全性失语患者。结合患者就诊时症状及舌脉，辨证为风客心脾，脾阳虚衰证，心脾二经本虚，受风邪侵袭后二经阻塞，致患者语声难出。经络诊察时见足少阴肾经异常，表现为太溪穴虚陷，故知患者平素应有肾元虚衰之征象。杨文辉教授针刺此患者时，先于通里、内关、公孙、三阴交、太溪行三才单式补泻手法之提插补法，补益心脾肾三经，使脏腑元气先盛，后予百会、水沟重刺激醒神启闭，使神明得复，再予风池、风府、哑门平补平泻祛风散邪、调利发声，最后于病灶体表投射区行CT定位围刺针法，直击病灶，诸法合用使脏虚得复，经塞得通，外邪得祛。中药方面予解语汤合附子理中汤加减补虚回阳，息风开窍。针药结合，内理脏腑，外疏经络，兼理病灶，使髓海充盛，神明清爽，言语渐开。三诊时，患者脾阳渐足，尚有些许风邪，肾元亏虚之象显露，故予解语汤合地黄饮子加减祛风利窍，补益肝肾。此外，结合患者头颅CT结果可明确患者病灶，故采取CT定位围针法直接针对病灶进行治疗，中西并举，双管齐下，加速了疾病的改善进程。

重症肌无力

重症肌无力（MG）是一种由乙酰胆碱受体（AChR）抗体介导、细胞免疫依赖、补体参与、累及神经－肌肉接头突触后膜，引起神经－肌肉接头传递障碍，从而出现骨骼肌收缩无力的获得性自身免疫性疾病。其主要临床表现为骨骼肌无力、易疲劳，活动后加重，休息或治疗后可明显缓解、减轻。年平均发病率为（8.0~20.0）/10万人。

在青春期或成年期出现肌无力的患者大多有IgG1和IgG3自身抗体，这些抗体通过攻击乙酰胆碱受体（AChR）、固定补体及逐渐减少AChR数量而发挥重要的致病作用。目前认为，这些自身抗体源于胸腺的增生性生发中心，即表达AChR的肌样细胞聚集之处。没有抗AChR抗体的MG患者大约一半以抗肌肉特异性受体酪氨酸激酶（MuSK）的IgG4抗体为主。MuSK蛋白是神经－肌肉接头突触后膜的跨膜成分。神经－肌肉接头各组成部分的异常也可引起相似的肌无力，导致的一组疾病统称为"先天性肌无力综合征"。这种类型的肌无力常常在患者出生时就得以识别。其他免疫机制也在 MG 的发病中起作用。T 淋巴细胞可与 AChR 结合，刺激 B 细胞产生抗体。胸腺增生或胸腺瘤也可能是驱动 MG 的抗原来源。行胸腺切除术后该病常常改善或消失。

一、特色诊疗思路

杨文辉教授认为，此病虽各年龄段均可发病，但多发于中青年人，属虚证，先天天癸不足，肾精匮乏，后天脾土不沃，日久由虚致损，并渐而延及他脏，他脏有病又可影响脾脏，从而形成多脏同病的局面，即五脏相关，但其主要矛盾仍在脾肾。在该病的治疗上，杨文辉教授一直采用针药结合的治疗方式，让患者一边服用中药，一边配合针灸外治，以取得疏通经络气血、调和脏腑阴阳两方面的功效。以下详述其主要理念。

（一）从痿论治，重补脾肾

杨文辉教授结合国医大师邓铁涛教授治疗重症肌无力的学术思想，认为成人重症肌无力属"痿证"范畴，以先天禀赋不足，脾胃虚弱为本，日久由虚致损，并渐而延及他脏，他脏有病又可影响脾脏，从而多脏同病，但其主要矛盾仍在脾胃。

故成人重症肌无力治疗上，中药主要采用补中益气汤加减，配合中成药强肌健力胶囊，疗效良好。现代临床试验亦发现补中益气汤具有明显的免疫调节作用，能使重症肌无力发病机制中免疫反应的异常环节得到改善，且无激素的不良反应；强肌健力胶囊是早年杨文辉教授与邓铁涛教授团队协作，为了扩大临床应用、方便患者就医、在治疗重症肌无力经验方强肌健力饮的基础上研制而成的，临床试验发现强肌健力胶囊与泼尼松的有效率分别为 90% 与 70%，是一种治疗重症肌无力安全有效的中成药。

小儿重症肌无力同样亦属痿证范围，临床上常表现为眼肌型，但杨文辉教授认为患儿多先天禀赋不足，肾阳虚衰，脾肾两脏均虚损严重，脾虚不能运化水谷精微，肌肉无以充养，故见肌肉痿软无力；脾主胞睑，故眼睑下垂，肾精不充，天癸不养，故瞳神暗淡，而见复视、视物模糊等。

杨文辉教授考虑患儿脏腑娇嫩，且脏腑清灵，对药物药性的反应敏感性大，虽药物治疗仍以"补中益气汤"为主方，但用药用量较成人轻，多数药物均为成人用量的半量，但其中黄芪及五指毛桃、党参的用量仍剂量较大，其中黄芪最小用量为 20g，最大用量亦与成人无异，可达 60g；另升麻及柴胡的用量亦较大，达 10g，以增强健脾益气，升阳举陷的作用。此外，杨文辉教授在小儿健脾中偏爱独脚金一药，常以独脚金加补中益气汤治疗一段时间后再辅以益肾药物。独脚金亦为岭南药材，其性微凉，味甘淡。《常用中草药手册》中提到独脚金可治"小儿疳积，疳积上眼"。小儿重症肌无力脾肾两虚，中焦难运，故成疳积。而下元阳衰，经气不充，则相火不藏，与中焦郁积之糟粕郁火上冲清明，所谓"疳积上眼"也。独脚金通行中焦，清上犯之郁火，此时再适当辅以补肾药物，脾肾同补以促进康复，临床疗效颇佳。

（二）重视情志，治神调神

杨文辉教授临证时发现重症肌无力患者除脾胃病变外，常伴有焦虑、抑郁等心神不宁证，心理因素对本病预后、疗效有重要影响。

虽然痿证为"阳明虚，则宗筋纵，带脉不引"，但《素问·痿论篇》曰："肺者，脏之长也，为心之盖也，有所失亡，所求不得，则发肺鸣，鸣则肺热叶焦。故曰：'五脏因肺热叶焦，发为痿躄'，此之谓也。"杨文辉教授认为，脾胃肾精不足者，十有一二，而仅有少数最终发展为重症肌无力，究其原因，即是《内经》所谓"有所失亡，所求不得"，肺热叶焦，激活了痿证的形成。患者初期常因各种生活、工作不顺，诱发焦虑，虽然中医体系中肺非情脏，但细究之，肝气生发赖于肺气肃降，所求不得，一则肝郁下陷，二则肺鸣难降，情志不调类似于痿证的开关，与脾肾虚损共同作用，诱发肌无力，故而杨教授认为本病除通调病变经络、脏腑外，还须重视治神调神：患者神志安定，心气平和，有益于疾病恢复。治神调神方面，杨教授选取肺经列缺开辟郁结，心经原穴神门以宁心安神；因"脑为元神之府"，而督脉"入络于脑"，故选取督脉百会、印堂，可达安神、养神、调神之功。

（三）重补阳气，活用针灸

在针灸治疗方面，杨文辉教授主要采用灸法、毫针刺、梅花针三种形式，取穴以多气多血的阳明经穴及调补脾、肝、肾阳气的相应背俞穴为主，配合"阳脉之海"的督脉各经穴和邻近督脉、脊髓的华佗夹脊穴，再辨证选取相关的穴位，以灸为主，针灸并用，补虚泻实，疏通经脉。临证时还须灵活辨证施治，或攻或补，或温或清，或攻补兼施，温清并用，以培补和调节经气，恢复其对正经、筋经的调节荣养功能，增强肌肉筋经的荣养，以利于控制和缓解病情。

灸法的温热刺激，可通过经络的传导，达到治病保健目的。艾叶性温，点燃熏灸具有温通经络、祛散寒邪的作用，适用于寒病、胀满以及大气下陷、脏器下垂等陷下之证。《灵枢·经脉》云"陷下则灸之"。杨文辉教授认为重症肌无力患者日久致虚，多成虚寒之证，并多损及脾胃，出现纳呆、脘痞腹胀等症，甚者大气下陷、脏器下垂，适宜灸法治疗，临床常于百会、关元、气海、神阙、足三里等穴艾条灸或温灸器灸，或在督脉施用铺灸，针刺时采用温针灸，以取得温阳散寒、补中益气、升阳举陷之功。现代科学实验和临床实践亦证明艾灸能够调整脏腑组织功能，促进体内新陈代谢，增加红、白细胞数量和吞噬细胞的功能，影响血液循环及呼吸、消化、生殖、内分泌系统，调整和提高机体的免疫功能，增加机体的抗病能力。

毫针为古代"九针"之一，通用于全身任何穴位，因针细而长，深刺而痛感较小，能长时间留针，是临床应用最为广泛的一种针具。经络系统即是人体最大的调节系统，在机体发生病变时，人体即失去相对平衡，出现有余（实）或不足（虚），这时针刺经脉即可得以调节，使很多病证恢复。杨文辉教授结合邓铁涛教授经验，在临床实践中发现部分重症肌无力患者，尤其是重度眼睑下垂，上睑覆盖遮挡角膜以上，或眼球活动受限，或眼睑闭合不全，或斜视、复视患者，无论使用中药还是西药，临床疗效均不显著。后发现在经络不通的情况下，药物是难以起作用的，因此必须先疏通脏腑经络。疏通经络最常用的办法是毫针针刺，而为了加强疗效，针刺与灸法应当联合使用。

梅花针是皮肤针的一种，即通过叩击皮肤至潮红，以疏通经络、调节脏腑虚实，从而达到治疗疾病的一种外治方法。《素问·皮部论篇》中说："凡十二经脉者皮之部也。是故百病之始生也，必先于皮毛。"《景岳全书》又云："病之于内，形之于外。"这说明，内脏病变是可以通过经络反应于体表的。采用梅花针叩刺体表一定部位、穴位或阳性反应区，便可以通过皮部孙络、络脉、经脉，起到调整脏腑虚实、调和气血、通经活络、平衡阴阳的治疗作用，因此杨文辉教授常用梅花针叩刺督脉、膀胱经穴、杨氏夹脊穴及手足阳明经线来治疗脏腑经络不通、阴阳气血失调的重症肌无力。从西医学角度来看，脊柱两侧的皮部以及阳性反应与内脏联系的本质，可能与节段性神经的支配有关：某一内脏器官的感觉神经纤维与一定的皮肤肌肉区的感觉神经纤维，都进入相同的脊髓节段，内脏与体表可能是通过这条途径在自主神经和体液参与下相互联系。因此，当内脏病变时，常在体表的一定部位出现阳性反应和阳性物。这些阳性反应和阳性物，便是梅花针法检查诊断疾病的重要依据，也是治疗时重点刺激的部位。

重症肌无力多属虚证，应用补法治疗，慎用泻法，皮肤针因其只叩刺皮肤，入皮较浅，几乎没有泻的作用，因此杨文辉教授在临床上常用梅花针叩刺督脉、夹脊穴、膀胱经穴及手足阳明经线。这些均为阳经阳穴，可取得疏通气血、补五脏之阳的作用。

二、治疗方案

（一）中药治疗方案

临床表现：眼睑下垂，复视，活动后疲倦乏力，休息后症状缓解，晨轻暮重，可伴有声音改变、口鼻反流、呛咳、吞咽困难等。严重时出现四肢瘫或危及生命的呼吸无力。

治则：补气升提，脾肾兼顾。

选方：补中益气汤加减。方药组成有黄芪、人参、白术、炙甘草、陈皮、当归。方中黄芪补中益气、升阳固表，人参、白术、炙甘草甘温益气、健脾益胃，陈皮理气行滞，升麻、柴胡协同黄芪升举下陷之阳气，当归补血和营。杨文辉教授强调重症肌无力根本在于脾肾虚损、带脉失束。本方为治重症肌无力基本方，临床随辨证而合用他药：兼有肝气不足者，加菟丝子、桑寄生、酒山茱萸；肾气已亏者，加枸杞子、巴戟天、牛大力或千斤拔；兼痰浊者，加浙贝母、茯苓，原方中陈皮改橘络；兼外邪者，加桑叶、豨莶草。

（二）针灸治疗方案

杨文辉教授在 MG 治疗上主要采用灸法、三才单式补泻法、梅花针等特色针灸方法，结合具体辨证论治辅以选穴。详细治法如下。

1. 灸法治疗

治则：温阳通督，益气升提。

针灸选穴：百会、神阙、中脘、关元、气海、足三里、督脉。

操作：①百会。患者仰卧位，采取温灸盒灸，灸至皮肤温热红晕而又不致烧伤皮肤为度，可于针刺后配合施灸。②神阙。患者仰卧位，采取隔盐灸，用干燥纯净的食盐末适量，将脐窝填平，上置艾炷，用火点燃施灸。如患者感到灼痛时即用镊子移去残炷，另换一炷再灸，灸满规定的壮数为止，一般可灸 3~5 壮。③中脘、关元、气海、足三里。患者仰卧位，采取悬起灸、温灸盒灸或非化脓灸。悬起灸或温灸盒灸时，艾火距皮肤 2~3cm，灸 10~15 分钟，以灸至皮肤温热红晕，而又不致烧伤皮肤为度；非化脓灸时，先将施灸部位涂以少量凡士林，然后将艾炷放在穴位上，并将之点燃，不等艾火烧到皮肤，当患者感到灼痛时，即用镊子将艾炷移去或压灭，更换艾炷再灸，灸满规定的壮数为止，一般每穴灸 3~5 壮，以局部皮肤出现轻度红晕为度。④督脉。患者取俯卧位，采用铺灸。操作时，先将 300~600g 生姜或大蒜捣烂如泥，挤去部分汁液，将姜泥或蒜泥做成厚约 1.5cm、宽约 4cm，长度能覆盖督脉大椎穴至腰俞穴的长方形隔灸饼。再取适量艾绒做成高约 4cm，横截面为三角形的长条艾炷，使艾炷的底宽略窄于隔灸饼的宽度，长度略短于隔灸饼的长度。将隔灸饼平移至施术部位皮肤上，可用棉皮纸将周围封固，然后将该长条艾炷置于隔灸饼中央，并在上端点燃施灸（可用棉签蘸取少量乙醇均匀滴涂于艾炷上角以助燃）。待患者有灼热感或难以忍受时，医师取下燃尽的艾绒，保留隔灸饼，更换艾炷续灸，施灸 3 壮。

2. 三才单式补泻法治疗

治则：补气升提，养血调神。

针灸选穴：①升提阳气组为百会、攒竹、阳白。②补益气血组为手、足阳明经（足三里、髀关、伏兔、解溪、肩髃、曲池、合谷、手三里）加背俞穴（脾俞、肝俞、肾俞）。③调神组为列缺、神门、印堂。

辨证加减：脾弱气虚配气海、胃俞；脾肾阳虚配关元、命门；肝肾阴虚配太溪、三阴交、悬钟；痰湿壅肺配肺俞、丰隆、阴陵泉；心肝血瘀配血海、膈俞；眼肌下垂，配鱼尾透攒竹、三阴交；复视，配睛明、风池、内关、中脘、足三里；声音嘶哑或失音、饮水呛咳、吞咽困难，配风池、风府、廉泉；下颌下垂，无力闭合，配颊车、下关；肢体无力，配肩髃、曲池、梁丘、解溪；呼吸困难，咳嗽无力，配大椎、身柱。

操作：在针刺得气的基础上，根据"虚则补之，实则泻之"的原则，百会以 1 寸针刺入，得气后可配合温灸盒灸；攒竹、阳白以 1 寸针刺入，得气后行捻转补法；阳明经穴、背俞穴及虚证配穴进针得气后行三才单式补泻手法中的提插补法；列缺进针得气后行三才单式补泻手法中的提插泻法，风池、风府、廉泉、印堂、神门用平补平泻法。三才单式补泻手法之提插补法在天部（深度约 0.5 寸之间），重插轻提；三才单式补泻手法之提插泻法在地部（深度约 1~1.5 寸之间）重提轻插；三才单式补泻手法之平补平泻手法在人部（深度约 0.5~1 寸之间）提插用力均匀。

上述手法均以 2 次 / 分的频率，进针 10 秒，退针 10 秒，候气 10 秒，操作 2 分钟，每 10 分钟行针 1 次，留针 30 分钟，每天 1 次，每周 6 次。

3. 梅花针治疗

新九针之梅花针，分针体、针座、针柄三部分，针体为七枚不锈钢针嵌于针座内，针尖由传统的尖锐改为钝尖，避免了叩刺时皮肤产生刺痛。

针灸选穴：①循经叩刺：选取督脉和足太阳膀胱经走行叩刺。②穴位叩刺：主穴为阿是穴、杨氏夹脊穴、督脉及膀胱经穴（脾俞、气海俞、关元俞、督俞、大椎、身柱、至阳、脊中）。

辨证加减：易感风寒而感冒者加叩风门、肺俞；眼睑下垂者加天柱、悬枢；复视者加筋缩、魂门；不寐者加膏肓、神堂；肾虚者加肾俞、命门；面具脸者加中枢、阳纲；面萎黄者加天宗、小肠俞；健忘者加志室、心俞等。

操作：基本手法为"弹刺法"，是指叩刺时针尖接触皮肤后，产生一种反向作用力，使针轻微弹起，医者顺势敏捷提针，反复进行。①用力。针尖对准叩击部位有节奏地运用腕力，着落时发出短促而清脆有力的"碰碰"声。②方向。下针方向与皮肤方向垂直，若偏斜方向落针，则着力不均，易于引起疼痛和皮肤出血。③力度。依病情、体质、年龄、刺激部位不同，采取轻、中、重度手法。痿证患者多属虚证，虚证一般忌用泻法，故使用梅花针时，用力宜轻，不宜重叩，以皮肤潮红、不出血为度。夹实夹瘀者除外。④频率。70~100 次/分钟，每穴 5~15 针；连续叩刺 30~50 针，间歇 20~30 秒，稍事休息。

三、案例精选

【初诊】孟某，男，69 岁。2000 年 4 月 18 日。

主诉：双侧眼睑下垂 5 个月。加重伴四肢无力，不能抬举 3 月余。

病史：患者自 1998 年起出现全身乏力症状，眼睑自觉沉重难以闭合，稍有劳作后更甚，偶有头痛，无头晕，肢体活动不利，饮水呛咳，吞咽不利，无恶心呕吐，食欲不振，眠可，夜尿频，大便每日 2 次，质偏稀。舌淡，苔薄白，脉沉缓。

中医诊断：痿证（脾胃虚弱证）。

西医诊断：重症肌无力。

经络诊察：足太阴脾经、足阳明胃经异常。

选经：足阳明胃经。

选穴：百会、攒竹、阳白、承泣、四白、曲池、合谷、手三里、足三里、脾俞、肝俞、肾俞。饮水呛咳及吞咽困难，配风池、风府、廉泉；眼肌下垂，配鱼尾透攒竹。

针刺操作：在针刺得气的基础上，根据"虚则补之，实则泻之"的原则，百会以 1 寸针刺入得气后可配合温灸盒灸，攒竹、阳白以 1 寸针刺入得气后行捻转补法，阳明经穴、背俞穴及虚证配穴进针得气后行三才单式补泻手法的提插补法，实证配穴进针得气后行三才单式补泻手法的提插泻法，风池、风府、廉泉用平补平泻法。

用药：炙甘草 10g，人参 15g，当归 10g，升麻 10g，柴胡 15g，白术 30g，鸡血藤 30g，五指毛桃 30g，杜仲 15g，川牛膝 15g，巴戟天 15g。日 1 剂，水煎至 200ml，分温 2 服。

【二诊】眼睑下垂症状明显好转，吞咽有力。针灸、中药同前。

【三诊】四肢活动程度好转，自觉有力，能抬举稍重物体，眼睑闭合程度接近常人。针灸、中药同前。

患者三诊后未继续治疗，遂电话随访。患者诉症状明显好转，四肢有力，眼睑可闭合。共三诊，属显效。

【医案解读】患者年事已高，素体亏虚，脾胃失健，日久发为"痿证"。脾胃乃后天之本，气血生化之源，主四肢及肌肉，若脾气虚弱，失于健运，则不能运化水谷，气血化生无源，则导致各种肌肉乏力症状的出现。脾主升主运，上睑属脾经，脾气虚弱，升举乏力，则眼睑无力而下垂；脾主四肢，气血不足，四肢失于濡养则无力不能劳作，甚至失去生活自理能力。肝藏血主筋，肾藏精主骨，肝肾阴虚致精血亏损，精虚不能灌溉，血虚不能濡养，亦可导致肢体萎废不用。

当时重症肌无力是一个世界性的难治疾病。杨文辉教授认为重症肌无力属于中医的"痿证"范畴，其发生与脾脏功能失调有密切关系。《素问·痿论篇》曰："阳明者，五脏六腑之海，主润宗筋，宗筋主束骨而利机关也。"针对痿证的治疗，又曰："治痿独取阳明。"《灵枢·经脉》曰："陷下则灸之。"根据这些原则，杨教授认为针灸取穴以多气多血的阳明经穴及调补肝脾肾的相应背俞穴为主，同时配合"阳脉之海"的督脉经穴和邻近督脉、脊髓的华佗夹脊穴，再辨证选取相关的穴位，针灸并用，以灸为主，补虚泻实，疏通经脉。

针对眼睑下垂，杨文辉教授从《灵枢·口问》条文出发："目者，宗脉之所聚也，上液之道也，诸脉者皆属于目。"认为足三阳经均起于眼或眼的周围，故选取攒竹、阳白、承泣、四白、鱼尾等位于眼部周围的穴位，将体内胃经的物质营养及能源输送头面天部，使眼睑肌肉得到气血濡养，改善下垂的症状。

重症肌无力属于中医"痿证"范畴，清代黄庭镜《目经大成》称为"睑废"，亦称为"上胞下垂"。《医宗必读·痿》亦指出："阳明虚则血气少，不能润养宗筋，故弛纵。"患者病机主要属脾胃受损，调养不畅，最终导致肝肾亏损。治以补益肝脾、化生气血。

帕金森病

帕金森病（PD），又称震颤麻痹，是以静止性震颤、肌强直、运动徐缓、姿势步态异常为主要特征的锥体外系疾病。分为原发性和继发性两种。原发性好发于中年以上的患者，男性多于女性。继发性多见于脑炎、多发性脑梗死、颅脑损伤、甲状旁腺功能减退或基底节钙化、慢性肝脑变性、精神类药等药物不良反应及一氧化碳或二硫化碳等化学物质中毒等。可发生于任何年龄。此病属中医所指的"颤证""颤病""颤振""风痱"范围。

一、特色诊疗思路

杨文辉教授认为本病因年老或久病体弱，髓海不足，肝肾亏虚，气虚血瘀，致筋脉失养，虚风内动引起。临床重视补益肝肾，调畅气血以息风止颤，详述其诊疗思路如下。

（一）着眼肝肾，并调任督

帕金森病属中医学"颤证"范畴，《素问》言"诸风掉眩，皆属于肝""骨者，髓之府，不能久立，行则振掉，骨将惫矣"，明确指出本病有肢体震颤、动作迟缓的表现，其病位在肝肾。《证治准绳》言"此病壮年鲜有，中年以后乃有之，老年尤多"，认为本病年高易患，缘于老年人肝肾不足，气道滞涩，气血不畅。现代医家周仲瑛认为年龄与本病的发生密切相关，提出肝肾亏虚是发病的本源。受《内经》中年龄摄生学观点的影响，杨文辉教授注重阳气的盛衰在 PD 进展过程中的影响，认为人过"五八"之年阳气先衰，脏腑气化功能减退，肾精后继乏源，乙癸同源，肾精肝血不能互充，筋失肾精及肝血的濡养，导致肢体拘急颤动。杨教授在治疗时多着眼于肝、肾，而胆与肝相表里，属阳木，与颤证密切相关，故针灸以调补三脏的原穴及背俞穴为主，配合督任二脉以协调阴阳。任督同灸取"阴阳交媾"之意，维持阴阳气血之间的动态平衡，使其统一互藏才能达到阴生阳长、阴阳互充之效。

（二）合用诸穴，调畅气血

肝体阴而用阳，肝血不足影响肝主疏泄的功能，不能维持气机正常疏泄，气机逆乱而成风，精血津液输布逆乱而成瘀，导致气血运行不畅，进而加重肢体拘急颤动状态。因此杨教授认为帕金森病的病因病机涉及两方面，一则是前述之肝肾阳气虚衰，二则是气血运行不畅，即气虚血瘀是帕金森病发生、发展过程中的重要病机，同时也是临床最常见的证型。局部气血运行不畅，气机逆乱成风是导致患者肢体震颤的直接原因。对此，杨教授常从局部和循经两个方面取穴调畅气血：①调局部气血之运行。在近 50 年的临床工作中，杨教授将中医学经络腧穴理论与现代人体解剖知识相结合，在手三里、阳陵泉附近发现并实践出两个具有止颤良效的刺激点，命名为上止颤穴、下止颤穴。其中上止颤穴位于手三里桡侧旁开 1 寸，按之胀麻感明显处；下止颤穴位于阳陵泉穴外侧，腓骨小头后下方的凹陷中，按之胀麻感明显处。在临床上使用麦粒灸，通过热力的激发，其止颤效果更佳。②经络气血之运行。杨教授在临床上常运用十二井穴及四花穴调达经络气血运行。通过临床观察，PD患者均能通过望诊在四肢找到因瘀滞而显露的络脉，在相应经络井穴施行麦粒灸以温促通，从而达到四两拨千斤之效。四花穴包括双侧膈俞及胆俞，两者均为膀胱经背俞穴，是行气活血经验配穴。

（三）针药结合，息风止颤

杨文辉教授临床运用针刺治疗帕金森病疗效显著，但仍坚持针药结合治疗该病。他认为，帕金森病多发于老年人或久病患者，此类患者正气已弱，脏腑精气耗损严重，针刺虽能见效，但易反复。如能以汤药调理内脏，补益脏腑精气，提升机体整体功能，则对于促进患者症状改善疗效显著。如肝肾亏虚患者，多数经气亏虚，此时行针刺治疗往往须耗费大量时间调动经气，且起效缓慢，若能以中药调服，使肾气盛、精髓足、气血旺后，再配合针刺，往往能迅速息风止颤，收效显著。

二、治疗方案

（一）中药治疗方案

1.肝肾亏虚证

临床表现：头摇肢颤，腰膝酸软，失眠心烦，头晕耳鸣。舌淡，苔薄白，脉细。

治则：补益肝肾，益精填髓。

选方：独活寄生汤合复元汤。独活寄生汤中独活为君药，善祛下部风寒湿，配以细辛、防风、秦艽以祛风舒筋通络；桑寄生、杜仲、牛膝祛风湿补肝肾；当归、川芎、熟地黄、白芍养血柔筋；党参、茯苓、甘草补气健脾。诸药合用，共奏补气血、益肝肾、祛风湿、舒筋络之功。杨文辉教授特别强调，独活舒风通络之功尤强，临证时可适当加大用量，一般可逐渐用至30~60g，但本品辛香苦燥，易化燥伤阴，应予以注意。如阴虚燥热偏重，可去细辛、秦艽之燥热，加枸杞、菊花、地骨皮、熟地黄易为生地黄，以滋阴、清热、润燥。复元汤取血肉有情之鹿茸为主药以补肾阳、益精髓、强筋骨，配合其他滋补肝肾、益气滋阴、开窍通络之品，服之使肾气盛、精髓足、气血旺，可填精益髓止颤。

2.气虚血瘀证

临床表现：头摇肢颤，面色晦暗，表情淡漠，神疲乏力，头晕纳呆，心悸健忘。舌体胖大，舌淡暗，苔薄，脉细涩。

治则：补益气血，通络止颤。

选方：补阳还五汤和八珍汤。补阳还五汤重用生黄芪，补益元气，意在气旺则血行，瘀去络通，为君药。当归尾活血通络而不伤血，用为臣药。赤芍、川芎、桃仁、红花协同当归尾以活血祛瘀；地龙通经活络，力专善走，周行全身，以行药力，亦为佐药。合八珍汤益气补血，可加天麻、钩藤等平肝息风，白芍、麻仁滋阴润燥。

3.风阳内动证

临床表现：肢体颤动粗大，不能自止，头晕耳鸣，面红，急躁易怒，紧张时颤动加重，伴有肢体麻木，口苦而干，语言迟缓不清，流涎，大便干，舌红，苔黄，脉弦或弦数。

治则：镇肝息风，舒筋止颤。

选方：天麻钩藤饮合镇肝熄风汤。方中天麻、钩藤、石决明镇肝息风止颤；怀牛膝归肝肾经，性善下行，故重用以引血下行；杜仲、桑寄生有补益肝肾之效；生龙骨、牡蛎、龟甲、白芍益阴潜阳，镇肝息风；山栀子、黄芩清热泻火；首乌藤、朱茯神安神定志。

（二）针灸治疗方案

治则：滋养肝肾、调畅气血。

针灸选穴：①处方一：肾俞，肝俞，胆俞，丘墟，悬钟，关元，气海，身柱，后溪。②处方二：上止颤穴，下止颤穴，十二井穴，四花穴。

操作：两组穴位交替使用，肝肾亏虚明显者，多选用处方一，气血瘀滞明显者，多选用处方二。以上穴位均可以麦粒灸治之，除井穴外，肢体穴位也可采取三才单式补泻手法之提插补法。使用麦粒灸获取温通效应的关键在于火气至，杨文辉教授将麦粒灸的操作心得总结为"一量、二色、三感"。一量即灸量，通过控制艾炷的大小和强度来量化，把艾绒制作成底面直径1.5毫米，高3毫米大小，捏之稍有弹性的锥形艾炷，将其置于穴位上，以线香点燃，当艾炷燃剩约1/5时更换艾炷，最后1壮完全灸完。二色即颜色，通过观察治疗穴位局部肤色的变化来客观判断麦粒灸治疗的壮数是否合适。局部皮肤出现自穴位中心向四周扩散的淡红色色晕是"得气"的体现，若灸后穴位中心皮肤只有一个小黑点，表明灸量适宜，不起泡不化脓；若灸后皮肤出现深红色的一片红斑或起泡则说明灸量过大。三感即灸感，人有肥瘦、黑白、短长，有年长体壮及年幼脆弱，病有深浅痼微，因此对灸感的敏感程度不同。热感、痛感、瘙痒感、蚁行感是麦粒灸激发经气、气血窜行的"得气"表现。

三、案例精选

【初诊】全某，女，85岁。2018年6月12日。

主诉：进展性右侧肢体抖动、动作迟缓6年，加重伴嗜睡呓语1个月。

病史：患者外院诊断为"帕金森病"6年余，近1个月右侧肢体抖动较前明显加重，动作迟缓，嗜睡，且梦中多话。为寻求中医药治疗就诊于广州中医药大学第一附属医院针灸科。刻下见精神差、短气懒言、语音低微、右侧肢体抖动明显、活动僵硬、右下肢肤色较暗、双侧小腿前外侧络脉暴露明显且色紫暗、嗜睡但睡眠质量不佳、二便调、舌淡有瘀斑、津少无苔、脉涩弱。

中医诊断：颤病（肝肾不足，气虚血瘀证）。

西医诊断：帕金森病。

经络诊察：足少阳胆经异常。

选经：足少阳胆经、足太阳膀胱经、督脉。

选穴：取以下穴位组交替行麦粒灸。①足窍阴（右侧）、厉兑（右侧）、上止颤穴（右侧）、下止颤穴（右侧）、膈俞（双侧）、胆俞（双侧）、肝俞（双侧）、悬钟（双侧）、丘墟（双侧）；②足窍阴（左侧）、厉兑（左侧）、上止颤穴（左侧）、下止颤穴（左侧）、肾俞（双侧）、关元、气海、后溪（双侧）、身柱。

针刺操作：麦粒灸操作方法同前"针灸治疗方案"中，治疗频率每周4次，4周1个疗程。

用药：独活寄生汤合复元汤、补阳还五汤加减。

【二诊】治疗1周后，患者肢体震颤发作次数较前减少，幅度减轻，双下肢络脉显露色泽由暗转淡、精神状态仍较差，较前改善不明显。继续守前治疗方案不变，加百会压灸5壮以导气调神，引血上行。

【三诊】治疗1个月后，患者精神状态良好，神志正常，肢体震颤发作明显减少，仅偶尔着急做某一动作时发作，可手持助行器行走，双侧肢体肌张力正常。睡眠可，无呓语，属显效，故不更方。

【四诊】治疗3个月后，患者肢体震颤症状基本得到控制，仍须手持助行器步行，但较前灵活平稳，右下肢显露的络脉消失，遂停止治疗，嘱自行坚持八段锦等气功疗法调摄气机。半年后电话随访，患者症状未再加重，可独立生活。

【医案解读】患者年寿已高，肝肾已亏，肝气升发无力，清气不能上达，则嗜睡、短气懒言；肝气疏泄无力，气机不畅而逆乱成风，则肢体抖动；右下肢肤色较暗，络脉暴露明显，其中色紫暗是络脉瘀阻的典型症状，病位在络脉，未深入。根据四诊合参，辨证为肝肾不足、气虚血瘀。治以麦粒灸激发经气，温阳柔筋，行气血，止风气。穴组中丘墟，为胆经原穴，是胆腑原气流注的部位，肝胆两经相表里，取阳经原穴灸之可温补肝胆气；悬钟，为八会穴之髓会，可充养髓海，使气血生化有源；肝俞、胆俞、肾俞均为膀胱经背俞穴，背为一身阳气通行之所，用以温补相应脏腑，可达到治本的目的。同时选取关元、气海，二者为任脉穴位，也是元气贮藏之处；身柱，为督脉穴位，上接头部，下和背腰相连，为承上启下的通路，灸之可通阳行气；后溪，八脉交会穴通于督脉，灸之可强化督脉阳气，维持阴阳气血之间的动态平衡，使其统一互藏才能达到阴生阳长、阴阳互充之效。上、下止颤穴系杨文辉教授自创，他认为此二穴多气少血，具有促使局部经气通关过节、增强疏通经络力量的功效，对于肢体抽动、震颤有良效。在临床上，此处通过麦粒灸热力的激发，止颤效果更佳。足窍阴、厉兑位于四肢末端指甲缘旁，为经气起始之源，灸之对经气具有良好的激发作用。膈俞主血属阴，胆俞主气属阳，两者同灸既能助阳益气，又能活血祛瘀。再配合中药内调补益肝肾，行气活血通络，故能有效缓解患者诸症。

肝肾阳气虚衰、气血运行不畅是 PD 关键病机，治疗中应以补阳气为要，法当温补肝肾、行气通络。在临床上常选用经验用穴"止颤穴"联合经络辨证、脏腑辨证选取相应腧穴施行麦粒灸治疗，一方面调节局部及经络的气血运行以通散瘀滞，另一方面从脏腑论治气血本源以补不足，进一步达到濡养肌肉功能的目的。

三叉神经痛

三叉神经痛是以面部三叉神经分布区反复发作的阵发性剧痛为主要症状的病证，表现为面部某一部位的瞬时、剧烈疼痛，发作常无预兆，疼痛呈电灼样、针刺样、刀割样或撕裂样，每次持续数秒钟至一两分钟，反复发作，多因情绪紧张、进食、洗脸、说话、刷牙、打呵欠、吹风等而诱发。疼痛突然发生，又可突然停止，间歇期无任何症状。40 岁以上多见，女性略多于男性，大多数为单侧。临床上分为原发性和继发性两种：原发性者病因尚未完全明了，但许多神经外科医师发现，在后根处有胆脂瘤、血管畸形、小脑膜瘤、异常血管压迫、牵拉或扭曲等现象，甚至发现在后根处纤维有脱髓鞘变化，因而认为此病为脱髓鞘的轴突与邻近的无鞘纤维发生短路，从而激发了半月神经节内的神经元而产生疼痛；继发性三叉神经痛的原因有桥小脑角、三叉神经根或半月神经节部位的肿瘤，血管畸形，动脉瘤，蛛网膜炎，多发性硬化等。本病当属中医学的"面痛""头风"范畴。

一、特色诊疗思路

（一）营卫虚实，针药同治

杨文辉教授强调，治疗面痛，应注重对治病时机的把握，切勿犯虚虚实实之戒。早期患者多为实证，或风寒袭表，或胃肠积热，或兼而有之，此时实邪积聚于卫表，卫气失其常度，升降出入失稳，正邪交争于颜面，使经络气机逆乱而致颜面疼痛。故早期治疗当以祛邪护卫为主，中药处方中多运用荆芥穗、防风、秦艽、蜈蚣、地龙等祛风搜风类药味。而针刺宜浅刺中络即可，正如《灵枢·终始》中所记载的"浅刺之，使精气无得出，以养其脉，独出其邪气"，同时可结合患侧耳尖放血以泻热和营、膀胱经拔罐或颜面部闪罐以祛风通络等。早期积极治疗，使结聚于卫表之邪得散，络脉气血和合，是避免留邪伤正、病程缠绵、疼痛不止的关键。

后期则多为虚实夹杂之证，久病多虚多瘀，气血耗伤则营分受损，脉道不充，卫阳鼓动无力，血行瘀滞，加之病久耗伤心神，气机郁滞，此时治疗当以扶正固表、柔筋和营为主。中药处方以芍药甘草汤合柴胡疏肝散或血府逐瘀汤等加减治之，针灸以培元固本、调养心神为则，标本兼治，配合瘀阻处刺络拔罐以祛瘀生新。此期疗程较长，宜多疏导患者，缓解焦虑情绪，保证睡眠时长，提高痛阈。

（二）重在疏肝，宁心安神

三叉神经痛表现为偏侧颜面疼痛，多不过中线，杨文辉教授认为其根本病机在于太阳阳明受邪，少阳转枢失利而致病。转枢失司，卫气内伐，使精神散佚、七情不调。《素问·生气通天论篇》曰："圣人抟精神，服天气，而通神明。失之则内闭九窍，外壅肌肉，卫气散解，此谓自伤，气之削也。"杨文辉教授治疗三叉神经痛尤其重视疏肝与安神，此法贯穿本病治疗的始终。三叉神经痛患者多因疼痛影响睡眠及情绪，使大脑和脊髓释放的脑啡肽、β内啡肽及强啡肽减少而痛阈降低，是症状反复加重的重要因素。《云笈七签·太上老君内观经》云脑髓："总众神也……照诸百节，生百神也，所以周身，神不空也。"熊笏所著《中风论·论卫气》曰卫气为"行于手经，而手为之用；行于足经，而足为之用""卫气又名人气，以其纲维群动，为知觉运动之主也……"肝为将军之官，主疏泄，调营卫，而御外邪。卫气在表，出于脑，司周身神机。邪侵卫表，疏泄失利，肝气郁滞，神机虚损，故应疏肝解郁、安神定志，方能御邪助正。

（三）中西合璧，治宜择优

西医学治疗三叉神经痛患者多采用卡马西平、甲钴胺片等进行对症治疗，杨文辉教授认为中西结合治疗对于疼痛频率、程度及持续时间等的改善效果更优。但须注意若药物不良反应导致肝肾功能受损，应平衡利弊，减少药物损害，充分发挥中医外治法的天然优势。对于顽固性疼痛的患者，须完善颅脑血管成像以了解神经与邻近血管组织关系，排查先天血管骑跨等具有手术指征的情况。

二、治疗方案

（一）中药治疗方案

1. 风寒外袭证

临床表现：恶风畏寒，面白肢冷，疼痛时作，遇风寒则剧，得暖则舒，口不渴，苔薄白，脉浮弦。

治则：祛风散寒，温经止痛。

选方：乌头汤合芍药甘草汤加减。寒湿留着经络，痹阻不通，气血运行不畅，是以皮肉剧痛为特征。杨文辉教授认为，感受风寒致面痛者，多为里寒之体，卫阳不足，不御风邪，遇寒则遏。寒主痛，为阴邪，非乌头、麻黄则不能去。用黄芪之补托，既助乌头温经，又制麻黄过散。因本证为急，其痛为剧，故以芍药甘草汤佐之，以活血通经，缓急止痛。白蜜甘缓，可解乌头之毒也。诸药合用，为温经散寒，除湿止痛之良剂。

2. 阳明火盛证

临床表现：疼痛剧烈，伴灼热感，遇热尤甚，身热多汗，口渴口臭，舌红，苔黄，脉数。

治则：清胃凉血，通络止痛。

选方：清胃散合白虎汤加减。阳明主面，又为多气多血之经，胃火滋生，循经上炎，牵引面颊，燔筋灼痛。历代医家论及，虽各经皆有火证，而独以阳明为最，阳明胃火盛于头面而直达头维，故其痛为甚。火为阳邪，善动而不居，虽被郁于内，然稍有刺激便被触动，故呈阵发性灼热剧痛。杨文辉教授纵览群书，结合多年临证经验，故用清胃散清泻胃火，加白虎汤清胃生津，切中阳明火盛病机，临床观察疗效甚佳。方中黄连、黄芩、石膏清泻胃火；当归活血养血；生地黄、牡丹皮、知母清热凉血；粳米养胃导热；升麻升胃中清阳；防风、地龙、全蝎祛风解痉止痛。

3. 虚火上炎证

临床表现：隐隐作痛，颧面潮红，口唇红干，口渴喜饮，舌红少苔，脉细数。

治则：滋阴降火，柔筋止痛。

选方：知柏地黄汤合柴胡加龙骨牡蛎汤加减。面痛后期，阴液耗损，病久及肾，浮火上犯，虚火熏络，隐隐作痛。此期当予知柏地黄汤以引火归原；熟地黄补少阴不足之水；牛膝导热引血下行，以降炎上之火，而止上溢之血；怀山药、山茱萸固精敛气；虚火内生，又宜泻其有余之阳，故用知母、黄柏泻其相火，牡丹皮凉其血热。滋阴清热，双管齐下，正合《灵枢·终始》所说"阴虚而阳盛，先补其阴后泻其阳而和之"的治则。至于茯苓、泽泻之用，非为利水，实欲借其降泄作用引导虚热下行而已。再合柴胡加龙骨牡蛎汤可以通阳泄热、重镇安神。

4. 气滞血瘀证

临床表现：面痛剧烈，痛如锥刺，或如刀割，痛处拒按，舌紫暗，或边有瘀点，脉弦涩。

治则：行气解郁，活血止痛。

选方：柴胡疏肝散合血府逐瘀汤加减。杨文辉教授认为，面痛久者，外邪内伤互结，脏腑失衡，血脉涩阻，日久则发顽疾。此期患者疼痛特点包括痛有定处，呈针扎样刺痛或撕裂样牵扯痛，影响睡眠，元神烦扰，心神不安，疼痛加剧，故治疗当在活血理气基础上，配以宁神止痛之味。本方组成包括白芍、北柴胡、生地黄、怀牛膝、桃仁、桔梗、枳壳、川芎、当归、红花、龙骨、牡蛎、炙甘草。

（二）针灸治疗方案

1. 普通针刺

治则：疏通经络，镇痉止痛，以手足阳明经、少阳经为主。

针刺选穴：主穴为下关、合谷、太冲、印堂。

辨证加减：第一支痛配鱼腰、攒竹、阳白；第二支痛配四白、颧髎、迎香；第三支痛配夹承浆、颊车。外感风寒者配风池、太阳；阳明火盛配内庭，用泻法；虚火上炎配太溪、三阴交；气滞血瘀宜用刺络法或刺络拔罐法。

方解：三叉神经分布区位于口面部，乃手、足阳明经所过的部位，且下关穴位置走行三叉神经节感觉神经纤维，穴位刺激后可发挥疏风通络、镇痛安神之功效，故取合谷、下关以疏通阳明经气，达到镇痛止痛的目的，与太冲相伍为四关，印堂有镇静安神、调理冲任之功。第一支位于前额，故取局部的鱼腰、攒竹、阳白穴治疗；第二、三支都属手、足阳明经之所过，宜局部取穴，其中四白穴位于眶下孔，夹承浆位于颏孔（承浆穴旁开1寸，地仓穴直下，正当下颌骨颏孔处），皆属治疗第二、三支神经痛的要穴。外感风寒者取风池、太阳，可以疏风散寒而解表；阳明火盛者取合谷配内庭用以泻阳明之实火；太溪、三阴交皆有滋水济火之效，用以治疗虚火上炎；刺络拔罐法有活血祛瘀之功，常用以治疗气滞血瘀者。

2. 其他疗法

（1）穴位注射：用维生素 B_1 注射液 100mg 加入 2% 普鲁卡因 2ml，选取重点穴位 3~4 穴，每穴每次注射 0.5~1ml，每日或隔日注射 1 次，或用 95% 乙醇加 2% 普鲁卡因等量混合液注射痛区穴位。

（2）耳针：选面颊、上颌、下颌、交感、神门穴。方法为每次取 2~3 穴，捻转几分钟，或选用明显压痛点埋针治疗。

（3）电磁：选穴如针灸选穴。方法为用 800~1500 高斯的磁片 4~6 片，贴于穴位上面，再用电针机加电，电流强度以患者能忍耐为度，每天 1~2 次，每次 20~30 分钟。

三、医案精选

【初诊】段某，男，34 岁。2010 年 10 月 19 日。

主诉：左侧面部阵发性疼痛 3 月余，加重 1 周。

病史：患者 3 个多月前无明显诱因突发左侧颞部及耳前闪电样疼痛，无头晕头痛、听力下降、口角歪斜等不适，于外院就诊，查颅脑 MRI+MRA 提示三叉神经走行与血管相邻，诊断为"三叉神经痛"，行伽马刀手术，术程顺利，术后规律服用卡马西平片 0.1g，每日 3 次，症状有所缓解。1 周前因劳累熬夜后出现症状再发并加重，左侧面部呈刀割样疼痛，疼痛影响睡眠及进食，张口时可诱发疼痛，痛处固定，频频发作，情绪焦虑，大便干结，舌暗红有瘀斑，舌底络脉迂曲，苔微黄，脉弦。

中医诊断：面痛（气滞血瘀证）。

西医诊断：三叉神经痛。

选穴：阿是穴、下关、合谷、太冲、膻中、印堂、四白、颧髎、迎香。

针刺操作：患者耳前痛处可见暗紫色浮络，予三棱针刺络放血后拔罐，继而针刺余穴。就诊期间患者疼痛发作，四关穴予提插泻法后连接电针，选取密波（100Hz）刺激以镇静止痛，余穴候气不加电，留针约 30 分钟。

用药：柴胡疏肝散合血府逐瘀汤加减。

【二诊】患者疼痛程度较前减轻，频率明显降低，1天发作3~4次，可缓慢张口进食，但仍眠差，舌暗淡，轻微瘀斑，舌底络脉迂曲，苔白，脉弦。

选穴：下关、合谷、太冲、膻中、百会、印堂、四白、颧髎、迎香、照海。

针刺操作：前方加百会穴，为百神所会之处，取通督养神之义，平刺之，与印堂同时连接电针，选取疏密波。照海穴，归属于足少阴肾经，通阴跷脉，刺之以滋肾安神。此次就诊患者尚无疼痛发作，状态如常，电针均选取疏密波型，面部腧穴行捻转泻法后予疏密波以浅刺激为主，远部腧穴以强刺激为主；留针约45分钟。

用药：柴胡疏肝散加龙骨、牡蛎。

【三诊】患者疼痛明显好转，纳眠可，自行减服卡马西平为0.1g，每日1次。舌淡红，舌底络脉迂曲，苔白，脉弦细。中药予血府逐瘀汤合芍药甘草汤加减治之，针灸续用前方，后患者未再就诊，随访诉疼痛基本缓解，工作劳累时偶诱发，但不影响生活，已自行停服卡马西平。

疗效属显效。

【医案解读】本案中患者为青年男性，筋骨隆盛，肌肉满壮，本是营卫充足，但因平素嗜食辛辣，阳明胃火炽盛，灼烧津液，脉道不充，卫阳受损，火燔经络而致面痛。迁延日久，瘀血滞络，加之劳累熬夜耗伤阴血，故而营卫失和，再次诱发本病并加重。杨文辉教授针药结合治疗三叉神经痛因时治宜，先于局部瘀滞浮络处予刺络拔罐以祛瘀生新，疼痛发作期间减少面部刺激，于远端取穴，强刺激以调气升降、安神止痛。二诊患者症状缓解，处于间歇期，则酌加面部穴位的刺激量，理气血以善后。组穴中迎香、合谷、下关、颧髎用泻法疏泄阳明壅阻之气，同时泻肝经之原穴太冲以降肝逆，配膻中理气解郁，百会、印堂通督调神，并加行气活血、柔筋安神之方药，使气血和合，神机安宁，则疾病向愈。

经曰"胃足阳明之脉，起于鼻，交頞中……下循鼻外，入上齿中，还出挟口，环唇，下交承浆……循颊车，上耳前，过客主人，循发际，至额颅""大肠手阳明之脉……入下齿中，还出挟口，交人中，左之右，右之左，上挟鼻孔"。经气于迎香穴处与足阳明胃经相接，故三叉神经痛者多属于阳明。外感风邪，或阳明郁火，或肝郁血瘀等种种因素均可循经上炎而致面痛。

特发性面神经麻痹

特发性面神经麻痹系指茎乳突孔内急性非化脓性的神经炎症引起的周围性

面神经麻痹，又称"面神经炎""贝尔麻痹"。中医诊断为"面瘫"或"口僻"。其临床常见症状为单侧口眼歪斜、闭目不全、额纹消失、鼻唇沟变浅、流泪、流涎等，各年龄段均可发病。临床上常以周围性面神经麻痹的病理发展特点将病程分为3期，即为急性期、恢复期和后遗症期。特发性面神经麻痹是临床上的多发病，各个年龄段均有可能发病，其中20~40岁的人群居多，男性患病人数较女性多，在国内每年约有300万人发生面瘫，占神经系统疾病的10%。现代医学主要以抗病毒、糖皮质激素、维生素、营养神经药、改善循环药等治疗，以解除面神经受压，避免面神经变性，促进面神经功能恢复，存在一定的局限性及争议。若诊治不及时或延误，容易演变成顽固性面瘫，面部表情肌功能日久不复，易产生焦虑、烦躁等负面情绪，严重影响患者身心健康。而针灸作为此病常用的治疗手段，疗效确切，简便易行，临床应用广受认可。

一、特色诊疗思路

面瘫多因正虚邪干，面部气血阻滞，筋肉失于约束所致。当人体正气亏虚，外邪则易侵袭人体而发病。外邪多以风、寒之邪见多。风乃百病之长，寒主收引凝滞，风寒客络，致面部经脉及经筋拘急收引，经络气血运行不畅，使经筋失于温煦或濡养而发病。杨文辉教授认为经筋为面瘫的病位，与手、足阳明及足太阳经筋关系密切。临床上，他认为不同分期所论治的重点也不同，主张分期论治，急性期多为外邪袭表，风痰阻络，此时邪实而正不虚，治以祛风散寒，化痰通络；恢复期表邪入里，邪正交争，以痰瘀为主，应扶正祛邪，治以调和脏腑阴阳，祛瘀化痰；后遗症期正气已虚，面部经筋失于温养，易致面肌拘挛甚至倒错，治应温经通络，益气扶正。同时，杨文辉教授认为治疗面瘫应中西医并重，借西补中，病证兼辨，以充分发挥中医辨证的优势。

（一）急性期：祛风散寒，化痰通络

杨文辉教授重视辨证论治，认为面瘫的发病与其他疾病一样，为阴阳失衡，正虚邪侵，且其有不同的分期，治疗也应当分期论治。急性期多为1~2周内，此时因风寒客络，阻滞气血，致面部经筋失于温养而出现面部肌肉迟缓难收。西医病理改变为面神经的血管痉挛收缩，引起面部神经脱髓鞘及水肿。此时人体正不虚而邪气盛，治疗上应祛风散寒、化痰通络。杨文辉教授临床喜用牵正散加减，以作为面瘫急性期的遣方用药，并主张一药两用，中药内服，药渣外敷，以加强温通之力。风寒偏盛者加荆芥穗、防风，风寒化热者加桑叶、菊花。杨文辉教授在临床中擅用引经药，以直达病所，病在阳明经者加白芷，少阳经

者加北柴胡。

（二）恢复期：扶正祛邪，重在痰瘀

面瘫恢复期以发病第 2 周~1 个月内为准，此时邪正相争，邪胜则病不愈，正胜则安，若此时机体正气相对不足而未能及时祛邪，则将延误口眼歪斜等症状的恢复。因而此阶段当扶正祛邪。面瘫的主要病变经脉为头面部阳明经。阳明为胃经所主，脾胃互为表里，此时正邪交争，阳明胃经为邪气困阻，日久则伤及脾胃，痰湿化生，痹阻经络，久则成瘀。因此，杨文辉教授认为此阶段一方面应当补足气血，扶助正气，另一方面应当化痰祛瘀，疏通脉络，使疾病向愈。临床上，杨文辉教授擅用六君子汤合桃红四物汤加减，以祛瘀化痰，益气通络。

（三）后遗症期：温经通络，益气扶正

面瘫后遗症期为发病 1 个月后。此阶段邪气去而正气虚，面部肌肉得不到气血的濡润，局部代谢功能恢复差，且患者常有疲乏、不思饮食、四肢无力等正气不足的表现，加之久病后患者多受焦虑、担心的情绪困扰，心神不宁，则进一步耗伤心血，不利于面瘫的恢复。杨文辉教授认为后遗症期应以补为用，温补阳气，滋养阴精，扶正固本，喜用八珍汤加减，方中加巴戟天、黄精以温补肾精，培元扶正；加酸枣仁、麦冬以濡养心血，宁心安神。

（四）针药结合，分期辨治

杨文辉教授认为，面瘫急性期邪气盛，以风寒袭表、面部经筋气血不通为主，除了用中药祛风散寒、解表通络外，还可用耳尖放血法，因"治风先治血，血行风自灭"，耳尖为经外奇穴，耳尖放血可清解头面部郁热、活血止痛。同时，杨文辉教授也认为面瘫急性期处于充血水肿期，不可多刺、深刺，以浅刺、缪刺为主。因病在表而刺在浅处；缪刺法"左病取右，右病取左"，可减少在面部患处的用穴以减轻破皮损伤。恢复期邪正交争，病情相对稳定，此时可用电针刺激以疏经通络、行气活血，以刺激受损面神经的兴奋与再生。后遗症期患者可用透刺法，扩大针感范围，更广泛地刺激面神经及其分支。同时因面部神经功能慢慢恢复，对痛感越发敏感，针刺疗效逐渐进入平台期，此时宜穴位埋线，以增强疗效。

二、治疗方案

（一）中药治疗方案

1. 急性期

临床表现：突然眼睑闭合不全，伴恶风寒、发热、肢体拘紧、肌肉关节酸痛，舌淡红，苔薄白，脉浮紧或浮缓。

治则：祛风散寒，化痰通络。

选方：牵正散加减。牵正散由白附子、僵蚕、全蝎组成。白附子辛散，善祛头面之风；僵蚕化痰，祛络中之风；全蝎为祛风止搐要药。三药合用，力专效著。可加川芎上行头面，活血行气；加防风加强祛风之力；加羌活散寒祛风；加甘草缓急解痉，并防辛温之品伤阴。风寒偏盛者加荆芥穗、防风，风寒化热者加桑叶、菊花。

2. 恢复期

临床表现：不能皱眉，眼裂增宽，闭目露睛，流泪，鼻唇沟变浅，口角下垂，露齿时嘴角歪斜，鼓腮漏气，痰多色白，胸脘满闷，纳一般，大便质黏，舌暗红，舌边有瘀斑，苔白腻，脉弦滑。

治则：化痰祛瘀，疏通脉络。

选方：六君子汤合桃红四物汤加减。方中陈皮、半夏燥湿化痰，党参、茯苓、白术、炙甘草为四君子汤，合陈皮、半夏为六君子汤，功以健脾益气，所谓"脾为生痰之源"，健运脾胃以使痰湿化生无源。桃仁、红花活血化瘀，通络止痛，当归、熟地黄、芍药、川芎合为四物汤，养血活血。杨文辉教授在临床上，针对面瘫恢复期多瘀的特点，喜用赤芍以凉血、活血、止痛。同时，方中加入僵蚕、全蝎等虫类药。虫类药走窜之力强，可祛风止痉，化痰逐瘀，杨文辉教授常视患者正气盛衰而酌情加入，以增强逐瘀祛痰之力。

3. 后遗症期

临床表现：患者病程一般超过1个月，持续存在额纹变浅或消失现象，眼睑闭合不全或萎缩，易流眼泪或无泪，面肌麻木、发冷、痉挛或萎缩，鼻唇沟变浅，口角下垂，张口时口裂变窄，神疲乏力，面色苍白，心悸易汗，纳差，便溏，眠差。舌淡，苔薄，脉细或弱。

治则：益气养血，培元荣肌。

选方：自拟益气养血荣肌汤加减。方中以黄芪、当归益气养血；熟地黄、鸡血藤加小量红花以养血活血、荣肌通络；白芍、秦艽、炙甘草以缓急解痉。

痉挛挛缩者加天麻、全蝎息风。偏阳虚者加巴戟天、黄精以温肾培元。偏阴虚者加知母、生地黄以养阴清热。同时患者久病而忧思忧虑，心神不宁，夜眠较差，方中可加入麦冬、酸枣仁、首乌藤以养血宁心，安神助眠。诸药合用，以奏益气养血，培元荣肌之功。

（二）针灸治疗方案

杨文辉教授在面瘫治疗上主要采用分期论治与辨证论治相结合的针灸治疗方案。详细治法如下。

1. 急性期

治则：祛风通络、行气活血。急性期选穴宜少，针刺宜浅，手法宜轻（一般不加电针）。

针灸选穴：选穴以阳明经为主，少阳经为辅，局部选迎香、颊车、地仓、下关、颧髎、阳白、翳风诸穴。并可配合远部取穴，针刺健侧合谷（面口合谷收）。

辨证加减：曲池（清热）、丰隆（化痰）。

其他疗法：耳尖放血。

2. 恢复期

治则：疏通经络，扶正祛邪。

针灸选穴：大致同急性期，酌加中脘、天枢、气海、关元、足三里、三阴交等以通调任督、健脾养胃。

辨证加减：鼻中沟歪斜加水沟；颏唇沟歪斜加承浆；目不能合加阳白、攒竹或申脉、照海。

操作：可针刺配合电针治疗，针刺得气后接电针治疗仪，采用断续波治疗，电流强度以患者能耐受为度。每日1次，每次30分钟。艾灸以面神经分支在体表的投影为施灸部位。面神经出茎乳孔后，由上至下依次为颞支、颧支、颊支、下颌缘支、颈支。

3. 后遗症期

治则：扶正通络，通调元神。

针灸选穴：攒竹、翳风、迎香、承浆、外关、合谷、足三里、中脘、太冲、百会、内关、神门。

操作：采用透刺法，即一针两穴，可扩大针感范围，更广泛地刺激面神经及其分支。额纹恢复欠佳者，取阳白透鱼腰；额纹消失者，可同时采用齐刺手法，于阳白左右旁开1寸处各加1针，以增强所刺穴位的刺激量，扩大针感范围；眼睑恢复缓慢者，取攒竹透睛明、丝竹空透太阳；皱眉不能者，取攒竹透鱼腰；鼻唇沟恢复缓慢者，取迎香透鼻通；口角下垂者，取地仓透颊车；听力下降者，取下关透听宫，以加强面部肌肉运动功能的恢复。同时因面部神经功能恢复慢，对痛感越发敏感，针刺疗效逐渐进入平台期时，宜穴位埋线，以增强疗效。

4. 面瘫"倒错"现象

一般发生于面瘫后期，部分患者由于病程迁延不愈，出现患侧面肌跳动，自觉发紧，或瘫痪肌痉挛，口角歪向病侧。

治则：活血通络，养血荣肌。

针灸选穴：取迎香（双）、地仓、颊车、颧髎、承浆、下关、牵正、翳风。

按摩：牵伸口角肌群，从口角向同侧眼部、耳部、下颌角分别牵拉。

三、案例精选

【初诊】高某，男，51岁。2015年8月23日。

主诉：右侧口眼歪斜9天。

病史：患者9天前受凉后出现右侧面部口角歪斜，右侧眼裂闭合不全，示齿不能，闭口鼓腮漏气，右侧额纹、鼻唇沟变浅，味觉稍减退，纳眠可，二便正常。舌淡暗，苔黄白，脉弦。既往体健，否认高血压、糖尿病史。

中医诊断：面瘫病（风痰阻络证）。

西医诊断：特发性面神经麻痹。

选穴：迎香、地仓、下关、攒竹、翳风、百会、合谷（健侧）、丰隆、太冲。

用药：大青叶15g，板蓝根15g，甘草泡地龙15g，炒僵蚕5g，川芎15g，茯苓15g，北柴胡10g，红花10g，防风10g，制白附子6g，葛根15g，菊花15g，甘草片6g。5剂，水煎至250ml，饭后温服。

治疗2周后，患者口角歪斜症状改善，嘱锻炼面部肌肉，注意避风寒。属显效。

【医案解读】本案患者年过半百，肝肾亏虚，又因面部受寒，风寒湿邪外侵肌体，风寒湿郁而化热，阻滞面部经脉，使经络气血运行不畅，经筋失于温煦或濡养而发为面瘫。根据杨文辉教授治疗面瘫的理论思想，结合本病诸症、舌脉，辨证为风痰阻络证，从而辨经选穴。头面部以阳明经为主，兼取太阳、少阳经，穴取迎香、地仓、下关、攒竹、翳风以疏通经络；督脉为阳脉之海，取督脉穴百会既能通督温经，又可安神调神；远端选取合谷、太冲以"开四关"，祛风止痉，而合谷取健侧意为交叉补泻，因手阳明经在面部鼻唇沟处交叉，"左之右，右之左"，杨文辉教授认为双侧合谷同刺可能会导致作用相消，故仅针刺健侧合谷穴；丰隆为祛痰要穴，与诸穴合用以增强祛痰逐邪之力。中药选用牵正散加减，方中加入祛湿化痰、活血逐瘀、清热解毒之品，以攻逐实邪，通经活络。针药结合，以疏风祛邪、祛痰通经，使疾病向愈。

治疗面瘫首当辨明分期，其次是辨明证型，如此遣方用药、辨经选穴才能有的放矢。

带状疱疹

带状疱疹是由水痘－带状疱疹病毒引起的一种以簇集状丘疱疹、局部刺痛为特征的急性疱疹性皮肤病。疱疹多沿某一周围神经分布，排列成带状，出现于身体的某一侧，好发于肋间神经、颈神经、三叉神经及腰神经分布区域。换言之，带状疱疹感染累及神经和皮肤，常发生于身体单侧，水疱成簇，疼痛明显，如胸部、腹部及四肢，当累及头、面（特别是眼睛）时症状最重。带状疱疹病毒潜伏于脊髓后根神经节或脑神经感觉神经节的神经元中，当细胞免疫功能下降时被激活而发病。当机体免疫功能低下，如上呼吸道感染、劳累过度、精神创伤、恶性肿瘤放射治疗或应用皮质类固醇激素及一些免疫抑制剂等后均可引发本病。在普通人群中，大概每 1000 个人中有 3~5 个人发生带状疱疹，每 10 例患者中有 2~3 位需要住院，每 1000 万例患者中有 1~5 位可能死亡。50 岁以上的人群易发，经及时治疗一般能治愈，但部分患者会遗留神经痛。

一、特色诊疗思路

杨文辉教授认为，本病多发于中老年人，女性较男性好发，多由感受风火或湿毒之邪引起，与情志不遂、饮食不节、起居失调等因素相关。临床上常见肝经郁热、脾经湿热、瘀血阻络等证型。在本病治疗中杨文辉教授主张分期论治、针药结合、内服外治等相结合。以下详述其主要理念。

（一）疏利肝胆，健脾利湿

杨文辉教授认为带状疱疹的发生，与其他疾病一样，不外乎内因和外因两方面。带状疱疹的病位在皮肤，与肝、脾功能失调密切相关，还与肺、三焦功能失司有一定的联系。好发于头面、胸胁、腰腹之间，与多种病因有关。情志内伤，肝郁气滞，久而化火，肝经火毒，外溢肌肤而发；或饮食不节，脾失健运，湿邪内生，蕴而化热，湿热内蕴，外溢肌肤而生；或湿热火毒蕴结，气血凝滞，瘀阻经络，郁于肌肤而成。年老体虚者，常因血虚肝旺，湿热毒盛，气血凝滞，以致疼痛剧烈，病程迁延。因此，杨文辉教授认为本病的治疗，应着重于疏利肝胆、健脾利湿。疏利肝胆，恢复肝主疏泄的功能，使气机调达，气血流畅，才能通则不痛。临证着重选取肝胆两经穴位，施以三才单式泻法，健脾利湿，恢复脾主运化功能，使水湿输布正常，从而解除湿邪黏滞、阻滞经络的状态。中药常根据证型不同分别选用龙胆泻肝汤、除湿胃苓汤等方药。

（二）清热解毒，活血化瘀

杨文辉教授认为带状疱疹的发生，与肝经郁火、脾经湿热密切相关。情志内伤，肝气郁结，久而化火，肝经火毒蕴积，夹风邪上窜头面而发；夹湿邪下注，湿毒之邪发于阴部及下肢；火毒炽盛，煎灼津液，血行不畅则多发于胸胁、腰腹等躯干部位。年老体弱者常因血虚肝旺，湿热蕴毒，导致气血凝滞，经络阻塞不通，以致疼痛剧烈，病程迁延。因此，治疗中务必做好清热解毒、活血化瘀。肝失疏泄，易致气机运行不利，郁结于经络，郁久化火，产生火毒之邪；脾失健运，气血生化不力，水湿代谢失调，易患湿邪，湿性黏滞，阻滞经络，亦可化热；气机不利和湿热壅滞，易致血行不畅，瘀阻经络，气血凝滞，不通则痛。因此，杨文辉教授在治疗时，往往针药结合，内服外洗搭配，以使热毒得以清解，瘀血得以消散，经络得以畅通，气血运行恢复正常，促进疱疹消退、疼痛缓解。

（三）活用针灸，分期论治

杨文辉教授主张分期论治带状疱疹，本病早期多为热毒郁结证，而中后期则常有瘀血阻滞经络，故本病的治疗以清热利湿、活血止痛为主。初期以疏肝健脾、清热利湿为主，后期以活血化瘀、通络止痛为主，体虚者以扶正祛邪与通络止痛并用。治疗过程中要活用针灸，根据疾病分期充分运用相应的针灸方法，最大程度地发挥外治法的直接作用。杨文辉教授在辨经选穴的基础上，常用杨氏夹脊穴和局部围刺法进行针刺，并采用火针点刺、刺络放血、穴位埋线等方法。火针既能在早期清热、泻火、解毒，又能在中后期振奋阳气、舒通气血。放血疗法是"去宛陈莝"的重要治法之一，早期通过放血治疗，使邪有出路，郁结热毒邪气随之清泻而出，起到直接的清热解毒的功效，中后期则能消散阻滞经络的瘀血，祛瘀生新，使经络得以疏通，促使经气运行流畅。因此，杨文辉教授常在皮损局部采用火针围刺散刺法、刺络拔罐放血法序贯治疗。在疱疹结痂后，杨文辉教授常予穴位埋线治疗，选用肝俞、脾俞、膈俞、胆俞以及皮损周围处，起到调理肝脾、行气活血等的作用，发挥穴位埋线缓慢、持续的优势，巩固疗效。

二、治疗方案

（一）中药治疗方案

1. 肝经郁热证

临床表现：皮损鲜红，灼热刺痛，疱壁紧绷，烦躁易怒，口苦咽干，小便黄，大便干，苔黄或黄腻，脉弦滑数。

治则：清利肝胆，泻热止痛。

选方：龙胆泻肝汤加减。肝主疏泄，喜调达而恶抑郁，杨文辉教授认为此证型带状疱疹常见于肝经疏泄功能失调之时，气机不利，气行不畅，郁而发热，故多选用龙胆泻肝汤以清利肝胆湿热。肝经湿热得以疏泄，则气机调达，经络畅通，皮部气血流畅，营卫调和，方能达到泻热止痛的目的。若胀痛甚者，加用香附、川楝子、广郁金加强行气活血作用，使气行血畅；若夹有瘀血者，则加用延胡索、三七、当归等活血止痛药。龙胆泻肝汤由龙胆草、栀子、黄芩、木通、泽泻、车前子、柴胡、甘草、当归、生地黄组成。

2. 脾经湿热证

临床表现：皮损色淡，疱壁松弛，口渴不欲饮，胸脘痞满，纳差，大便溏，舌红，苔黄或黄腻，脉濡数。

治则：健脾利湿，化瘀止痛。

选方：除湿胃苓汤加减。杨文辉教授认为脾主运化，机体水湿输布能否正常，与脾的运化功能息息相关，而脾的运化功能，又受肺主宣发肃降和肝主疏泄功能的影响，故此证型常选用除湿胃苓汤加减，本方即《丹溪心法》之胃苓汤加栀子、木通、滑石、防风而成。方中以平胃散（苍术、厚朴、陈皮、甘草）燥湿运脾、行气和胃；以五苓散（白术、泽泻、茯苓、猪苓、肉桂）健脾助阳、化气利水渗湿；加栀子、木通、滑石清热利湿，少佐防风散肝舒脾，祛风胜湿。诸药配伍，共奏清热除湿，健脾利水之功。在此基础上针对疼痛加用川楝子、延胡索、当归等化瘀止痛。

3. 瘀血阻络证

临床表现：疱疹结痂消退后局部仍疼痛不止，常窜痛不适，伴心烦不寐，舌紫暗，苔白，脉弦细。

治则：行气活血，化瘀通络。

选方：复元活血汤加减。杨文辉教授认为带状疱疹的发生，为肝失疏泄，气机郁滞所致。血行不畅，阻滞经络，不通则痛，故治疗该证型常选用《医学发明》的复元活血汤进行加减化裁。复元活血汤由柴胡、天花粉、当归、红花、甘草、大黄、桃仁等组成。在此方基础上常加用香附、川楝子、广郁金以增强行气活血之功。

（二）针灸治疗方案

杨文辉教授在治疗带状疱疹时主张从疏肝健脾、清热解毒、活血化瘀的角度入手，在辨经选穴的基础上，以杨氏夹脊穴配合皮损围刺治疗，并常采用皮损火针围刺散刺法、刺络拔罐放血法、穴位埋线法及中药外洗法等特色方法。

1. 以少阳经、太阴经为主的辨经选穴治疗

治则：疏肝健脾，清热解毒。

针灸选穴：支沟、行间、阴陵泉、皮损局部、杨氏夹脊穴。

辨证加减：肝经郁热者加太冲、侠溪、阳陵泉以清利肝胆湿热；脾经湿热者加脾俞、大都、三阴交以健脾清热化湿；瘀血阻络者加膈俞、血海、肝俞、胆俞以活血化瘀。皮损局部根据具体位置进行选穴，颜面部加头维、阳白、角孙、丝竹空、太阳、颧髎、下关、迎香、地仓、颊车等；胸胁部加大包、期门、膻中、乳根等；腰腹部加章门、天枢、大横、带脉等。

操作：经穴常规针刺，多采用三才单式补泻手法之提插泻法；杨氏夹脊穴（后正中线双侧旁开1寸）深刺至地部（椎板处），施以三才单式补泻手法之提插泻法，并沿相应节段水平平刺至皮损局部；皮损局部多采用围刺，面积较大者在皮损范围内多平刺。

2. 火针围刺散刺、拔罐放血序贯治疗

皮损火针围刺散刺法，先以火针逐个刺破水疱至基底部，并在"蛇头"（最先出现水疱处）和"蛇尾"（水疱最后出现处）着重点刺，最后环绕皮损周围与正常皮肤处的边界进行点刺。紧接着用三棱针或5号注射针头在皮损局部散刺，配合火罐或抽气罐加强负压吸引，以此增强放血泻热、活血化瘀的功效。

3. 穴位埋线法治疗带状疱疹性神经痛

治则：疏肝健脾，通络止痛。

针灸选穴：杨氏夹脊穴、阿是穴、肝俞、脾俞、皮损局部。颜面部常选用丝竹空、太阳、颧髎、下关、地仓等；胸胁部加大包、期门、乳根等；腰腹部加章门、天枢、大横、带脉等。

操作：杨氏夹脊穴选择皮损相应节段的夹脊穴，采用直刺埋线法；各部位经穴按常规埋线操作，即颜面部和胸胁部以平刺为主，腰腹部以直刺为主。皮损局部以浅刺、平刺为主，针刺朝向皮损中心，一般根据每处皮损的局部面积

大小埋入 3~5 根可吸收线。一般 2 周埋 1 次，1 个疗程 3~4 次。

三、案例精选

【初诊】温某，女，70 岁。2018 年 7 月 6 日。

主诉：左侧胸胁及背部疱疹伴疼痛 5 天。

病史：患者素体肥胖，易出汗、疲劳，遇事常有抑郁、焦躁。既往有糖尿病病史 6 年，血糖控制一般，双侧下肢静脉曲张。近期在家中照顾孙子、孙女操心劳累后常感焦躁、疲劳，出汗明显，吹风受凉后出现左侧背部疼痛感，自行涂药按揉后稍缓解。5 天前开始感觉左侧背部疼痛加重，灼热感，并出现簇集水疱，疱壁紧张，局部皮肤潮红，自行涂抹药水未见明显改善，数日内疱疹逐渐增多，向左侧胸胁部延伸，呈簇集状，局部潮红，灼热感愈发明显，伴阵发性刀割样、针刺样疼痛，来诊时左侧背部部分水疱已破溃，局部渗液，无明显恶寒发热，易出汗，面色晦暗，痛苦面容，烦躁焦虑，胃纳差，失眠，疲乏，二便尚调。舌暗红，边有瘀点，苔厚腻，脉弦数。

中医诊断：蛇串疮（肝经郁热证）。

西医诊断：带状疱疹。

经络诊察：足厥阴肝经、足太阴脾经异常。

选经：足厥阴肝经、足太阴脾经、足少阳胆经、手少阳三焦经。

选穴：支沟、行间、阴陵泉、太冲、侠溪、阳陵泉、大包、期门、膻中、乳根、杨氏夹脊穴、皮损局部。

针刺操作：依据三才单式补泻手法，着重在肝经腧穴行提插泻法以清泻肝经郁热之邪，在杨氏夹脊穴（后正中线双侧旁开 1 寸）亦采用提插泻法，选取 T7~10 相应脊神经节段层面的夹脊穴，深刺至地部（椎板处），施以三才单式补泻手法之提插泻法，并沿相应节段水平平刺至皮损局部，皮损局部予以围刺；大包、期门、膻中、乳根采用平刺；加用电针，选用密波，每次 30 分钟，每周 3 次。

针刺结束后，采用火针围刺散刺法、刺络拔罐放血法序贯治疗。方法见前文"针灸治疗方案"中。

用药：龙胆泻肝汤加减。

【二诊】左侧背部及胸胁部大部分皮损处的肤色变暗，部分呈暗紫色，开始结痂，仅有左侧胸部乳房下皮肤潮红，见少数新发小颗水疱，整体灼热疼痛感减轻，但仍有阵发性刺痛，发作频率较前减少，无明显恶寒发热，出汗较前减少，面色晦暗，烦躁焦虑较前缓解，胃纳稍改善，失眠，疲乏感减轻，二便尚调。舌暗红，边有瘀点，苔白腻，脉弦。

选经：足厥阴肝经、足太阴脾经、足少阳胆经、手少阳三焦经、手厥阴心包经。

选穴：支沟、行间、阴陵泉、大包、期门、膻中、乳根、内关、劳宫、太冲、侠溪、阳陵泉、杨氏夹脊穴、皮损局部。

针刺操作：效不更方，继续首诊时的针刺方案，并加用心包经内关、劳宫穴，以增强泻火安神功效。常规针刺后仍以火针点刺，着重在左侧乳房下新发疱疹处（蛇尾）散刺。

用药：内服用龙胆泻肝汤合柴胡桂枝龙骨牡蛎汤加减，外洗用杨氏外洗方。

【三诊】左侧背部及胸胁部皮损处的肤色暗，部分呈紫暗色，均已结痂，部分痂皮脱落，无新发水疱，已无灼热感，皮损处有阵发性刺痛，疼痛程度较前减轻，发作频率较前减少，无明显恶寒发热，仍时有出汗，面色晦暗，烦躁焦虑改善，胃纳改善，失眠改善，疲乏感进一步减轻，二便尚调。舌暗红，边有瘀点，苔白腻，脉弦。针刺继续按原有方案执行，配合电针，采用疏密波。目前皮损处已结痂，已无新发疱疹，疼痛较前减轻，肝经郁热之邪得以清解，但气机尚未完全畅通，脾胃运化功能尚未完全恢复，遂加用穴位埋线法治疗。选取杨氏夹脊穴、肝俞、脾俞、阴陵泉、血海、大包、期门、乳根及皮损局部，其中大包、期门、乳根及皮损局部采用平刺法，其他穴位常规直刺。

【四诊】左侧背部及胸胁部皮损处痂皮均脱落，皮肤颜色转淡红，无灼热感，疼痛明显缓解，偶有轻度刺痛感，无明显恶寒发热，出汗减少，面色转清亮，烦躁焦虑情绪明显缓解，胃纳改善，失眠明显改善，已无明显疲乏感，二便调。舌暗红，苔白，脉弦。针药结合，停用外洗方，常规针刺后予穴位埋线巩固疗效。

患者历经近1个月治疗，配合良好，遵照医嘱，疱疹消退，疼痛基本消除，共诊4次，属显效。

【医案解读】本案中患者为老年女性，素体肥胖，动辄出汗，易疲劳，易焦虑心烦。证候提示该患者气机不利，经络不畅。肝主疏泄的功能失司，易出现肝气郁结的病机。患者发病前长时间照顾小孩，受情志刺激，焦躁疲劳，休息不足，肝气郁结，郁久化热，肝火过旺，肝木克土，导致脾胃运化失司，气血生化失常，水湿输布失调。肝郁化火、脾失运化，导致患者出现疱疹、灼热、疼痛、纳差、舌暗、苔厚腻等证候。按照杨文辉教授针药结合治疗带状疱疹的理论思想，考虑患者素体肥胖，易疲乏、出汗，是为脾失运化的表现。平素易心烦焦躁，此次发病前长时间照顾小孩而休息不足，且常受情志刺激，是肝失疏泄、肝气郁结的表现。气机不畅，郁久化热引发本病，属本虚标实之证。治疗上宜分期论治，先疏利肝胆、清热解毒，后理气健脾、活血通络。早期以针刺为主，在支沟、行间、阴陵泉、杨氏夹脊穴、太冲、侠溪、阳陵泉穴运用三才单式补泻手法的提插泻法，起到疏利气机、清热泻火的功效。在皮损局部配合采用火针围刺散刺法、刺络拔罐放血法序贯治疗，增强泻火解毒、祛瘀生新之功效。中药以清利肝胆、泻火解毒为法，以龙胆泻肝汤加减治之，针药并用使肝经郁热的病机得以快速解除。中后期标邪渐退，本虚渐露，虚实夹杂，针刺加用内关、劳宫、血海、膈俞、肝俞、脾俞等穴位，再配合穴位埋线疗法，加强调理三焦、疏肝理气、健脾化湿、祛瘀通络之功。中药则合用柴胡桂枝龙骨牡蛎汤加减，意在加强疏肝理气、调和营卫、重镇安神之功。通过针药结合、分期论治，促使疾病速愈。

　　针灸治疗带状疱疹有明显的外治优势，能直接引邪外泄，起到明显的清热解毒、祛瘀生新的作用，临证务必分期论治、针药结合、辨经选穴，尽早施行火针、刺络放血等治疗，避免邪毒内传，造成更大损伤。

第四节　内分泌系统疾病

甲状腺功能减退症

　　甲状腺功能减退症（简称甲减）是由各种原因导致的甲状腺激素合成和分泌减少或甲状腺激素抵抗而引起的全身性低代谢综合征，主要表现为代谢率降低和交感神经兴奋性下降。根据病变发生部位可分为原发性甲减、中枢性甲减和甲状腺激素抵抗综合征；根据甲状腺功能降低程度可分为临床甲减和亚临床甲减。病情轻的早期患者可以没有特异性症状。典型患者可表现为畏寒、乏力、嗜睡、记忆力减退、手足肿胀感、关节疼痛、便秘、女性月经紊乱或月经过多、不孕等。研究表明，成年人甲减患病率女性高于男性，并随着年龄的增长而升高。一项国内调查显示，我国亚临床甲减患病率为16.7%，临床甲减患病率为1.1%。高发病率使其成为影响人们身心健康和生活质量的重要疾病，给患者家庭和社会带来沉重负担。其对女性的影响尤大，可导致女性月经不调、生殖系统发育的异常，甚者会致不孕。目前西医多采用外源性甲状腺激素替代治疗，虽然可以改善实验室指标，但临床症状缓解效果欠佳，且在给药剂量精准度、降低抗体滴度等方面存在问题。

一、特色诊疗思路

杨文辉教授认为，此病应归属于中医"虚劳"的范畴，脾肾阳虚为本，肝郁气滞、痰湿血瘀为标。临床上常见脾阳虚证、脾肾阳虚、阳虚水泛、痰湿血瘀、肝郁气滞等证型。在该病的治疗中，杨文辉教授坚持针药并用，积累了非常丰富的经验，以下详述其主要理念。

（一）温补肾阳，兼治心脾

杨文辉教授认为肾阳虚是甲减的主要病机，且病变常涉及心脾两脏。治疗上应先补阳气，以澄本清源，阳气得复再进一步针对兼证施治。如兼气血亏虚，则补其气血；兼见痰湿血瘀，则化痰利湿，活血祛瘀。"留得一分阳气，就保住一分生机"，阳气得复，气血津液才能正常运行，痰湿血瘀可去。

（二）针灸并举，重补阳气

温针灸，即针上加灸，具有针刺与艾灸的双重功能，既能通过针身使热量传入体内，直达病灶，又能借用艾灸的温补脾肾、扶正助阳之功，调节机体阴阳，从而达到"阴平阳秘"的治疗效果。针灸处方为关元、足三里、太溪、肾俞、脾俞、命门，以足太阴脾经及足少阴肾经、背俞穴为主，具有温补脾肾的功效。太溪穴为肾经原穴，可滋阴壮阳以益肾。命门隶属于督脉，为一身元阳之根本。脾俞、肾俞为背俞穴，肾藏先天之精，为先天之本，脾主运化水谷精微，化生气血，为后天之本，脾肾二脏相互滋生，针灸此两穴可温补脾肾之阳。关元是人生之关要，真元所存之处，可培元固本。足三里则为强壮补虚要穴。诸穴合用，共同起到温补脾肾阳气，调节机体代谢的作用。

二、治疗方案

（一）中药治疗方案

1.脾阳虚证

临床表现：腹胀食少，喜温喜按，畏寒肢冷，大便稀溏，或下肢水肿，或妇女带下量多，舌淡苔白，脉沉细无力。

治则：温中健脾。

选方：附子理中汤加减。本方由附子、人参、干姜、白术、炙甘草组成。方中人参、炙甘草补脾益气，干姜、白术温化寒湿。脾健阳振，寒湿去，则清浊升降复常。兼用大辛大热之附子，增强温中散寒之力，兼以温肾。

2. 脾肾阳虚证

临床表现：畏寒肢冷，面色㿠白，久泻久痢，完谷不化，水肿尿少，健忘嗜睡，舌淡，苔白滑，脉沉迟无力。

治则：温补脾肾。

选方：右归丸合附子理中汤加减。脾肾阳虚证由脾阳虚证进一步发展而来，故而在附子理中汤的基础上加用右归丸以温补肾阳。方中附子、肉桂、鹿角胶共为君药，温壮元阳，再加用熟地黄、枸杞子、山药等补阴药，取"阴中求阳，阳得阴助，生化无穷"之意。本方由熟地黄、山药、山茱萸、枸杞子、菟丝子、鹿角胶、杜仲、肉桂、当归、附子、干姜、白术、炙甘草等组成。

3. 阳虚水泛证

临床表现：水肿，下肢为甚，小便不利，或心悸气短，畏寒肢冷，腹部胀满，舌淡胖，苔白滑，脉沉迟无力。

治则：温肾健脾，补益心阳，化气行水。

选方：真武汤合生脉散加减。本方由炮附子、茯苓、白芍、白术、生姜、桂枝、人参、黄芪等组成。附子辛甘热相济，旨在温阳化气主水；白术苦温燥湿，甘温益气，甘苦温相济旨在化气制水；生姜辛温，发散水气；茯苓淡平旨在渗利，甘平旨在益气，淡甘平相济旨在化气利水；芍药苦酸相济旨在补血敛阴，缓急泻实；加黄芪行气利水；加人参大补元气，能防止附子温散太过；桂枝温通经脉，通阳化气。喘促甚者，加苏子；脘腹胀满者，加砂仁、陈皮、厚朴等；下肢肿甚者，加猪苓、泽泻等。

4. 痰湿血瘀证

临床表现：胸闷脘痞，胀痛或刺痛，或肌肤肿硬、麻木、甲错，头身困重，嗜睡疲惫，舌紫暗或有瘀斑瘀点，苔滑腻，脉弦涩。

治则：活血通络，温化痰浊。

选方：肾气丸合血府逐瘀汤加减。此证多见于年迈体弱，长期未确诊而误治所致的甲减患者。兼见肢体麻木者，可加用鸡血藤、地龙等。本方由干地黄、山药、山茱萸、泽泻、茯苓、牡丹皮、桂枝、炮附子、桃仁、红花、生地黄、川芎、牛膝、柴胡、桔梗、枳壳等组成。方中桂枝、附子温肾助阳，熟地黄、山茱萸、怀山药滋补肝、脾、肾三脏之阴，阴阳相生，刚柔相济，使肾之元气生化无穷。再以泽泻、茯苓利水渗湿，牡丹皮擅入血分，伍桂枝可调血分之滞；当归、桃仁、红花、川芎、赤芍活血祛瘀；生地黄配当归养血和血，使祛瘀而不伤阴血；牛膝祛瘀而通血脉，并引瘀血下行；柴胡、枳壳、桔梗疏畅胸中气滞，使气行则血行；甘草协调诸药。诸药合用，使瘀去气行，则诸症可愈。

5.肝郁气滞证

临床表现：胸胁或少腹胀，攻窜作痛，情志抑郁或易怒，喜太息，咽部异物感，妇女乳房胀痛，月经不调，舌淡红，苔薄白，脉弦。

治则：疏肝行气解郁。

选方：柴胡疏肝散加减。本方由柴胡、陈皮、川芎、香附、白芍、枳壳、炙甘草组成。方用四逆散去枳实，加陈皮、枳壳、川芎、香附，增强疏肝行气，活血止痛之效，故服后肝气条达，血脉通畅，痛止而诸症亦除。疏肝药与柔肝药相配，既养肝之体，又利肝之用。

（二）针灸治疗方案

杨文辉教授在甲减的治疗上针灸并举，结合具体辨证论治辅以选穴。

治则：温补脾肾，扶正助阳。

针灸选穴：关元、气海、足三里、肾俞、脾俞、命门。

辨证加减：气短、乏力、失眠，配膻中、中脘、太溪；情志抑郁、心烦易怒，配太冲、膻中；心悸、下肢水肿、小便不利，配水分、阴陵泉、内关。

操作：在毫针常规针刺的基础上，将艾条剪成 1.5cm 一段，插在针柄上（距皮肤约 2cm），点燃施灸。

三、案例精选

【初诊】陈某，男，55 岁。2010 年 6 月 3 日。

主诉：全身肿胀伴周身沉重乏力感半年余。

病史：患者自述全身肿胀半年余，自觉周身沉重乏力，精神疲惫，自汗出，嗜睡，手足厥冷，曾于外院抽血查甲状腺功能提示 T_3 0.70mg/ml，T_4 2.6mg/ml，TSH 49.5mg/ml，诊断为甲状腺功能减退症。经口服西药治疗效果欠佳。现全身浮肿，有僵硬感，周身乏力沉重，神疲嗜睡，头晕，手足冷，舌苔白厚，舌紫暗，脉沉。

中医诊断：阴水（阳虚水泛证）。

西医诊断：甲状腺功能减退症。

经络诊察：手少阳三焦经异常。

选经：手少阳三焦经、足太阴脾经、任脉、督脉、足阳明胃经、足太阳膀胱经。

选穴：三焦俞、委阳、水分、阴陵泉、关元、气海、足三里、肾俞、脾俞、命门。

针刺操作：先取仰卧位，针刺水分、关元、气海、足三里、阴陵泉，在毫针常规针刺的基础上，将艾条剪成1.5cm一段，插在针柄上（距皮肤约2cm），点燃施灸。再取俯卧位，针刺三焦俞、委阳、肾俞、脾俞、命门，在毫针常规针刺的基础上，将艾条插在针柄上，点燃施灸。

用药：真武汤加减。

【二诊】患者全身浮肿明显减退，僵硬感消失，头晕嗜睡及手足冷较前好转，精神可，苔白，舌紫暗，脉沉。

选经：手少阳三焦经、足太阴脾经、任脉、督脉、足阳明胃经、足太阳膀胱经。

选穴：三焦俞、委阳、水分、阴陵泉、关元、气海、足三里、肾俞、脾俞、命门。

针刺操作：同前。

用药：同前。

【三诊】患者浮肿已消，精神可，手足温。针药结合，方案同前。

患者经过3周治疗，较配合，能坚持服从医嘱，共诊3次，属显效。

【医案解读】患者中老年男性，病程较长，结合症状、体征及辅助检查，诊断为甲状腺功能减退症，属中医"水肿（阴水）"范畴。患者先天禀赋不足，又长于岭南地区，多受水湿之邪所扰，困厄脾阳，且平素劳倦过度，损伤脾肾，蒸化失司，发为水肿。以手少阳三焦经、任督脉经穴为主进行温针灸，配合口服中药方剂，可达温补脾肾、化气行水之效。

针药结合治疗甲减务必做好辨证，在同一治则下遣方用药和辨经取穴。充分运用好穴位的双向调整功能，把握好针灸的补泻作用。

甲状腺功能亢进症

甲状腺功能亢进症是甲状腺本身产生过多甲状腺素所致的甲状腺毒症，是因血液循环中甲状腺素过多引起的以神经、循环、消化等系统兴奋性增高和代谢亢进为主要表现的临床综合征。有诸多病因均可导致甲状腺功能亢进症，包括弥漫性毒性甲状腺肿（Graves病）、炎性甲亢（亚急性甲状腺炎、无痛性甲状腺炎、产后甲状腺炎和桥本甲亢）、药物致甲亢（左甲状腺素钠和碘致甲亢）、HCG相关性甲亢（妊娠呕吐性暂时性甲亢）、和垂体TSH瘤甲亢等。弥漫性毒性甲状腺肿是最常见导致甲亢的病因，临床上约占80%，属自身免疫性甲状腺病。甲亢患者多见在食量未变或增加的情况下出现体重下降、消瘦，部分患者还会出现食欲增加，大便次数增多，或腹泻；持续性心动过速，通常超过 100 次 / 分钟时，患者可自觉心悸，部分患者可能出现房性期前收缩、房颤等心律失常现象，并自觉心慌不适等；紧张焦虑、失眠、烦躁易怒，注意力不集中；手抖，严重时会影响正常工作和生活；多汗、不耐热，女性患者可有月经周期改变，一般表现为月经周期延长，月经量稀少，甚至闭经；大多数甲亢患者会出现不同程度的甲状腺肿大，严重者甚至见"大脖子"，常见皮肤变薄、光滑细腻、温暖湿润，部分可出现毛发脱落，头发变细、易断。甲亢的患病率为1.1%~1.6%，我国学者报告是 1.2%，女性高发，男女比例为 1：（4~6），高发年龄是 20~50 岁。目前西医治疗甲亢主要有三种方法，抗甲状腺药物治疗、放射碘治疗和手术治疗。抗甲状腺药物治疗时间较久，且有不良反应，包括粒细胞减少、药物过敏、肝功能受损、关节疼痛和血管炎等，放射碘治疗与手术治疗均为破坏性治疗，均有不可忽视的不良反应。

一、特色诊疗思路

杨文辉教授多年潜心钻研治疗甲亢，从中医理论出发，认为该病的主要病变部位在肝、脾、心，基本病机为气滞、痰凝、血瘀壅结颈前。该病早期多为气机郁滞，使津凝痰聚，痰气相互搏结于颈前而形成，以实证为主，但亦可见久病致虚者。在该病的治疗中杨文辉教授坚持针药并用，积累了非常丰富的经验。以下详述杨文辉教授的主要治疗理念。

（一）滋阴降火，化痰消瘿

在临床上，部分甲亢患者因肝郁气滞，气郁化火生痰，耗气伤阴，痰气交搏颈前所致，此类患者病位在肝、脾、心。肝郁气滞，气郁遏脾生痰，则目胞肿胀；气郁化火，内扰心神则心悸；气郁化火，耗气伤阴，阴虚不能涵木，阴不敛阳，津液外渗则怕热多汗。该证型患者情绪易激动、急躁，均为火象，此时须鉴别肝火旺盛证与阴虚火旺证，从而对证处理。患者烦热、易出汗、性情急躁易怒，眼球突出，手抖，脉弦有力，一派实象，为肝火旺盛证；若见患者心烦寐差，易出汗，盗汗，乏力，脉细数，舌红少苔等，此为阴虚火旺之象，治疗以"滋阴降火"为法。临床上阴虚火旺证甲亢患者数较多，杨文辉教授经过多年临床研究，针对该证型患者总结出自己的独创经验方——消瘿方，供临床借鉴。

（二）理气化痰，化瘀散结

甲亢患者多见甲状腺肿，此多为气、痰、瘀相互搏结而成，或由脾虚生痰，聚久成瘀，或由肝郁痰凝，肝血固涸为瘀所致。无论何由，终须先辨痰瘀，即治疗甲亢须先掌握辨别甲状腺肿类型的方法，杨文辉教授经过多年临床研究与实践，总结出一个行之有效的鉴别法，供诸位参考：触诊患者颈前，如果患者颈前肿块质地较为光滑、柔软，此属气郁痰阻，治疗以理气化痰散结为主；如果患者患病时间较长，触诊肿块质地较硬，此多属痰瘀互结，治疗上以祛痰化瘀为主。经过临床观察与实践，杨文辉教授发现甲亢患者基本均有痰证，故治疗时须重视解决痰证。中医理论认为脾为生痰之源，故治疗甲亢也须兼顾对脾的调治。

（三）追根溯源，尚用针灸

在甲亢患者针灸治疗上，杨文辉教授根据其病因病机，经过多年临床钻研，总结出一套行之有效的针灸组合，供临床参考借鉴。穴位处方以少阳、阳明经穴为主，毫针刺，用平补平泻法。主穴：天突、膻中、足三里、丰隆、三阴交、C3~C5夹脊穴。配穴：阴郄、复溜、太冲、神门、风池、内关。耳穴压豆取穴：神门、皮质下、内分泌、甲状腺、平喘、心、脾、脑点。天突可理气化痰，膻中配合天突以理气散结；足三里、三阴交活血益气健脾，阴虚者效果更佳；加丰隆以化痰通络；C3~C5夹脊穴取颈椎棘突旁1寸的夹脊穴，以示穴位近治作用；阴郄、复溜滋阴益气、沟通心肾，可治疗阴虚火旺证患者；风池取其治颈部疾患之功；内关配合其余穴位可行理气之效；耳穴压豆可调理全身内分泌功能，对于甲亢患者的治疗有正向促进作用。以上诸穴共用，共奏理气化痰、化瘀散结、滋阴降火、消瘿之效。

二、治疗方案

（一）中药治疗方案

1. 气郁痰阻证

临床表现：颈前甲状腺肿大，质软不硬，无明显疼痛，嗳气，病情随情志变化，纳眠一般，二便调，舌淡红，苔薄白，脉弦。

治则：理气疏郁，化痰消瘿。

选方：四海舒郁丸。本方由海带、海藻、昆布、海螵蛸、青木香、陈皮、海蛤粉构成，治证乃气郁不疏，结痰于喉间之气瘿证。治宜理气化痰，泻火养阴。方中主药青木香行气解郁，散结消肿。陈皮理气化痰，健脾和中；辅以海带、海藻、海蛤粉、昆布清热化痰，软坚散结。海螵蛸能疏营气，破瘀血，敛新血，行中有收。若肝郁气滞明显的可加柴胡、枳实、香附疏肝。

2. 痰瘀互结证

临床表现：颈前甲状腺肿大，质较硬或有结节，纳差，眠一般，二便调，舌暗，苔薄白，脉弦涩。

治则：理气化瘀，化痰散结。

选方：海藻玉壶汤。本方由海藻、贝母、陈皮、昆布、青皮、川芎、当归、半夏、连翘、甘草、独活、海带组成，方中海藻、昆布、海带化痰软坚；青皮、陈皮疏肝理气；当归、川芎、独活活血通经；贝母、连翘、半夏化痰散结消肿；甘草调和诸药。本证颈内肿块为痰合并有瘀血，化痰同时要注重活血化瘀药的配伍，可加牡丹皮、丹参、莪术等。

3. 肝火旺盛证

临床表现：颈前甲状腺肿大，质较柔软，烦热，易出汗，性情急躁易怒，眼球突出，手抖，口苦，舌红，苔黄，脉数。

治则：清肝泻火，化痰消瘿。

选方：栀子清肝汤加减。本方由柴胡、炒栀子、牡丹皮、茯苓、川芎、炒芍药、当归、炒牛蒡子、甘草等药物组成。本证患者肝火旺盛，为痰气交阻，气郁化火，痰、热、气壅结于颈前所致，治疗上以清肝火、化痰为主。方中炒栀子、牡丹皮清肝泻火，凉血止血；柴胡疏肝解郁；芍药、甘草敛阴柔肝；当归、川芎养血和营；茯苓实脾助运；牛蒡子疏散肝经风热。

4. 阴虚火旺证

临床表现：颈前甲状腺肿大，质较柔软，心悸，五心烦热，易出汗，手抖，口苦，全身乏力，眠差，舌红，苔少，脉细数。

治则：滋阴降火，化痰消瘿。

选方：消瘿方（方解详见第四章）。

（二）针灸治疗方案

杨文辉教授在甲亢的治疗上主要采用三才单式补泻法，并结合耳穴压豆等特色针灸疗法，根据具体辨证论治辅以选穴。详细治法如下。

1. 以少阳、阳明经穴为主治疗甲亢

治则：理气化痰，化瘀散结。

针灸选穴：天突、膻中、足三里、丰隆、三阴交、C3~C5夹脊穴。配穴为阴郄、复溜、太冲、神门、风池、内关。

辨证加减：阴虚火旺证的腧穴选择按上述基本处方；气郁痰阻证者去阴郄、复溜；痰瘀互结者可加血海、膈俞，去阴郄、复溜；肝火旺盛证加胆俞、肝俞。

操作：各腧穴均可常规针刺，甲亢患者多见痰证，操作上以三才单式补泻手法之提插泻法为主。提插补法主要针对阴虚火旺证患者，根据患者症状判断虚实以选泻法和补法。若患者无特殊不适，以针刺操作后留针25~30分钟为宜。留针期间可多次行三才单式补泻手法。

2. 耳穴压豆治疗甲亢

杨文辉教授学贯中西，从不排斥结合西方有效疗法治疗疾病以提高疗效，如其首创的CT定位围针法便是中西结合疗法的典范。耳穴压豆是法国医学家诺吉尔博士于1951年无意中发现的一种全息疗法，经临床证实疗效可观，故杨文辉教授提倡治疗甲亢可搭配耳穴压豆。取穴：神门、皮质下、内分泌、甲状腺、平喘、心、脾、脑点。操作上先1只耳贴2~3天，再换另1只耳贴2~3天，贴耳豆期间，嘱患者每6~8小时按、压、揉耳豆3分钟，有适度痛感为宜。

三、案例精选

【初诊】吴某，女，42岁。2014年5月11日。

主诉：心悸1年余，加重伴突眼1月余。

病史：患者1年前无明显诱因出现心悸，未予重视，后症状逐渐加重，出现易出汗、手抖等症状，3个月前因发热于外院就诊，测得心率126次/分，检查发现甲状腺功能异常，诊断为甲亢，予口服甲巯咪唑治疗，1个月后多次复查血常规提示白细胞减少，故停药，并予口服阿替洛尔片。为进一步治疗，来我院门诊就诊。刻下症见患者神清，精神一般，颈前部稍肿，心悸，心率118次/分，眼球突出，心烦，怕热，易出汗，手抖，纳可，眠差，舌红，苔少，脉细。

中医诊断：瘿病（阴虚火旺证）。

西医诊断：甲状腺功能亢进。

经络诊察：少阳、阳明经异常。

选穴：主穴为天突、膻中、足三里、丰隆、三阴交、C3~C5夹脊穴。配穴为阴郄、复溜、太冲、神门、风池、内关。耳穴压豆取穴为神门、皮质下、内分泌、甲状腺、平喘、心、脾、脑点。

用药：消瘿方。维持西医基础用药。

【二诊】2014年5月15日，患者诉心悸、易出汗等症状有所减轻，睡眠好转。效不更方。

【三诊】2014年5月30日，患者现心悸消，眠转佳，手抖、易出汗症状明显改善，眼球突出症状改善不明显，舌红，苔偏少，脉弦偏细。嘱患者再服1周消瘿方，并于1个月后复查甲功。

半年后电话随访，患者诉甲功检查一切正常，眼球突出症状较前明显改善。

【医案解读】本案属于早期轻中度甲亢。患者就诊时已发病1年余，因口服甲巯咪唑治疗后出现白细胞减少，患者害怕出现更多不良反应，同时又不愿行放射碘治疗，故来我院寻求中医治疗。临床见心慌、易出汗诸症，认为其疾病发展乃肝郁气滞，气郁化火生痰，耗气伤阴，痰气交搏颈前所致，病位在肝、脾、心。结合患者目前主要症状，辨为阴虚火旺证，治疗时以滋阴降火、化痰消瘿为治疗准则。杨文辉教授总结的消瘿方中胆南星、浙贝母起化痰排毒之功，太子参、麦冬、玉竹、石斛起滋阴降火之效，配合针刺选穴处方，疗效佳。

甲亢患者常见阴虚火旺证，临床上治疗甲亢，须详细问诊，否则易错诊、漏诊，易将证型辨证错误，从而用药选穴南辕北辙。

糖尿病

糖尿病（DM）是一组由多种病因引起，以慢性高血糖为特征的代谢性疾病，是由于胰岛素分泌和（或）利用缺陷所引起。包括1型糖尿病、2型糖尿病、妊娠糖尿病和其他特殊类型糖尿病。主要表现为多饮、多尿、多食、体重减轻，常被描述为"三多一少"。随着居民生活方式、饮食结构等变化，中国的糖尿病患病率持续增加，从1980年的不到1%上升到2018年的12.4%。当前中国是世界上糖尿病患者最多的国家，占全球四分之一以上，20~79岁的患者约为1.4亿例。糖尿病呈现年轻化趋势，18~30、30~40、40~50岁患病率分别达到了5.0%、6.5%和11.1%，劳动人口患病增多严重影响社会生产力。同时，中国糖尿病的知晓率、治疗率和控制率较低。糖尿病前期群体数目庞大，意味着患病率仍可继续上升。西医学主要采取口服降糖药物和皮下注射胰岛素的方式控制该病的进展，但部分患者血糖管理不理想，而中药、针灸在2型糖尿病的防治中发挥了重要作用。

一、特色诊疗思路

杨文辉教授认为，此病多发于中老年人，属本虚标实之证，阴虚为本，燥热为标。临床上常见肺热津伤、胃热炽盛、气阴两虚、肾阴亏虚等证型。杨文辉教授将糖尿病的以上中医辨证分型又总结归纳成阴虚热盛、气阴两虚、阴阳两虚3型，分别对应糖尿病前、中、后期3个阶段。在该病的治疗中杨文辉教授坚持针药并用，积累了非常丰富的经验，以下详述其主要理念。

（一）益气养阴，兼顾清热

杨文辉教授在进行大量病例的科学统计、验证辨证后，认为气阴两虚型比例居糖尿病 3 种证型之首，为糖尿病基本证型。因此认为糖尿病病机主要是气阴两虚，提出益气养阴的治疗原则。气阴两虚是糖尿病病程进展的过渡阶段，多为热盛耗伤气阴，以脏腑病变为基础。如肺燥津伤，津液失于输布，则脾胃不得濡养，肾精不得滋助；脾胃燥热偏盛，上可灼伤肺津，下可耗伤肾阴；肾阴不足则阴虚火旺，亦可上灼肺胃，终致肺燥胃热肾虚。因此杨文辉教授在养阴同时善于兼顾清热，并在实践中制定了"益气滋阴"为主，辅以固肾止渴的治疗原则，总结出治疗糖尿病的经验效方——消渴方。

（二）滋补肾阴，填精益髓

杨文辉教授善用熟地黄、黄精、人参、黄芪等药物滋补肾阴，填精益髓，具有良好的降糖功效，主要用于缓解糖尿病患者多尿的症状。肾为先天之本，肾精充足则五脏六腑阴津充盛，水足则火灭，消渴则除；肾主骨，滋补肾阴又可防治糖尿病骨质疏松症。滋补肾阴，填精益髓对上、中、下三消都有助益，可缓解糖尿病阴虚症状。现代药理研究表明上述药物能改善糖尿病大鼠症状，显著降低血糖及糖化血红蛋白浓度，对糖尿病大鼠肾病、心肌炎具有改善作用。

（三）滋养气血，兼顾安神

杨文辉教授敢于用人参、熟地黄、黄精、黄芪之类的甘味药治疗正气亏虚、精血不足之糖尿病。他认为甘味药不等同于含糖量高，甘味药能补、能缓、能和，有补益扶正、缓急止痛、调和药性的作用。且甘能生津，对糖尿病津亏燥热的本质有针对性治疗作用。针对糖尿病之阴虚热盛证，杨文辉教授亦选用阿胶，阿胶配伍黄连、黄芩是黄连阿胶汤的主药，功效滋阴降火安神，对糖尿病及糖尿病并发失眠有良好的治疗效果。

（四）辄取背俞，活用针灸

背俞穴是五脏六腑之气输注于背部的腧穴，属足太阳膀胱经。背俞穴全部分布于背部足太阳经第一侧线上，即后正中线（督脉）旁开 1.5 寸处。背俞穴与相应脏腑位置的高低基本一致。背俞穴不仅可以治疗相应脏腑病，还可治疗与该脏腑有相关联系的五官病、肢体病。杨文辉教授认识到，选取相应的脏腑背俞穴及足太阴、足少阴经穴，可以清肺润燥、健脾生津、滋补肾阴治疗糖尿病，还可治疗许多糖尿病并发的失眠。故杨文辉教授在治疗糖尿病的过程中非常重视背俞穴及足太阴、足少阴经穴的运用，他总结多年的经验，制定出以背俞穴为主的处方，供临床操作使用。穴位处方：胃脘下俞、肺俞、脾俞、肾俞、太溪、三阴交。胃脘下俞是治疗糖尿病的经验效穴；肺俞、脾俞、肾俞分别为肺、脾、肾的背俞穴，能清肺润燥，健脾生津，滋补肾阴，以应上、中、下三消；太溪为肾经原穴，三阴交为肝、脾、肾三经交会穴，可补肝肾、清虚热。

二、治疗方案

（一）中药治疗方案

1. 肺热津伤证

临床表现：口渴多饮，口舌干燥，尿频量多，烦热多汗，舌边尖红，苔薄黄，脉洪数。

治则：清热润肺，生津止渴。

选方：消渴方加减。若烦渴不止，小便频数，而脉数乏力者，为肺热津亏，气阴两伤，可选用玉泉丸或二冬汤。玉泉丸中，以人参、黄芪、茯苓益气，天花粉、葛根、麦冬、乌梅、甘草等清热生津止渴。二冬汤中，重用人参益气生津，天冬、麦冬、天花粉、黄芩、知母清热生津止渴。二方同中有异，前者益气作用较强，而后者清热作用较强，可根据临床需要选用。

2. 胃热炽盛证

临床表现：多食易饥，口渴，尿多，形体消瘦，大便干燥，苔黄，脉滑实有力。

治则：清胃泻火，养阴增液。

选方：玉女煎加减。大便秘结不行，可用增液承气汤润燥通腑，"增水行舟"，待大便通后，再转上方治疗。本证亦可选用白虎加人参汤。方中以生石膏、知母清肺胃，除烦热；人参益气扶正；甘草、粳米益胃护津，共奏益气养胃、清热生津之效。

3. 气阴亏虚证

临床表现：口渴引饮，能食与便溏并见，或饮食减少，精神不振，四肢乏力，体瘦，舌淡红，苔白而干，脉弱。

治则：益气健脾，生津止渴。

选方：七味白术散加减。肺有燥热加地骨皮、知母、黄芩清肺；口渴明显加天花粉、生地黄养阴生津；气短汗多加五味子、山茱萸敛气生津；食少腹胀加砂仁、鸡内金健脾助运。

4. 肾阴亏虚证

临床表现：尿频量多，混浊如脂膏，或尿甜，腰膝酸软，乏力，头晕耳鸣，口干唇燥，皮肤干燥，瘙痒，舌红苔少，脉细数。

治则：益气滋阴，固肾止渴。

选方：消渴方。糖尿病的基本病机为阴虚燥热，阴虚为本，燥热为标，燥热消灼真阴，迁延日久，阴损及阳，呈现气阴两伤之证。方中山药、太子参益气滋阴，补脾固肾，为君药。石斛、麦冬、熟地黄、玄参滋阴生津，芡实、山茱萸助君药固肾止渴，为臣药。苦瓜干、白花蛇舌草味苦清热坚阴，且现代研究发现其有降糖良效，于糖尿病最宜。

5. 阴阳两虚证

临床表现：小便频数，混浊如膏，甚至饮一溲一，面容憔悴，耳轮干枯，腰膝酸软，四肢欠温，畏寒肢冷，阳痿或月经不调，舌苔淡白而干，脉沉细无力。

治则：滋阴温阳，补肾固涩。

选方：金匮肾气丸加减。尿量多而混浊者，加益智仁、桑螵蛸、覆盆子、金樱子等益肾收涩之品；身体困倦，气短乏力者，可加党参、黄芪、黄精以补益正气；阳痿加巴戟天、淫羊藿、肉苁蓉；阳虚畏寒者，可酌加鹿茸粉 0.5g 冲服，以启动元阳，助全身阳气之生化。

（二）针灸治疗方案

以背俞穴为主的针药结合治疗

治则：养阴生津，清热润燥。

针灸选穴：胃脘下俞、肺俞、脾俞、肾俞、太溪、三阴交。

辨证加减：肺燥津伤配太渊、少府；胃热津伤配内庭、地机；肾阴亏虚配复溜、太冲；阴阳两虚配关元、命门；上肢疼痛或麻木配肩髃、曲池、合谷；下肢疼痛或麻木配风市、阳陵泉、解溪；皮肤瘙痒配风池、曲池、血海。

操作：肾俞、太溪行三才单式补泻手法之提插补法，其余主穴行平补平泻法。阴阳两虚者可配合灸法。

三、案例精选

【初诊】陈某，男，64 岁。2021 年 5 月 25 日。

主诉：反复口干多饮 8 年，加重伴睡眠困难 2 周。

病史：自述确诊为 2 型糖尿病 10 年，平素服用格列齐特每次 2 粒，每日 2

次，阿卡波糖每次2粒，每日3次，血糖控制不佳，空腹血糖徘徊于8~10mmol/L，餐后血糖12~14mmol/L。当日随机查血糖14.4mmol/L，糖化血红蛋白12.6%，患者诉平日在外就餐多，饮食不规律，每周饮酒2~3次，现口干欲饮，因近日经营亏损，心情不畅难以入睡。舌红，苔黄腻，脉沉弦。

中医诊断：消渴（阴虚燥热，肝郁气滞证）。

西医诊断：2型糖尿病。

经络诊察：足厥阴肝经、足太阴脾经异常。

选经：足太阳膀胱经、足太阴脾经、足厥阴肝经、足少阴肾经。

选穴：胃脘下俞、肺俞、脾俞、肾俞、太溪、三阴交。

针刺操作：肾俞、太溪行三才单式补泻手法之提插补法，其余主穴行平补平泻法。阴阳两虚者可配合灸法。

用药：消渴方加减。太子参30g，山药15g，熟地黄15g，麦冬15g，玄参15g，五味子10g，山茱萸12g，石斛12g，苦瓜干15g，甘草5g，黄连15g，郁金10g，香附10g，酸枣仁15g，首乌藤15g，葛花15g。

【二诊】诉口干症状缓解，睡眠好转。查随机血糖12.8mmol/L，舌红，苔白，脉沉弦。上方减葛花，加阿胶10g，黄连加量至20g。嘱患者戒酒，规律饮食，适当运动。

选经：足厥阴肝经、足少阴肾经。

选穴：胃脘下俞、肺俞、脾俞、肾俞、太溪、三阴交。

针刺操作：患者肝气渐舒，肾精亏虚之相逐渐显露。根据三才单式补泻手法，足少阴肾经腧穴针刺时行提插补法；针刺足厥阴肝经及督脉穴位时行平补平泻提插法。

用药：同上方。

【三诊】诉近来精神状况良好。查随机血糖12.0mmol/L，糖化血红蛋白10.8mmol/L，舌淡红，苔白，脉沉。调整黄连为15g，减去郁金、香附、酸枣仁、首乌藤，加荷叶20g。考虑患者疾病趋向好转，继续之前治疗方案，穴位加命门、腰阳关、腰段夹脊穴。

【四诊】上症均有好转。针药结合方案同前。

患者历经近2个月治疗，能坚持服从医嘱，共诊7次，属显效。

【医案解读】患者有饮酒史，且有口干症状，故一诊重用葛根解酒毒、止口渴，如无饮酒史，且无明显口干症状，可用葛根15g，辨证加用郁金、香附疏肝解郁，酸枣仁、首乌藤宁心安神。血糖较高且控制较差，故二诊时加大黄连用量，黄连降糖作用较强，血糖控制不佳的患者可加大用量。三诊时血糖控制可，且考虑到黄连苦寒有碍脾胃，减至 15g，并去掉其他无关药物，因天气炎热故加荷叶 20g 消暑。

针药结合治疗糖尿病务必做好辨证，并在同一治则下遣方用药和辨经用穴。充分运用好穴位的双向调整功能，把握好针灸补泻功能。

第五节　消化系统疾病

胃痛

胃痛是指上腹胃脘部近心窝处发生的疼痛，亦称"胃脘痛"。临床表现以上腹胃脘部疼痛为主症，可表现为隐痛、胀痛、闷痛、刺痛、灼痛等不同性质的疼痛，常伴有脘腹胀满痞闷、吞酸嘈杂、恶心呕吐、食纳减少等症状。西医学中，胃痛多见于急慢性胃炎、胃及十二指肠溃疡、功能性消化不良等疾病。调查显示，慢性胃炎在各种胃病中居于首位，约占接受胃镜检查患者数量的80%~90%，且慢性胃炎中主要临床症状表现为上腹胃脘部疼痛的患者最多，占有症状患者的 52.9%，以上腹痛为标准的消化不良患病率为 7%~45%。幽门螺杆菌感染是上腹胃脘部发生疼痛的重要原因，心理及饮食因素也对其发病影响较大。目前西医对胃痛的常规治疗是去除病因、缓解症状和改善胃黏膜炎性反应，采用促动力剂、抑酸剂及 Hp 根除性治疗。这些治疗虽然可有效缓解症状，但容易复发，且仍有很大一部分患者对以上治疗无反应或出现严重的不良反应，如长期使用 PPI 可能会导致呼吸道及胃肠道感染、营养素缺乏、胃底腺息肉、骨质疏松等。

一、特色诊疗思路

杨文辉教授认为胃痛的发生，多由饮食不节、情志失调、感受外邪或先天不足导致，与气滞血瘀、食积、痰浊凝滞等密切相关，最终导致"不通则痛""不荣则痛"而发病。虽病变部位在胃，但与肝、脾密切相关，肝郁脾虚是其发病关键，病性多虚实夹杂。在该病的治疗中，杨文辉教授坚持针药并用，积累了非常丰富的经验，以下详述其主要理念。

（一）肝脾同治，以调代补

《素问·保命全形论篇》指出"土得木则达"。肝主疏泄，调畅气机，若肝气不舒，则气机郁滞，横逆犯胃，胃失和降。《金匮要略》言"四季脾旺不受邪"。

脾主水谷，脾气散精于上，水谷精微才能转输于全身，若失其职，或见脾虚湿盛，或见中气下陷，故杨文辉教授在治疗时以四君子汤加减，以健脾补气，助运和中，加用柴胡、木香、枳实、厚朴等疏肝理气、调畅气机。此外，杨文辉教授认为随着生活条件的改善，单纯虚证已不多见，临床上多见虚实夹杂之证。不轻易使用过于滋补的贵细药材，以免过度补益使胃气壅滞，痞满加剧。应"以调代补"，即运用通、运、化、疏之法调理脾胃，代替补益脾胃以达到健运的目的。治疗上先用消食导滞配合芳香化湿之品运脾开胃；结合临床辨证运用健脾化湿法、芳香化湿法、行气化湿法等，兼以理气活血之法，调畅气机，健运脾胃。

（二）重在温通，突出灸法

《医学入门·针灸》指出："凡病药之不及，针之不到，必须灸之。"《本草纲目》中言"灸之则透诸经而治百种邪，起沉疴之人为康泰，其功亦大矣"。灸法所用的艾叶性辛烈，归肝、脾、肾经，具有纯阳散寒之性，可温通十二经脉、祛除阴寒、温补元阳、调和气血以止痛。由于工作学习原因及饮食习惯的改变，人们常不规律进食或嗜食生冷，导致脾胃受损，故治疗当重在温通以补虚，突出灸法。艾灸之热力可直达病所，温补脾胃阳气，进而恢复脾胃升降枢纽，中焦气机阻滞得以解除。

二、治疗方案

（一）中药治疗方案

1. 寒邪客胃证

临床表现：胃痛暴作，疼痛较剧，恶寒喜暖，得温痛减，遇寒痛甚，口不渴，有感寒或食冷病史，舌苔薄白，脉弦紧或沉紧。

治则：散寒止痛。

选方：良附丸加味。杨文辉教授认为若病情较轻，可采用局部温灸法即可快速缓解疼痛。若寒邪较重，可温针灸与良附丸相结合以散寒理气止痛。本方由高良姜、香附、肉桂、公丁香、干姜、吴茱萸、藿香、砂仁组成。

2. 饮食积滞证

临床表现：胃痛拒按，脘腹胀满，嗳腐吞酸，或呕吐酸腐食物，吐后痛减，不思饮食，或大便不通。舌苔厚腻，脉滑。

治则：消食导滞。

选方：保和丸。本方以山楂为君，臣以神曲、莱菔子，可消一切饮食积滞。

佐以半夏、陈皮行气消滞，和胃止呕；茯苓健脾利湿止泻；再佐以苦而微寒之连翘，可助消积，清食积之热。保和丸由山楂、神曲、莱菔子、半夏、陈皮、茯苓、连翘组成。

3. 肝气犯胃证

临床表现：胃脘胀痛，脘痛连胁，嗳气频频，嗳气、矢气则痛舒，每因情志不畅而诱发，心烦易怒，胸闷叹息，舌苔薄白，脉弦。

治则：疏肝理气。

选方：柴胡疏肝散加减。本方有疏肝理气之效，由柴胡、香附、川芎、陈皮、白芍、枳壳、甘草组成。疼痛较著者，可加用金铃子散、郁金、青木香等，增强理气止痛之功。若日久化火，出现心烦、口苦、苔黄、脉数者，可加用栀子、黄芩、牡丹皮等，以清肝泻火。

4. 胃络瘀阻证

临床表现：胃脘部刺痛，痛势较剧，痛有定处，按之痛甚，入夜痛甚，甚者出现呕血或黑便，舌紫暗或有瘀斑，脉弦细涩。

治则：活血化瘀。

选方：失笑散合丹参饮加减。失笑散活血化瘀，散结止痛；丹参饮调气化瘀，两方合用调气活血，散结化瘀以止胃痛。失笑散由蒲黄、五灵脂组成；丹参饮由丹参、檀香、砂仁组成。

5. 脾胃虚寒证

临床表现：胃脘隐痛，空腹痛甚，得食则缓，劳累、受凉后疼痛发作或加重，喜按喜温，泛吐清水，纳差，大便溏薄，四肢不温，神疲倦怠，舌淡苔白，脉沉细无力。

治则：温中补虚。

选方：黄芪建中汤加减。本方在小建中汤的基础上加用黄芪，补气之力为著，可温中补气，和里缓急。黄芪建中汤由桂枝、甘草、大枣、白芍、生姜、饴糖、黄芪组成。

6. 胃阴亏虚证

临床表现：胃脘隐痛，嘈杂，似饥而不欲食，口干咽燥，大便干结。舌红少津或少苔，脉细。

治则：养阴益胃。

选方：益胃汤加减。重用生地黄、麦冬养阴清热、润燥生津为君药；北沙参、玉竹为臣以助生地黄、麦冬养阴生津之功；少佐冰糖濡养肺胃，调和诸药。

（二）针灸治疗方案

杨文辉教授在胃痛的治疗上主要采用特定穴针法、杨氏灸法等特色针灸方法，并结合具体辨证论治辅以选穴。详细治法如下。

1. 以胃的募穴、下合穴为主治疗胃痛

治则：和胃止痛。

针灸选穴：中脘、足三里、内关、公孙。

辨证加减：寒邪客胃配梁丘、胃俞；饮食积滞配下脘、天枢、梁门；肝气犯胃配期门、太冲；胃络瘀阻配膈俞、三阴交；脾胃虚寒配脾俞、气海、关元；胃阴亏虚配胃俞、内庭。

操作：毫针常规针刺，急性胃痛每日1~2次，慢性胃痛每日或隔日1次，每次留针30分钟。

2. 艾灸腹部治疗胃痛

治则：温煦元阳。

针灸选穴：中脘、神阙、气海、关元。

辨证加减：阴虚可加温灸太溪、涌泉，引火归原。

操作：将3~4根约3cm长的艾条点燃放入艾灸盒，待艾条燃起后将艾灸盒置于患者的腹部，并用毛巾包裹艾灸盒周围防止热量散发，温度以舒适、温热、患者可耐受、皮肤潮红为度。对于太溪、涌泉，医者手持艾条距离穴位2~3cm处做温和灸法。

三、案例精选

【初诊】白某，女，24岁。2012年2月5日。

主诉：间断性胃脘部疼痛2年余。

病史：患者自述间断性胃脘部疼痛已2年余，既往疼痛时口服西药复方氢氧化铝片可稍缓解。近3个月来疼痛较前频繁，每因饮食凉物、工作劳累后发作。曾于外院行胃镜检查提示浅表性胃炎。现胃脘部疼痛，痛处喜温喜按，嗳气，纳差，大便稀溏，精神疲惫，舌体胖大，边有齿痕，苔薄白，脉沉细无力。

中医诊断：胃痛（脾胃虚寒证）。

西医诊断：慢性浅表性胃炎。

经络诊察：足阳明胃经异常。

选经：足阳明胃经、任脉、足太阳膀胱经。

选穴：足三里、中脘、气海、关元、脾俞、胃俞。

针灸操作：毫针常规针刺。针刺结束后，进行艾灸，操作如上文"针灸治疗方案"中所述。

用药：黄芪建中汤加减。

【二诊】患者诉胃痛已止，饮食增加，精神可，但仍时有嗳气，大便时溏，舌体边有齿痕，苔薄白，脉弦。

选经：足阳明胃经、任脉、足太阳膀胱经、足厥阴肝经。

选穴：足三里、中脘、气海、关元、脾俞、胃俞、太冲。

针灸操作：同前。

用药：前方基础上加用柿蒂。

【三诊】患者诉未再胃痛，胃纳可，嗳气已消，大便正常。舌边稍有齿痕，苔薄白，脉弦。针药结合，方案同前。

患者历经 2 周治疗，较配合，脾胃已健，纳运可，共诊 3 次，属有效。

【医案解读】患者青年女性，病程较长，结合症状、体征及辅助检查，诊断为慢性浅表性胃炎，属中医"胃痛"范畴。患者长于岭南地区，多受湿邪所扰，素体脾胃虚弱，又因平素喜食生冷寒凉之品，耗伤中焦阳气，导致中焦虚寒，胃失温养，发为胃痛。以胃的募穴、下合穴为主行针灸治疗配合中药方剂，可达温中健脾、和胃止痛之效。

针药结合治疗胃痛务必做好辨证，在同一治则下遣方用药和辨经取穴，并充分运用好穴位的双向调整功能，把握好针灸补泻。

呕吐

呕吐是指由于胃失和降、胃气上逆，迫使饮食、痰涎等胃中之物从胃中上涌，自口吐出的病证。任何有损于胃，导致胃气上逆的病证，皆可引起呕吐。前人将呕与吐进行了区别，一般以有物有声谓之呕，有物无声谓之吐，无物有声谓之干呕，合称为呕吐。临床上呕与吐经常同时发生，难以截然分开，故统称为"呕吐"。

一、特色诊疗思路

杨文辉教授认为，此病病因多端，其病性虚实可以相互转化与兼夹。临床上常见外邪犯胃、食积内停、痰饮内阻、肝气犯胃、脾胃阳虚、胃阴亏虚等证型。在该病的治疗中杨文辉教授坚持针药并用，积累了非常丰富的经验，以下详述其主要理念。

（一）调理脾胃，疏肝理气

杨文辉教授重视辨证论治，认为呕吐的发生与其他疾病一样，病理性质离不开虚实这两方面。呕吐的病位主要在胃，与肝、胆、脾功能失调密切相关，本病病机为胃失和降，胃气上逆。实证因外邪、食滞、肝郁、痰饮等实邪犯胃所致，胃气痞满，升降失常，气逆而上而呕吐；虚证为脾胃气阴亏虚，运化失常而致。一般初期以实证为主，若呕吐日久，损伤脾胃，可由实转虚。也可因脾胃素虚，受饮食所伤而出现虚实夹杂之证。呕吐病性的虚实可相互转化与兼夹，故临床上应根据情况详加辨别。

此外，杨文辉教授认为肝主疏泄，可助脾胃调节升降功能，若因情志所伤，导致肝气郁结，或气郁化火，肝气犯胃，胃气上逆，亦可致呕吐，临床上应注意叮嘱患者做好情志调护。

（二）活用三才补泻手法

呕吐病位在胃，与脾、大小肠相关。三才提插补泻手法渊源于《金针赋》，它把人体各穴位从浅层到深层分别制定为天、地、人三部分。此穴位分层进行针刺的方法与古代的"三刺"大致相同，后代逐渐发展为"三进一退""三退一进"的补泻手法。杨文辉教授在长期临床实践中发现这种按分层针刺的方法对胃肠道疾病患者具有较好的疗效。根据病情进行补泻可调节胃肠电波，调和阴阳，改善胃肠功能。

二、治疗方案

（一）中药治疗方案

1.外邪犯胃证

临床表现：突然呕吐，频频泛恶，胸脘满闷，伴有发热恶寒，头身疼痛，或曾有外感病史，舌苔白腻，脉濡。

治则：解表疏邪，芳香化浊，降逆止呕。

选方：藿香正气散加减。本方由藿香、白芷、紫苏、大腹皮、厚朴、茯苓、半夏、白术、陈皮、桔梗、甘草、生姜组成。藿香、白芷、紫苏辛温散寒，芳香化浊；半夏、陈皮、大腹皮、厚朴降逆和胃止呕；白术、茯苓、甘草化湿健脾；桔梗宣肺利膈，解表化湿；生姜温中和胃止呕。

2.食积内停证

临床表现：呕吐酸腐，或吐出未消化的食物，脘腹胀满，嗳气厌食，得食愈甚，吐后反快，大便溏泄或秘结，排便不畅，气味臭秽。多有暴饮暴食史。苔厚腻，脉滑实有力。

治则：消食化滞，和胃降逆。

选方：保和丸加减。本方由山楂、神曲、莱菔子、茯苓、半夏、陈皮、连翘组成。方中山楂、神曲、莱菔子消食和胃；半夏、陈皮、茯苓理气和胃，降逆止呕；连翘散结清热。山楂可消除油腻肉积；神曲消酒食陈腐之积；莱菔子消面食痰浊之积。若因酒食而致的呕吐，可加葛花、豆蔻，重用神曲；因食鱼、蟹而吐者，可加苏叶、生姜；因豆制品而吐者，可加生萝卜汁。

3. 痰饮内阻证

临床表现：呕吐清水痰涎，或胃中辘辘有声，胸脘痞闷，纳食欠佳，头眩心悸，或体形逐渐消瘦，舌苔白滑而腻，脉滑。

治则：温化痰饮，和胃降逆。

选方：小半夏汤合苓桂术甘汤加减。小半夏汤是由半夏、生姜所组成；苓桂术甘汤由茯苓、白术、桂枝、甘草所组成。前方出自《金匮要略》，为治疗痰饮呕吐的基础方，以和胃降逆止呕为主；后方为化饮剂，全方药性温而不燥，可温阳健脾以助化饮。若症见脘腹胀满、苔厚腻，可去白术，加苍术、厚朴；症见脘闷不欲食，可加砂仁、白豆蔻；胸膈烦闷、口苦、眠差、恶心欲呕，可去桂枝，加黄连、陈皮、竹茹。

4. 肝气犯胃证

临床表现：呕吐吞酸，或干呕泛恶，胸胁胀痛，烦闷不舒，嗳气频繁，每因情志不调而发作或加重；舌边红，苔薄腻或薄黄，脉弦。

治则：疏肝和胃，降逆止呕。

选方：四七汤加减。本方由半夏、厚朴、茯苓、苏叶、生姜、大枣所组成。方中半夏、生姜降逆化痰，和胃止呕；厚朴、苏叶理气宽中；茯苓健脾化痰祛湿；大枣养血柔肝。若胸胁部胀满疼痛较严重，可加川楝子、郁金、香附、柴胡；症见呕吐酸水、心烦口渴，可加山栀子、黄连等；若兼见胸胁刺痛，或呕吐不止，诸药无效，舌见瘀斑者，可酌加桃仁、红花。

5. 脾胃阳虚证

临床表现：饮食稍多即易呕吐，时发时止，胸脘满闷，不思饮食，面色㿠白，倦怠乏力，四肢不温，口干而不欲饮或喜热饮，大便溏薄，舌质淡，苔薄白，脉濡弱。

治则：温中健脾，和胃降逆。

选方：理中丸加减。本方出自《伤寒论》，由人参、白术、干姜、甘草所组成。方中干姜药性辛热，温中祛寒；人参益气健脾，以助运化；白术健脾燥湿；炙甘草益气和中，调和诸药。四药合用，可治由于脾胃虚寒，运化失职而致的呕吐。若呕吐较严重者，可加半夏、砂仁；如若呕吐清水不止，可加吴茱萸、生姜；若久呕而不止、呕吐物完谷不化、汗出肢冷、腰膝酸软、舌淡胖，可加制附子、肉桂等。

6. 胃阴亏虚证

临床表现：呕吐反复发作，或时作干呕，胃中嘈杂，口燥咽干，似饥而不欲食，舌红少津，脉细数。

治则：滋养胃阴，和胃降逆。

选方：麦门冬汤加减。本方由人参、麦冬、半夏、粳米、大枣、甘草所组成。方中人参、麦冬、粳米、大枣、甘草滋养胃阴；半夏降逆下气，化痰止呕。若呕吐较严重，加竹茹、枇杷叶；若有口干、舌红，热较甚者，可加黄连；大便秘结，可加瓜蒌仁、郁李仁、火麻仁润肠通便；若伴倦怠乏力、纳差舌淡，加太子参、山药、薏苡仁。

（二）针灸治疗方案

杨文辉教授治疗呕吐主要采用三才单式补泻手法、杨氏灸法等特色针灸方法，结合具体辨证论治辅以选穴。详细治法如下。

三才单式补泻手法治疗呕吐

治则：和胃降逆，理气止呕。

针灸选穴：以足阳明经、手足厥阴经穴为主。中脘、内关、足三里、太冲。

辨证加减：寒邪犯胃者加胃俞、上脘；饮食停滞者加梁门、天枢；痰饮中阻者加膻中、丰隆；肝气犯胃者加合谷、期门；脾胃寒虚者加脾俞、胃俞、神阙。

操作：各腧穴均可常规针刺。脾胃虚寒及胃阴亏虚者行针刺后，在肢体腧穴上行三才单式补泻手法之提插补法，在天部（深度约0.5寸）重插轻提；出针后可在肢体穴位上施行小艾炷压灸，每次施灸至少3~5壮。外邪犯胃、饮食停滞、痰饮内阻、肝气犯胃者以针刺为主，在相应肢体腧穴上行三才单式补泻手法之提插泻法，在地部（深度1~1.5寸）重提轻插；手法频率4~8次/分，视患者病情及接受程度调整刺激时长。行针法补泻后留针30分钟。

三、案例精选

【初诊】陈某，女，43岁。2017年5月6日。

主诉：恶心呕吐 1 天。

病史：患者体形肥胖，近日因工作压力大，喜进食肥甘厚味之物及饮用大量酒精，昨日出现上腹不适，呕吐酸腐，恶心反胃，不欲食。既往有慢性胃炎病史 1 年，平素饮食不规律。大便秘结，气味臭秽，小便尚调，纳眠差，舌苔厚腻，脉滑实。

中医诊断：呕吐（饮食停滞证）。

西医诊断：慢性胃炎急性发作。

经络诊察：足阳明经、手足厥阴经异常。

选经：足阳明经、手足厥阴经为主。

选穴：中脘、梁门、天枢、胃俞、内关、足三里、合谷、太冲。

针刺操作：依据三才单式补泻手法，患者呕吐酸腐、恶心反胃，针刺内关、中脘、太冲、胃俞、合谷穴时，行提插泻法，至患者自觉局部凉感或舒适为度；针刺其他穴位时，行平补平泻提插法。

用药：保和丸加减。

【二诊】患者自诉呕吐厌食、恶心反胃情况明显好转，时有脘腹胀满，口干不欲饮，头晕心悸，精神疲倦，胃纳一般，大便秘结，眠较差。舌苔白腻，脉沉滑。

选经：手足阳明经、手足厥阴经、督脉为主。

选穴：中脘、天枢、胃俞、脾俞、内关、公孙、合谷、太冲、足三里、丰隆。

针刺操作：患者体内食积渐消，尚有痰饮内阻。根据三才单式补泻手法，足阳明经腧穴针刺时行提插补法；针刺手足厥阴经及督脉穴位时行平补平泻提插法。

用药：小半夏汤合苓桂术甘汤加减。

【三诊】患者自诉恶心反胃、脘腹胀满好转，纳眠较前改善，偶有头晕心悸，舌苔腻，脉滑。考虑患者疾病趋向好转，继续之前的治疗方案，穴位加百会、心俞穴。

【四诊】上症均有好转，患者神清，纳眠可。针药结合，方案同前。

患者经过近 1 个月的治疗，较配合，能坚持服从医嘱，共诊 4 次属显效。

【医案解读】本案中患者是一位慢性胃炎急性发作的患者。因有慢性胃炎病史，故脾胃功能较弱。近日工作压力大，使肝气不舒，横逆犯胃，肝胃不和，加上饮食不节，食用肥甘厚腻及饮用酒精，导致食积内停，浊气上逆，出现呕吐酸腐、嗳气厌食等症状。按照杨文辉教授针药结合治疗呕吐的理论思想，考虑患者有慢性胃炎病史，且素体肥胖，脾胃素虚，运作无力，当饮食不节时痰饮内生，属本虚标实，故分期论治。先消食化滞，和胃降逆，再健脾益气，温中化饮。前期以针刺为主，在内关、中脘、太冲、胃俞、合谷穴等处重用泻法，加强消食化滞、疏利气机、降逆和胃功效；中后期食积消退，本虚渐露，则以公孙、脾俞、丰隆等穴加强健脾和胃、温中化饮之功。中药使用半夏、生姜、茯苓、白术、桂枝、甘草等药，针药结合使食积得消，恢复脾胃运化功能以化饮，双管齐下，加速了疾病的治愈进程。

针药结合治疗呕吐务必做好辨证，在同一治则下遣方用药和辨经用穴。充分运用好穴位的双向调整功能，把握好针灸补泻。

泄泻

泄泻，指的是以排便次数增多，粪质清稀，甚至如水样或便下完谷不化为特征的疾病。在西医学中，未明确病因的泄泻被统称为腹泻，是消化系统常见疾病之一，其病因涉及急性胃肠炎、慢性结肠炎、直肠脱垂、肠易激综合征、营养不良综合征、消化道肿瘤等多种疾病，在现代医学中多采用对症治疗的思路以控制症状。

一、特色诊疗思路

杨文辉教授认为，夏秋季节是本病的发病高峰时节，泄泻之病因病机与脾胃相关，其常因感受外邪、饮食不节、素体虚弱等病因损伤脾胃，使脏腑阴阳气血津液平衡失调，脾胃运化失司，肠道传导功能失常，水谷不能转化为津液，反转为湿邪，清浊俱下而成。在该病的治疗中杨文辉教授坚持针药并用，积累了非常丰富的经验，以下详述其主要理念。

（一）重补脾肾，培元固本

杨文辉教授认为，泄泻的发病和其他疾病一样，不外乎内因和外因两方面。泄泻的病位主要在大肠，与脾、胃、肝、肾功能失调密切相关。引起泄泻的内因主要有脾虚湿困、肝气乘脾、肾气不固等。肾储藏先天之精，而脾为后天之本，气血生化之源，一旦肾精亏耗、脾胃受损，则精血不足，髓海失于濡养，新病时肝气乘脾，久病时肝木随之衰竭，出现肝肾亏损而导致"五更泄泻"的症状。因此，治疗泄泻应注重补益脾肾，固护精血，加以疏肝理气，调畅气机，通调水道，达到止泻的目的。

此外，长期饮食失调，劳倦内伤，久病缠绵，均可致脾胃虚弱，中阳不健，运化无权，不能受纳和运化水谷精微，从而清气下陷，水谷糟粕混夹而下。久病之后，肾阳受损，或年老体弱，阳气缺乏，命门火衰，不能助脾胃运化、腐熟水谷，水谷不化，而为泄泻。故补益脾肾时还应注重培元固本，使气血生化有源，巩固疗效。

（二）祛除外邪，兼以理气

在实际应用中，外邪侵袭也是导致泄泻的常见病因之一。狭义的外邪有感受暑、湿、热邪，广义的外邪还应包括饮食不节而引入的邪气。脾喜燥而恶湿，湿邪困阻脾阳，影响脾之运化，使水谷混杂而下导致泄泻。而寒邪和暑热之邪，既可侵袭皮毛肺卫，又可从表入里，损伤脾胃，使脾运失职，升降失司，清浊不分，发生泄泻。误食不洁之物，使脾胃受伤；或饱食过量，宿食内停；或过食肥甘厚味，湿热内生；或恣啖生冷，寒食交阻，气机失调，均使脾胃运化失健，传导失职，升降失调，水谷化为湿滞而为泄泻。故治疗泄泻时应注重祛除外邪，调畅气机，使水液输布均匀。

二、治疗方案

（一）中药治疗方案

1.脾虚湿困证

临床表现：时泻时止，大便稀薄，或水样，精神萎靡，面色微黄，神疲乏力，舌淡，苔薄白，脉细无力。

治则：健脾益气，化湿止泻。

选方：参苓白术散加减。方以莲子肉、薏苡仁、砂仁、桔梗、白扁豆、甘草、白术、山药、茯苓、人参构成，本方为四君子汤加山药、莲子、白扁豆、薏苡仁、砂仁、桔梗而成。四君子汤以补气为主，为治脾胃气虚的基础方。其前三味为人参、白术、茯苓，人参补五脏气，白术健脾燥湿，茯苓健脾利湿，脾气得充，脾湿得除。山药补脾养胃，生津益肺，补肾涩精；莲子肉养心，益肾，补脾，二药共助上三味健脾益气，兼能补肺益肾、止泻。白扁豆健脾化湿，薏苡仁健脾渗湿，兼能止泻、清热排脓，二药共助白术燥湿、茯苓利湿，让湿气从二便而去。砂仁不仅醒脾，还和胃化滞。桔梗利肠胃，补血气，宣肺祛痰。甘草，健脾和中，调和诸药。全方补中气，渗湿浊，行气滞，使脾气健运，湿邪得去。

2.肾气不固证

临床表现：黎明时腹中作痛，泄泻，泻后则安，消化不良，大便不成形伴不消化食物，四肢发冷，腰膝酸软，神疲乏力，小便清长，夜尿频多，舌淡，苔薄白，脉弱。

治则：补肾固气，益肾止泻。

选方：四神丸加减。本方是《普济本事方》二神丸和五味子散二方组合而成，主要共四味药：肉豆蔻、补骨脂、五味子、吴茱萸。本方中重用补骨脂辛苦大温，补命门之火，以温养脾土，《本草纲目》称其"治肾泄"，为主药；肉豆蔻辛温，温脾暖胃，涩肠止泻，配合补骨脂，则温肾暖脾，固涩止泻之功相得益彰，故为臣药；五味子酸温，固肾益气，涩精止泻，吴茱萸温暖脾胃，辛苦大热，以散阴寒，共为佐药；大枣补脾养胃，生姜温胃散寒，共为使药。

3. 肝气乘脾证

临床表现：肠鸣腹痛，大便泄泻，泻必腹痛，泻后痛缓，情绪变化激动时发生泄泻，平时精神抑郁或性格急躁，舌苔薄白，脉两关不调，左弦而右缓者。

治则：抑木扶土，健脾止泻。

选方：痛泻要方。本方由炒白术、炒白芍、炒陈皮、防风四味组成，出自《景岳全书》，此方由白术、白芍、陈皮、防风组成。具有补脾柔肝，祛湿止泻之功，用于治疗脾虚肝郁之痛泻。症见肠鸣腹痛，大便泄泻，泻必腹痛，舌苔薄白，脉两关不调，左弦而右缓。方中诸药相配，健肝益脾，痛泄自愈，故名痛泄要方。

4. 饮食停滞证

临床表现：腹痛肠鸣，泻后痛减，泻下粪便臭如败卵，夹有不消化之物，伴见脘腹痞满，嗳腐酸臭，不思饮食。

治则：消食导滞。

选方：保和丸加减。本方治证为食积内停所致。处方由山楂、神曲、半夏、茯苓、陈皮、连翘、莱菔子构成，《素问·痹论篇》说："饮食自倍，肠胃乃伤。"由于饮食失节，暴饮暴食，而致食积内停，气机阻滞，脾胃升降失司，故脘腹胀满，嗳腐吞酸，恶食呕逆，大便泄泻。治宜消食化滞，理气和胃。方中重用山楂，能消一切饮食积滞，尤善消肉食油腻之积，为君药。神曲消食健脾，善化酒食陈腐之积；莱菔子下气消食，长于消谷面之积，并为臣药。君臣相配，可消一切饮食积滞。

5. 湿热壅滞证

临床表现：腹痛即泻，泻下急迫，势如水注，或泻下不爽，粪色黄褐而臭，烦热口渴，小便短赤，肛门灼热，舌红，苔黄腻，脉濡数或滑数。

治则：清热利湿。

选方：葛根芩连汤加减。本方由葛根、黄芩、黄连、甘草等构成。重用葛根解肌发表以散热，升发脾胃清阳之气而止利，使表解里和；同时先煎而后纳诸药，俾"解肌之力优而清中之气锐"（《伤寒来苏集》）。以黄芩、黄连清热燥湿，厚肠止利，苦以坚阴。甘草和中，调和诸药。

6.寒湿停滞证

临床表现：泻下清稀，严重时如水样，腹痛伴有肠鸣，痞满，脘腹胀闷，食少，或者兼有外感症状，即恶寒发热，鼻塞头痛，肢体酸痛等症。舌薄白或白腻，脉濡缓。

治则：芳香化湿，解表散寒。

选方：藿香正气散加减。处方以大腹皮、白芷、紫苏、茯苓、半夏曲、白术、陈皮、厚朴、苦桔梗、藿香、甘草等药组成，方中主以藿香芳香化湿、理气和中兼能解表；辅以苏叶、白芷解表散寒而兼化湿滞，三药合用，解表化湿之功可相得益彰；佐以厚朴、大腹皮去湿消滞，半夏、陈皮理气和胃、降逆止呕；桔梗宣肺利膈；湿滞之成，乃由于脾不健运，脾运则湿可化，佐以茯苓、白术、甘草、大枣益气健脾，以助运化。

（二）针灸治疗方案

杨文辉教授在泄泻治疗上主要采用调神针法、艾灸法等特色针灸方法，结合具体辨证论治辅以选穴。详细治法如下。

针药结合治疗泄泻

治则：健脾益气，化湿止泻。

针灸选穴：处方一为天枢、上巨虚、阴陵泉、水分。处方二为神阙、天枢、足三里、公孙。

辨证加减：寒湿内盛配神阙；肠腑湿热配内庭、曲池；食滞肠胃配中脘；泻下脓血配曲池、三阴交、内庭。肝肾亏虚者加三阴交、肝俞、肾俞、太冲；脾气虚弱者加中脘补脾益气；肝气郁滞者加期门、膻中疏肝行气。（注：肝肾亏虚、脾胃虚弱者针灸并用、采用补法；肝气郁滞、痰浊蒙窍、瘀血阻窍者以针刺为主，先泻后补或平补平泻。）

操作：两组穴位交替使用。各腧穴均可常规针刺。肝肾亏虚、脾胃虚弱者行针刺后，在肢体腧穴上行提插补法，在天部（深度约0.5寸）重插轻提；出针后可在百会、大椎和肢体穴位上施行小艾炷压灸，每次施灸至少3~5壮。肝气郁滞者以针刺为主，行提插泻法，在地部（深度1~1.5寸）重提轻插。

三、案例精选

【初诊】白某，女，30 岁。2013 年 8 月 5 日。

主诉：大便次数增多 1 个月。

病史：患者近 1 个月常清晨 4~5 时腹中作痛，泄泻，泻后则安，伴消化不良、大便不成形，不消化食物，怀孕生产后平素怕冷，偶有腰膝酸软、小便清长，舌淡，苔薄白，脉弱。

中医诊断：泄泻（肾气不固证）。

西医诊断：腹泻。

经络诊察：手阳明大肠经、足少阴肾经、督脉异常。

选经：手阳明大肠经、足少阴肾经、督脉。

选穴：神阙、天枢、水分、曲池、足三里、公孙、然谷、命门。

针刺操作：患者平素怕冷，病证属虚，针刺腧穴时，行三才单式补泻提插补法，在天部（深度约 0.5 寸）重插轻提，至患者舒适为度。

用药：四神丸加减。

【医案解读】本案中患者是一位典型的因肾气不固导致的泄泻患者。怀孕生产后平时怕冷，四肢手脚常不温，偶有腰膝酸软、小便清长，结合舌脉，皆为肾气不固的表现。按照杨文辉教授针药结合治疗泄泻的理论思想，考虑患者为生产时损伤肾气，后无注意固护导致泄泻。针刺以补法为主，中药使用补骨脂、五味子等补益药，针药结合使水湿皆去，肾气得固。

针药结合治疗泄泻务必做好辨证，在同一治则下遣方用药和辨经用穴。充分运用好穴位的双向调整功能，把握好针灸补泻。

便秘

便秘是指在多种致病因素作用下，结肠、直肠、肛门的结构和功能发生改变，临床出现排便困难、排便减少、排便次数减少（每周排便 <3 次）或有排便不尽感及相关不适等主要表现的一类疾病。随着饮食结构改变、生活节奏加快和社会心理因素影响，慢性便秘的患病率呈上升趋势。相关研究显示，我国成人慢性便秘的患病率为 4%~6%，并随年龄增长而升高，60 岁以上人群慢性便秘患病率可高达 22%。女性患病率高于男性，男女患病率之比为（1∶1.22）~（1∶4.56）。便秘与肛门直肠疾病（如痔、肛裂、直肠脱垂等）关系密切。慢性便秘在结直肠癌、肝性脑病、乳腺疾病、阿尔茨海默病等疾病的发生中可能起重要作用。合并急性心肌梗死、脑血管意外等疾病时，过度用力排便甚至可导

致死亡。便秘影响患者的生存质量，部分患者滥用泻药或反复就医，增加了医疗费用。

一、特色诊疗思路

杨文辉教授认为，本病基本病机分为虚实两端。多由饮食不节、情志失调、年老体虚、病后、产后、药物等因素所致。如平素喜食辛辣厚味、煎炒酒食者，久之肠胃积热，耗伤津液；向来忧郁思虑或少动久坐者，久则气机郁滞，通降失常；素体虚弱，或病后、产后及年老体虚之人，阴虚不润，血虚不荣，阳虚不煦，久则气血阴阳俱亏，大便艰涩。其病位在大肠，与肺、脾、肾、肝相关。临床上常见肠道实热、肠道气滞、肺脾气虚、脾肾阳虚、津亏血少等证型。在该病的治疗中杨文辉教授坚持针药并用，积累了丰富的经验，以下详述其主要理念。

（一）明辨虚实，针药结合

杨文辉教授重视辨证论治，便秘治疗当分虚实而治，实证邪滞大肠，腑气不通。其原则以祛邪为主，根据实热、气滞之不同，分别施以泻热、理气之法，针刺以三才单式补泻手法之提插泻法为主，结合导滞之品，标本兼治，邪去便通。虚证肠失温润，推动无力，治以养正为先，针刺以三才单式补泻手法之提插补法为主，酌以杨氏灸法，依阴阳气血亏虚的不同，主用滋阴养血、益气温阳之法，酌用甘温润肠之药，标本兼治，正胜便通。虚实夹杂者，当攻补兼施。

（二）辄取俞募，通调腑气

俞募配穴法为前后配穴法的重要组穴方案代表。在临床治疗中，募穴多用来治疗六腑病证，背俞穴常可以反应脏腑功能的盛衰，用来诊察、治疗相应脏腑病证。天枢穴属足阳明胃经，为大肠募穴；关元穴为小肠募穴，与大肠募穴相配共助健脾和胃、调和肠腑之功；大肠俞是足太阳膀胱经穴，古今文献对其主治记载为"主肠鸣、腹胀、泄泻、便秘"等病证。另外，足三里穴、上巨虚穴分别为足阳明胃经、手阳明大肠经的下合穴，善治六腑病变，配合使用可畅通经络、调和气血，以上诸穴合用，再与汤剂共用，更有利于促进疾病恢复。杨文辉教授认为，在临床诊疗过程中，疾病的发生发展是极为复杂的，往往可见脏病及腑、腑病及脏、虚实并见、寒热错杂等，故可俞募同用，调理脏腑功能、调节寒热虚实，从而加强对疾病的治疗作用。

二、治疗方案

（一）中药治疗方案

1.肠道实热证

临床表现：大便干结，腹胀或痛，口干口臭，心烦不寐，或有身热，小便短赤，舌红，苔黄燥，脉滑数。

治则：泻热导滞，润肠通便。

选方：麻子仁丸。方中以火麻仁为君药，润肠通便，养血润燥；配伍杏仁润肠通便，且能降肺气，有助大肠之气通降；白芍敛阴养血，濡润肠道，并能缓急而止腹痛。大黄、厚朴、枳实（组成同小承气），行气泻热，泻下通肠。上述药物以白蜜为丸，一则白蜜质润可润肠通便，二则取其甘缓之性，缓和小承气泻下之力。制丸后药力更加缓和，加之服用时由小量开始，不效渐加，更体现出本方缓下之意。麻子仁丸由火麻仁、芍药、杏仁、大黄、厚朴、枳实组成。若津液已伤，可加生地黄、玄参、麦冬；若肺热气逆，咳喘便秘者，可加瓜蒌仁、紫苏子、黄芩；若兼郁怒伤肝，易怒目赤者，加服更衣丸；若燥热不甚，或药后大便不爽者，可用青麟丸；若兼痔疮、便血，可加槐花、地榆；若热势较盛，痞满燥实坚者，可用大承气汤。

2.肠道气滞证

临床表现：大便干结或不干，欲便不得出，或便而不爽，腹满胀痛，肠鸣矢气，嗳气频作，烦躁易怒或郁郁寡欢，纳食减少，舌苔薄腻，脉弦。

治则：顺气导滞，降逆通便。

选方：六磨汤。方中乌药辛温香窜，善理气机，能行气疏肝解郁，为主药。沉香下气降逆以平喘，"与乌药磨服，走散滞气"，为辅药。佐以槟榔辛温降泄，破积下气，协助主、辅药，则行气之中寓有降气之功，一则疏肝畅中而消痞满，二则下气降逆而平喘急，合成开散之峻剂。破气之品虽行滞散结之力彰，然易戕正气，故又佐木香、枳壳、大黄，不至行气太过，又可增强导滞之力。大黄、枳壳、槟榔三药合用以攻积导滞、通腑泄泻；木香、沉香、乌药疏肝行气、理气导滞。两组药物合用加强行气通便的功效。若腹部胀痛甚，可加厚朴、柴胡、莱菔子；若便秘腹痛，舌红苔黄，气郁化火，可加黄芩、栀子、龙胆草；若气逆呕吐者，可加半夏、陈皮、代赭石；若七情郁结，忧郁寡言者，加白芍、柴胡、合欢皮；若跌仆损伤，腹部术后，便秘不通，属气滞血瘀者，可加红花、赤芍、桃仁等药。

3. 肺脾气虚证

临床表现：大便并不干硬，虽有便意，但排便困难，用力努挣则汗出短气，便后乏力，神疲懒言，舌淡苔白，脉弱。

治则：补脾益肺，润肠通便。

选方：黄芪汤加味。方中黄芪为补气之要药，甘温入脾，上升清阳，补而不腻，生用通便效果更佳；陈皮可调畅气机，补益肠胃；火麻仁滋润补虚，润肠通便，协助通腑降浊；白蜜补中益气，调和诸药。全方升降有机，共奏补气通便之功。黄芪汤由黄芪、火麻仁、陈皮、白蜜组成。若乏力出汗者，可加白术、党参；若排便困难，腹部坠胀者，可合用补中益气汤；若气息低微，懒言少动者，可加用生脉散；若肢倦腰酸者，可用大补元煎；若脘腹痞满，舌苔白腻者，可加白扁豆、生薏苡仁；若脘胀纳少者，可加炒麦芽、砂仁。

4. 脾肾阳虚证

临床表现：大便干或不干，排出困难，腹中冷痛，得热则减，面色白，四肢不温，小便清长，舌淡苔白，脉沉迟。

治则：补肾温阳，润肠通便。

选方：济川煎。济川煎由当归、牛膝、肉苁蓉、泽泻、升麻、枳壳组成。方中以肉苁蓉为君，温肾填精，润肠通便；辅以当归、牛膝养血益阴，取"阴中求阳"之意，并能润肠通便；泽泻渗湿利浊，泻肾阳不足所生之肾浊；枳壳与升麻相配，入阳明经，枳壳下气宽肠，助燥结下行，升麻升提气机，清阳升而浊阴降，有"欲降先升"之意，升降相配、调畅气机而助大便下行。诸药相伍，既可温肾填精以治本，又可润肠通便以治标，未用泻下之品，而成通便之功。若寒凝气滞、腹痛较甚，加肉桂、木香；胃气不和，恶心呕吐，可加半夏、砂仁。

5. 津亏血少证

临床表现：大便干结，便如羊粪，形体消瘦，口干少津，眩晕耳鸣，腰膝酸软，心悸怔忡，两颧红赤，舌红少苔或舌淡苔白，脉弱。

治则：滋阴养血，润燥通便。

选方：润肠丸。润肠丸由当归尾、火麻仁、桃仁、羌活、大黄组成。本方所治乃风热内传大肠，或脾胃伏火，耗伤津液，肠燥失润之证，治宜润肠通便，疏风活血。方中当归尾、桃仁活血祛瘀，润肠通便；羌活疏风散邪；大黄内泻伏火燥热，破结通幽；火麻仁润燥滑肠，通便利窍。诸药合用，共奏润肠通便、疏风活血之功。杨文辉教授强调，亦可加秦艽、防风、皂角刺，以加强祛风除湿通便之力。若面白，眩晕甚，加玄参、何首乌、枸杞子；若手足心热，午后潮热者，可加知母、胡黄连等；若阴血已复，便仍干燥，可用五仁丸。

（二）针灸治疗方案

杨文辉教授在便秘治疗上主要采用三才单式补泻手法、杨氏灸法等特色针灸方法，结合具体辨证论治辅以选穴。详细治法如下。

以俞募配穴为主的三才单式补泻手法治疗便秘

治则：调理肠胃，行滞通便。

针灸选穴：大肠俞、天枢、上巨虚、支沟、足三里。

辨证加减：肠道实热者加合谷、内庭泻热导滞；肠道气滞者加中脘、太冲顺气导滞；肺脾气虚者加脾俞、气海补脾益肺；脾肾阳虚者加神阙、关元温补肾阳；津亏血少者加脾俞、三阴交滋阴养血。

操作：各腧穴均可常规针刺。肺脾气虚、脾肾阳虚者行针刺后，在肢体腧穴上行三才单式补泻手法之提插补法，出针后可在足三里、气海、神阙施小艾炷压灸，每次施灸至少3~5壮。肠道实热、肠道气滞者以针刺为主，在相应肢体腧穴上行三才单式补泻手法之提插泻法。津亏血少者以针刺治疗为主，在相应的肢体腧穴上行三才单式补泻手法之先补后泻或平补平泻法。

三、案例精选

【初诊】方某，女，56岁。2013年5月31日。

主诉：反复便秘10年余。

病史：患者平素喜食辛辣厚味，既往结肠息肉切除术后，10余年前出现大便硬结，排便费力难解，2~3日1次，呈羊矢状，偶感腹胀，反酸，口干喜冷饮，口苦，小便短赤，腹平坦，腹部柔软，无压痛、反跳痛，腹部无包块，胃纳一般，夜寐欠安，难以入睡，舌红，苔黄燥，脉滑数。

中医诊断：便秘（肠道实热证）。

西医诊断：便秘。

经络诊察：手阳明大肠经异常。

选经：以手阳明大肠经为主。

选穴：大肠俞、天枢、上巨虚、支沟、足三里。热结肠道配合谷、内庭。

针刺操作：依据三才单式补泻手法，患者大便干结，舌红，苔黄燥，脉滑数，病证属实，针刺手阳明大肠经、足阳明胃经腧穴时，行提插泻法，至患者自觉局部凉感或舒适为度；针刺背俞穴时，行平补平泻提插法。

用药：麻子仁丸加减。

【二诊】患者自诉仍排便费力，排便时间较前缩短，腹胀较前明显缓解，晨起稍口苦。患者补诉平素情志不安，焦虑，夜寐欠佳，食纳尚可，小便调。舌淡，苔薄黄，脉弦。

选经：手阳明大肠经、足阳明胃经。

选穴：大肠俞、天枢、上巨虚、支沟、足三里，配合谷、内庭、太冲泻热行气。

针刺操作：患者复诊舌脉稍有变化，考虑热结肠道日久则气机郁滞。根据三才单式补泻手法，针刺手阳明大肠经、足阳明胃经、足厥阴肝经、手少阳三焦经腧穴时，行提插泻法；针刺大肠俞、募穴时行平补平泻提插法。

用药：麻子仁丸合六磨汤加减。

【三诊】患者自诉大便每日1行，较通畅，无反酸、腹胀等不适，食纳可，夜寐一般，小便调，舌淡红，苔薄黄，脉弦。考虑患者疾病趋向好转，继续之前治疗方案，穴位加期门、大横、行间以疏肝理气。

【四诊】上症均有好转，患者大便每日1行。针药结合，方案同前。

患者历经近2个月的治疗，严遵医嘱，共诊4次，属显效。

【医案解读】本案中患者是一位典型的功能性便秘患者。平素喜食辛辣厚味之品，引起阳明热盛，燥热移于大肠，致肠道积热，耗伤津液。又因患者平素忧郁思虑过度，情志不畅，加之燥矢结于肠道日久，则气机郁滞，肠道通降失常，使大便燥结于肠道而成便秘。按照杨文辉教授针药结合治便秘的理论思想，考虑患者素喜辛辣厚味，使肠胃积热，又有气郁化火，证属实，予以疏肝理气，泻热导滞。其中合谷、太冲穴重用泻法，加强疏利气机、降逆泻热之功。中药使用含大黄的泻热药，及枳实、木香、沉香等理气药，泻热与理气并用，针药结合使肠道通畅、腑气得降，双管齐下，加速了疾病的改善进程。

针药结合治疗便秘务必做好辨证，在同一治则下遣方用药和辨经用穴。充分运用好穴位的双向调整功能，把握好针灸补泻。

肝炎

常见的肝炎大多为慢性病毒性肝炎，指既往有乙型、丙型或乙型合并丁型肝炎病毒感染半年以上并有肝炎临床表现的慢性肝损伤，组织学检查可显示不同程度的肝细胞坏死和炎症。急性肝炎早期可有疲乏、发热的症状，类似感冒，大约3~5天后热退，因此可能被误诊为流感。之后即出现消化道症状，包括厌食、恶心、呕吐等，继而出现眼黄、尿黄、全身乏力等症状。慢性肝炎多出现全身疲乏无力、头昏、口干、口苦、肌肉或关节痛、食欲减退、恶心、厌油腻、右上腹不适、腹胀、腹泻。严重者可出现黄疸（皮肤、眼睛发黄，小便黄如浓茶色等）。有些病例可出现肝病面容，表现为面色黧黑、黄褐无华、粗糙、唇色紫暗等，还可引起颜面毛细血管扩张，蜘蛛痣及肝掌，有些患者可有脾肿大。虽然肝炎的感染率和发病率有所下降，但是肝炎本身的危害性并没有减弱，肝炎仍威胁着百姓的健康安全。

一、特色诊疗思路

杨文辉教授从中医基本理论出发，梳理本病的病因病机。肝属木，应东方，其味酸，其性温，主升，主藏血。也就是说，凡是人体的阴血要向上升发就一定要依赖肝的作用，肝可以从左面把阴血温升上去，这是肝的基本作用。而肝病就是肝功能受到了损害，患者首先表现的就是阴血左升不足。表现为面色萎黄、乏力、精神不足等症状。木克土，如果肝气过强而伤害了脾胃土气，就会导致脾胃的运化受纳功能受损，患者出现食欲不振、四肢萎软、困倦思睡、腹胀腹满、黄疸等症状。肝郁不畅，肝气不舒，气滞则血瘀，因此，患者经常会出现胁痛，胁痛久则慢慢会发展成肝区硬痛，都与血瘀有关。在该病的治疗中，杨文辉教授坚持针药并用，积累了非常丰富的经验，本篇主要论述最常见的慢性病毒性肝炎的治疗。以下详述杨文辉教授的主要治疗理念。

（一）健脾除湿，清肝解毒

慢性肝炎的患者，多有消化道的一系列症状，如食欲减退、恶心、厌油腻、腹胀、腹泻等。杨文辉教授认为，这是因为肝感邪毒，从而肝郁气滞，肝属木，木克土，从而脾失健运，湿热蕴郁中焦，出现了一系列消化道的症状。要想治好肝炎，必须重视健脾除湿。如果不调理好脾，只注重对肝的治疗，是永远也治不好肝炎的。肝炎要注重调脾胃，明确这一点后，再来考虑如何治肝。肝炎从中医的角度看，就是外邪客少阳，肝染邪毒，所以中医治疗肝炎要考虑清肝解毒，肝不清，毒不解，肝炎难治。

（二）疏肝解郁，化瘀补虚

肝炎患者多有胁痛或上腹部胀痛不适，这些都是肝郁气滞的外在表现，治疗肝炎一定要疏肝解郁行气。肝气调达了，患者的很多难受症状就能得到有效缓解，提高患者的生活质量。肝藏血，肝气郁结之后，肝的血液贮藏和外输就受到了极大的影响，很容易出现瘀血，同时，患者面黄也和瘀血有着密切的关系。肝炎患者大多病史较长，久病易体虚，肝炎的患者早期易出现脾虚失运，要补脾；再发展一段时间，体内正邪相争日久，易出现肝肾阴虚、气阴两虚；

晚期肝代偿异常，就易见肝肾阳虚。治疗肝炎一定不能只泻实，更要注重补虚，一味地清肝疏肝只会导致患者身体愈加虚弱，而不能和邪气相抗，从而加重病情。杨文辉教授经过多年临床经验，综合考虑了肝炎患者多以湿、热、瘀、郁、毒为主的特点，总结出一个治疗慢性肝炎的经验药方——健脾清肝方。

（三）疏肝健脾，善用针灸

针灸治疗上，杨文辉教授总结出一套行之有效的针灸组合，供临床借鉴。穴位处方：主穴为肝俞、胆俞、脾俞、足三里、三阴交；配穴为阴陵泉、阳陵泉、期门、太冲、日月、照海；脾肾阳虚患者可艾灸神阙、关元、气海、命门。肝俞属膀胱经，可散肝之邪热，疏肝之气滞，治黄疸、胁痛都有很好的疗效，配太冲、照海可增止胁、腹痛之效，可有效缓解患者较为痛苦的症状；肝胆相表里，肝出现了问题，胆一般也需要进行调治，胆俞可倾泻胆腑郁热，配合肝俞、日月穴可退黄疸，增强治疗肝炎的疗效；脾俞、足三里、三阴交可健脾，调理中焦，行扶土抑木之功；阴陵泉、阳陵泉可调理阴阳，健脾益肾，补虚除邪；期门可疏肝行气；以上诸穴共用，共奏疏肝解郁、行气止痛、健脾除湿、清热解毒、化瘀补虚之效。

二、治疗方案

中药治疗方案

1. 肝郁气滞证

临床表现：胁痛或上腹部胀痛不适，可随情志变化而加重，胸闷嗳气，食欲不振，眠一般，大便溏，小便调，舌淡，苔白，脉弦。

治则：疏肝理气，健脾除湿。

选方：柴胡疏肝散合参苓白术散。本证型以肝气不舒为主，多见于肝炎早期，见脾虚失运的症状。同时亦须健脾除湿。不见其余体虚的症状，一般病情较轻。用柴胡疏肝散疏肝理气、参苓白术散渗湿健脾。

2. 肝胆湿热证

临床表现：胁痛或上腹部胀痛不适，面黄，口苦口黏，恶心呕吐，小便黄赤，大便黏臭，舌红，苔黄腻，脉弦滑。

治则：疏肝清热，利湿退黄。

选方：龙胆泻肝汤加减。本证重于湿热，要以清热化湿退黄为主。湿热易合并有瘀血，所以要同时考虑瘀血的存在，活血化瘀。在龙胆泻肝汤的基础上，需要配合使用丹参、桃仁、赤芍等活血化瘀药。

3. 肝郁脾虚证

临床表现：胸胁刺痛或上腹部胀痛不适，面黄，全身乏力，困重感，精神不振，胸闷嗳气，食欲不振，厌油腻，腹泻，眠一般，小便调，舌淡，苔白腻，脉弦。

治则：利湿解毒，化瘀补虚。

选方：健脾清肝方（方解详见第四章）。本证患者多为感染肝炎病毒日久，虚实夹杂，需同时泻实补虚。

三、案例精选

【初诊】陈某，男，50岁。2016年3月1日。

主诉：反复胁下痛10余年，加重1周。

病史：患者10余年前体检发现乙肝病毒阳性，乙肝两对半结果显示"小三阳"，规律服用抗病毒药治疗，肝炎进展缓慢。1周前全身不适症状加重，查乙肝两对半提示肝炎病毒活动期，欲行中医调理治疗。刻下症见患者神清，精神较差，右胁部疼痛，面黄，全身乏力，食欲不振，厌油腻，腹泻，眠差，小便调，舌淡，苔白腻，舌边齿痕，脉沉弦。

中医诊断：胁痛（肝郁脾虚证）。

西医诊断：慢性乙型肝炎。

选穴：主穴为肝俞、胆俞、脾俞、足三里、三阴交，配穴为阴陵泉、阳陵泉、期门、太冲、日月、照海。

用药：健脾清肝方。

【二诊】2016年3月15日，患者坚持针灸和中药治疗，维持原西医的抗病毒治疗方案。现复诊，患者诉胁痛症状有所减轻，食欲有所好转，腹胀减轻，面黄症状缓解明显，查乙肝两对半，虽还是提示乙肝小三阳，但数值已降低。效不更方。

【三诊】2016年3月29日，患者现偶有胁痛、腹胀，精神转佳，乏力较前改善。嘱患者可暂停针刺治疗，续服健脾清肝方。

【医案解读】本案是一位典型的慢性乙肝患者。与病魔对抗10余年，病性虚实夹杂，患者右胁部疼痛、面黄，为肝胆有气滞血瘀，不通则痛，血瘀可见面黄，须行气化瘀；食欲不振、厌油腻、腹泻，考虑为肝乘脾，脾失健运，故见一系列脾胃不适的症状，在治疗过程中要注重脾胃的调和；患者精神差、全身乏力、脉沉弦，虚象明显，在治疗过程中一定注意补益，若补益不足，则病难痊愈。该患者采用杨文辉教授治疗慢性乙肝的经验方和针刺方案，对肝功能的恢复取得了较为理想的疗效。

慢性病毒性肝炎是西医学疾病概念，中医古籍中并无很明确的相对应的疾病记载。若要从中医理论来对慢性病毒性肝炎进行探讨、分析、治疗时，不可拘泥于西医的病毒、胆红素、肝功等概念，若执着于这些西医指标的变化，很难治好慢性病毒性肝炎，一定要有我们自己的中医辨证思路，要有我们自己的中医文化自信。

慢性萎缩性胃炎

慢性萎缩性胃炎（CAG）是目前临床和生活非常常见的一种消化系统疾病，临床上以胃痛、胃胀、上腹部胀痛不适、恶心、嗳气等为主要表现，在一定程度上可能会导致癌变的发生，本病主要是幽门螺杆菌等导致的各种慢性胃黏膜炎性病变，在中医里面并没有慢性萎缩性胃炎的叫法，而是将其归到痞满、胃痛里。国际卫生组织调查显示，我国51~65岁中老年患有慢性萎缩性胃炎的概率高达50%以上。目前关于慢性萎缩性胃炎的诊治，西医方面主要是通过抑酸药进行治疗，未取得明显疗效。

一、特色诊疗思路

杨文辉教授以为，此病多见于中老年人，属本虚标实之证，本病发生以脾胃气虚为本，以湿热、痰瘀等为标，在本病的治疗中杨文辉教授坚持针药并用，积累了非常丰富的经验，其主要理念如下。

（一）补脾益气，重视调中

杨文辉教授认为，本病发生的关键在于脾气虚。劳倦过度、饮食不节、药物不当，损伤脾胃，胃痛久治不愈，导致脾阳受损，运化失职，中焦虚寒，虚寒内生，脉络失于温阳。所以治疗本病要重视补脾益气。慢性萎缩性胃炎的病位在胃，与肝脾密切相关。脾胃为后天之本，气血生化之源，脾胃健全则气血旺盛，正气旺，即所谓正气内存，则邪不可干。李杲认为"元气之充足，皆由脾胃之气无所伤……元气亦不能充，而诸病之所由生也"，脾胃作为人体动力的源泉，一旦受到了损伤，元气就不能被滋养，那么人体正常的生理功能就会受到损害。

（二）化痰祛瘀，祛浊生新

杨文辉教授认为，本病的发生与痰瘀也密切相关。"久痛入络，久病必瘀"，本病发生的过程存在着痰瘀。《金匮要略》云："腹不满，其人言我满，为有瘀血。"《诸病源候论》载："血气痹塞不通而成痞。"认为痞满的发生是由于瘀血导致的。《素问·痹论篇》中："病久入深，营卫之行涩。"气行则血行、气滞则血瘀，脾胃气虚或气机阻滞，影响血脉运行，而内生瘀血，瘀塞脉络，瘀滞不化，痰湿不消，气机不运，病势则缠绵复杂。

（三）辄取任脉，活用针灸

任脉在腹部与足阳明胃经和足太阴脾经相交。由此杨文辉教授认识到任脉不仅可以治疗神志等方面的疾病，还可以治疗脾胃方面的疾病，故在治疗慢性萎缩性胃炎过程中非常重视任脉的作用，杨文辉教授根据自己多年临床的经验，总结出相应的处方，以便在临床中运用。穴位处方：中脘、胃俞、脾俞、足三里、内关、关元、气海。该处方中，中脘、关元、气海为任脉上重要的穴位，具有培本固原、益气养阴的作用。杨文辉教授认为，足三里是足阳明胃经合穴。在《灵枢·顺气一日分为四时》中曾经提到："经满而血者，病在胃，及以饮食不节得病者，取之于合。"足三里又是胃之下合穴，"合治六腑"，具有调理脾胃、补中益气的作用。相关研究认为，艾灸足三里能使胃部谷胱甘肽升高，改善胃部氧化应激损伤，从而修复胃黏膜。中脘为任脉的穴位，同时是胃腑之募穴及八会穴之腑会，《针灸甲乙经》云："胃胀者，中脘主之。"中脘具有健脾温胃、降逆缓急的作用。相关研究表明，针刺中脘可通过调节 CeAGABA-PVN 环路实现对胃肠功能的调节，抑制胃炎的发生。以上穴位合用，可以起到温补脾胃、调理中焦的作用。

二、治疗方案

（一）中药治疗方案

1. 脾胃虚寒证

临床表现：胃脘隐隐作痛，喜按喜暖，时见口吐清水，面色萎黄，倦怠无力，或四肢不温，舌淡有齿印，苔薄白，脉沉细。

治则：温中健脾，和胃止痛。

选方：黄芪建中汤加减。本方由黄芪、桂枝、芍药、甘草、大枣、饴糖组成。泛吐清水较多，加干姜、制半夏、陈皮、茯苓；反酸，可去饴糖，加黄连、炒吴茱萸、乌贼骨、煅瓦楞子；胃脘冷痛、里寒较甚、呕吐、肢冷，加理中丸；若兼有形寒肢冷，腰膝酸软，可用附子理中汤；无呕吐清水，无手足不温者，可改用香砂六君子汤。

2. 脾虚湿困证

临床表现：腹胀食少，胸闷不舒，恶心呕吐，身体困沉，大便溏薄，苔白腻，脉濡缓。

治则：燥湿健脾，化痰理气。

选方：二陈平胃散加减。若痰湿盛而胀满者，加枳实、紫苏梗、桔梗；气逆不降，嗳气不止者，加旋覆花、代赭石、枳实、沉香；痰湿郁久化热而口苦、舌苔黄者改用黄连温胆汤；嘈杂不舒、苔黄腻、脉滑数，改用大黄黄连泻心汤合连朴饮；兼脾胃虚弱者加党参、白术、砂仁。

3. 胃阴不足证

临床表现：胃脘隐隐作痛，或见灼热，嘈杂纳少，食后饱胀，口干欲饮，手足烦热，心烦失眠，大便秘结，舌尖红，少苔或无苔，脉细数。

治则：养阴益胃，和中止痛。

选方：一贯煎合芍药甘草汤加减。一贯煎由沙参、麦冬、生地黄、枸杞子、当归、川楝子组成；芍药甘草汤由芍药、甘草组成。若胃脘灼痛，嘈杂反酸者，加珍珠粉、牡蛎、海螵蛸；胃脘胀痛较剧，兼有气滞，加厚朴花、玫瑰花、佛手；大便干燥难解，加火麻仁、瓜蒌仁；若阴虚胃热，加石斛、知母、黄连。

（二）针灸治疗方案

杨文辉教授在慢性萎缩性胃炎治疗上主要选取任脉穴位。详细治法如下。

以任脉经穴为主的针药结合治疗慢性萎缩性胃炎

治则：健脾利湿，和胃止痛。

针灸选穴：中脘、上脘、胃俞、脾俞、足三里、内关。

辨证加减：脾胃虚寒可选用中脘、脾俞、足三里，用灸法或温针灸。脾虚湿困可选用上脘、中脘、胃俞、足三里、梁门，用平补平泻法。胃阴不足取胃俞、三阴交、足三里、地机，以养胃阴。

三、案例精选

【初诊】李某，男，40岁。2015年10月15日。

主诉：反复上腹胀痛10余年，加重1周。

病史：患者于10余年前因饮食不规律出现上腹部胀痛，伴反酸、嗳气，当时未予重视。后多次行胃镜检查，提示"慢性萎缩性胃炎"。此次因上腹部腹胀痛加重，为求进一步诊治，来我院治疗，门诊以"慢性萎缩性胃炎"收入我院。入院症见患者神清，精神可，上腹部隐痛，饥饿时明显，进食缓解，腹胀，餐后明显，偶有反酸、烧心，伴嗳气，近期体重未见明显改变。舌淡暗，苔白腻，脉沉细。

中医诊断：胃痛（脾虚湿困证）。

西医诊断：慢性萎缩性胃炎。

经络诊察：足阳明胃经、任脉异常。

选经：足阳明胃经、任脉。

选穴：中脘、上脘、胃俞、足三里、梁门。

针刺操作：各腧穴均常规针刺，并在相应肢体腧穴上行三才单式补泻手法之提插泻法。

用药：二陈平胃散加减。

【二诊】行针灸治疗1次并连服7剂中药后患者症状较前明显缓解，属显效，继续针灸治疗1次，并续前方服中药7剂巩固治疗，后患者症状基本消失，未再复诊。

【医案解读】该案例中的患者患病已有10余年。饮食不规律等导致素体脾气亏虚，生血无源，脏腑功能低下，出现上腹部胀痛、反酸、烧心等胃炎的症状。按照杨文辉教授针药结合治疗慢性萎缩性胃炎的理论思想，考虑患者脾气亏虚，属于本虚，予燥湿健脾，化痰理气。并配合针灸，针刺中脘、下脘、胃俞、足三里、梁门。中药使用半夏、陈皮等中药，促进脾胃功能恢复，加速了疾病的改善进程。

针药结合治疗慢性萎缩性胃炎务必做好辨证，在同一治则下遣方用药和辨经用穴。充分运用好穴位的双向调整功能，把握好针灸补泻。

第六节　骨科疾病

肩周炎

肩周炎即肩关节周围炎，是指肩关节周围软组织慢性炎症引起的以肩部疼痛及活动受限为主要临床表现的疾病。流行病学调查研究显示，本病的发病率为2%~5%，好发于40~60岁，以50岁左右居多，故又有"五十肩"之称。西医将本病分为三期：疼痛期、僵硬期、缓解期。疼痛期一般持续2~9个月，肩关节疼痛一般为肩周炎的始发症状，夜间为甚，随着病情进展，疼痛可发展为全天持续的疼痛，且疼痛与肩关节活动密切相关，如外展外旋及内旋后伸时出现牵扯痛，伴或不伴有肩部僵硬。僵硬期为4~12个月，临床表现为疼痛减轻，肩关节僵硬持续加重，肩关节的活动范围较前缩小。缓解期可长达 5~26 个月，患者肩部的疼痛、僵硬均有所减轻，肩关节的活动范围逐渐恢复，然而，也有部分患者的症状持续存在数年不愈。肩周炎虽通常被认为是一种自限性疾病，在 1~3 年可得到缓解，但以病程长、疼痛、僵硬及活动受限而降低患者的生活质量，故须要采取干预措施，帮助患者改善症状、实现早日康复。

一、特色诊疗思路

杨文辉教授结合西医辨证论治本病，按照病程的不同阶段，将肩周炎分为"漏肩风"和"肩凝证"两型论治。发病初期多因年老体虚，营卫不固，或冒雨涉水，汗出当风，风寒湿邪入侵经络致气血运行不畅，此时以疼痛及活动不利为主要表现，中医称为"漏肩风"，属于痹证范畴；疼痛及僵硬日久，以僵硬为主要表现，此时又称"肩凝证"，气血运行不畅，筋脉失于濡养，可出现肌肉萎缩，抬举无力，此时类似于中医的"痿证"。其论治理念具体如下。

（一）针药并用，双管齐下

通常来说，肩周炎的中医治疗以外治法为主，但杨文辉教授坚持"针药结合"的思想，认为内治、外治共用，方能使疗效发挥最大化。漏肩风主要由于患者气血亏虚，风寒湿邪乘虚而入，阻滞经络所致，故以温通经脉立法，予自拟肩周炎方（详见第四章）在临床上取得较好的疗效。针灸则根据"腧穴所在，主治所在"的原则，首选局部肩前、肩髃、肩髎、肩井、肩贞等特效穴位，疏通经气血脉，同时配合辨经取穴治疗。若患者疼痛部位在肩前外侧属手阳明，加三间；肩外侧疼痛属手少阳，加中渚；肩后部为手太阳，加后溪；肩前部为手太阴，加尺泽。另外，临证应灵活辨证取穴，虚则补之，实则泻之。

（二）分期论治，动态观察

以肩部疼痛为主诉的肩周炎属"痹证"范畴，《素问·痹论篇》云"风寒湿三气杂至，合而为痹""所谓痹者，各以其时，重感于风寒湿之气也"。故此时针刺以祛除风寒湿邪为原则，在选取肩部穴位的同时，重点选取手足三阳经针刺，提振阳气，有利于祛邪外出。而当疼痛减轻，疾病以活动不利、关节僵硬，甚至肌肉萎缩为主症时，类似于"痿证"，杨文辉教授认为痿证的发生主要与脾、肾、肝三脏功能失调有密切关系，经脉闭阻日久累及脾、肾、肝三脏是疾病发展的内在原因。《素问·痿论篇》曰："阳明者，五脏六腑之海，主润宗筋，宗筋主束骨而利机关也。"故有"治痿独取阳明"之说，此时针灸取穴以肝、脾、肾对应的背俞穴及阳明经穴位为主。

（三）重用灸法，温阳散寒

艾灸的运用可贯彻于肩周炎治疗的始终。风寒湿痹型肩周炎是临床上最为常见的证型，寒性凝滞、收引，可引起经脉气血运行不畅，肌肉挛缩，故疼痛明显；湿邪性重着黏滞，则肩关节酸痛不适且病情易反复发作；寒邪与湿邪均为阴邪，艾灸能激发人体阳气，达到散寒除湿、疏通经络的功效。当疾病发展至关节僵硬、肌肉萎缩时，杨文辉教授认为应遵循"陷下则灸之"，可选取任督二脉重点灸，督脉为阳脉之海，可提升阳气，同时对阳明经有荣养的作用，而灸任脉取"从阴引阳"之意，二经并治使阴阳得以平衡。

二、治疗方案

（一）中药治疗方案

1. 风寒湿痹证

临床表现：单侧或双侧肩关节疼痛、酸痛，常因天气变化、过劳等因素诱发或加重，入夜尤甚，影响睡眠，继则外展、后伸、上举活动受限，常从一侧开始，再游走至另一侧，或双侧同时发病，个别始终只见一侧病变。自觉肩部有冷气进入或由肩向外冒出，得温痛减，舌淡，苔薄白或白腻，脉弦紧或脉濡缓。

治则：温通经脉，通络止痛。

选方：漏肩风以疼痛及活动受限为主症，杨文辉教授认为此缘于体虚外感风寒湿邪，痹阻经脉，予自拟肩周炎方加减治疗。方中三七味甘，性温，能化瘀止痛且善补虚。当归、川芎、白芷、桂枝、五灵脂、黄芪皆性温，能温通气血，通行经脉。五灵脂、延胡索善止疼痛，其中延胡索药力善达肩背，善治肩背部风寒痹痛，金毛狗脊、续断强肾补虚，助机体抵御外邪之力。

2. 气滞血瘀证

临床表现：痛有定处，但疼痛减轻，肩关节附近肌肉组织萎缩，肌肉松软无力，骨骼突出，若病情进一步发展，肩关节僵硬持续存在或加重，肩关节的活动范围较前缩小。舌紫暗或有瘀点，苔薄白或白腻，脉弦涩。

治则：活血化瘀，行气通络。

选方：桃红四物汤加减。风寒湿邪闭阻经脉日久则气滞血瘀，故方中用当归、桃仁、红花、川芎活血祛瘀；熟地黄配当归以养血；白芍缓急止痛；加乳香、没药增强活血化瘀之效，鸡血藤活血通络。又因气血运行不畅，筋脉失于濡养，故有关节僵硬及肌肉痿废不用，加菟丝子、枸杞补益肝肾，党参、白术健脾益气。诸药合用促使气血运行通畅，顽疾得解。

3.肝肾亏虚证

临床表现：痹证日久不愈，肩关节肿大，僵硬变形，屈伸不利，肌肉瘦削，腰膝酸软，或畏寒肢冷，或骨蒸潮热，心烦失眠，舌暗红，苔少，脉细。

治则：补益肝肾，舒筋活络。

选方：独活寄生汤加减。杨文辉教授认为本病起于感受风寒湿邪，然"肾主骨，肝主筋"，痹证日久，必耗伤气血，累及肝肾，方中独活为君，辛苦微温，善治伏风，除久痹。臣以细辛、防风、秦艽、桂心祛风除湿，温经通脉，佐入桑寄生、杜仲、牛膝以补益肝肾而强壮筋骨；当归、川芎、地黄、白芍养血和血，人参、茯苓、甘草健脾益气，以上诸药合用，具有补肝肾、益气血之功。

（二）针灸治疗方案

1.漏肩风

治则：祛风散寒，通络止痛。

针灸选穴：肩井、肩髃、肩髎、臂臑、风池、合谷、足三里、条口、曲池。

辨证加减：肩前外侧痛属手阳明，加三间；肩外侧疼痛属手少阳，加中渚；肩后部为手太阳，加后溪；肩前部为手太阴，加尺泽。

操作：各腧穴均可常规针刺。足三里穴行三才单式补泻手法之提插补法，余穴均行三才单式补泻手法之提插泻法，出针后可在肩关节局部穴位及足三里穴行艾灸治疗，约10分钟。

2.肩凝证

治则：疏通经络，行气活血。

针灸选穴：肩前、肩髃、肩贞、曲垣、天宗、臂臑、手三里、足三里、曲池、肝俞、肾俞、脾俞。

辨证加减：气滞血瘀明显则加膈俞、太冲；气血亏虚加关元、气海、血海；肝肾亏虚为主加太溪、大钟、三阴交。

操作：同前。

三、案例精选

【初诊】陈某，男，56岁。2014年1月22日。

主诉：右侧肩关节疼痛伴活动受限3个月，加重1周。

病史：患者既往高血压、糖尿病病史5年余。3个月前因夜间未盖被子着凉，晨起出现右侧肩关节隐隐疼痛不适，未予重视，后疼痛逐渐加重，入夜尤甚，外展及上举活动时牵扯痛明显，经热敷、外敷膏药后症状可缓解，未影响睡眠。但天冷、劳累时症状反复。1周前因搬重物致右肩部疼痛加重，肩关节外展、上举活动受限明显，疼痛影响睡眠，经外敷膏药等症状改善不明显，故就医。刻下见右侧肩关节疼痛剧烈，右肩关节外展、上举不能，无明显上肢麻木感，纳可，眠差，舌淡红，苔白腻，脉弦。右侧肩关节间隙压痛(+)，肩外展试验(+)，无肩臂肌肉萎缩；右侧肩关节活动可外展90°，余前屈、后伸、内收、旋内、旋外均正常。

中医诊断：漏肩风（风寒湿痹证）。

西医诊断：肩关节周围炎。

经络诊察：肩前外侧部及肩外侧均有压痛，手阳明经、手少阳经异常。

选经：手阳明大肠经、手少阳三焦经、足阳明胃经、足少阳胆经。

选穴：肩髃、肩髎、臂臑、肩井、风池、合谷、足三里、条口、曲池。

针刺操作：合谷、风池穴行提插泻法，以疏风解表散寒；条口行提插泻法，以祛风除湿化痰；足三里行提插补法，以补益气血；余穴皆行平补平泻提插法，以疏通经络气血。针刺结束后肩髃、肩髎穴各艾灸10分钟，嘱患者回家后可自行对肩部及足三里穴艾灸。

用药：自拟肩周炎方加减。

【二诊】患者诉右侧肩关节疼痛较前明显减轻，疼痛不影响睡眠，右肩关节外展、上举仍有受限，但活动度较前好，纳眠尚可，小便调，大便稀，1日2次，舌淡红，苔白腻，脉弦。右侧肩关节间隙压痛（+），肩外展试验（+），无肩臂肌肉萎缩；右侧肩关节活动可外展120°，余前屈、后伸、内收、旋内、旋外均正常。

选经：手阳明大肠经、手少阳三焦经、足阳明胃经、足少阳胆经、足太阴脾经。

选穴：肩髃、肩髎、臂臑、肩井、风池、合谷、足三里、条口、曲池、阴陵泉、三阴交。

针刺操作：同前，阴陵泉、三阴交行提插补法。

用药：自拟肩周炎方合四君子汤加减。

【三诊】患者疼痛得以明显缓解，肩关节外展、上抬活动稍受限，纳眠可，二便调，大便1日1次，质软成形。舌淡红，苔薄白，脉弦。右侧肩关节间隙压痛（−），肩外展试验（+），无肩臂肌肉萎缩；右侧肩关节活动可外展150°。针灸方案同前，不予中药。

患者治疗近 1 个月，能服从医嘱，症状较前明显改善，共诊 3 次，属显效。

【医案解读】本医案中患者为中年男性，有明显的外感病史，首诊以疼痛为主诉，舌淡红、苔白腻均为风寒湿痹之佐证，故以祛风散寒、通络止痛为治则，选风池、合谷穴疏散风寒湿邪；肩髃、肩髎、臂臑为局部取穴，疏通局部气血运行；患者肩前外侧及肩外侧存在压痛，属于手阳明经及手少阳经循行所过，基于"同气相求"的原则，也取足阳明经足三里、条口，足少阳经肩井，通调少阳及阳明的经气。加用艾灸加强祛风除湿、温经通络之效。二诊时患者症状较前有所改善，可依前法继续治疗，同时诉大便稀且 1 日 2 次，考虑患者年过50，存在脾虚、气血虚的情况，故加用四君子汤健脾益气，针刺三阴交及阴陵泉穴行补法。脾为后天之本，健脾使气血生化有源，扶助正气祛邪外出，有助于患者肩周炎症状的缓解。

本病针灸治疗时应将辨经论治及辨证论治相结合。考虑本病以中老年患者居多，临床治疗须重视补益气血、补益肝肾，同时发挥中药内治的优势，使疗效最大化。

腰椎间盘突出

腰椎间盘突出（LDH）以腰部疼痛伴下肢放射性疼痛为主要特征。咳嗽、喷嚏、用力排便时，可加重症状，步行、久站、弯腰也使疼痛加剧，屈髋、屈膝卧床休息时疼痛减轻。病程较长者，其下肢放射部位感觉麻木。本病多有不同程度的腰部外伤或劳损史。随着全球人口平均寿命的增加，骨骼及纤维软骨相关疾患发生率大幅增加，据卫生部门统计，我国全年龄层腰椎病患者已突破2 亿人，男女比例 3∶1，其中腰椎间盘突出患者目前占全国总人数 15.2%，发病率仅次于感冒。从西医学机制分析来看，腰椎间盘为所有脊柱椎间盘中压力最大的部分，因此其外周纤维环有近 25 层纤维层约束髓核来保障椎间盘发挥较强的缓冲保护作用，然而一旦纤维环多层破裂，髓核脱出，极大的压力将使髓核更容易迅速对周围神经造成压迫症状，使神经根及周围组织水肿、粘连，发生炎症，产生神经根刺激症状，出现腰腿疼痛，且无法复位，对患者造成极大困扰。

对于症状极重，或髓核对神经根造成明显卡压，经短期保守治疗无法迅速缓解者一般推荐手术治疗，其余患者仍以保守治疗为主。文献统计表明，腰椎间盘突出患者需要手术治疗的为 10%~20%，且手术治疗患者中有不少后遗症者。西医主要以腰椎牵引解压为主，新疗法包括通过气穴作用起效的美式整脊、通过改善周围微循环起效的 mulligan 动态关节松动术等，但仍有局限性。大部分腰椎间盘突出患者可以配合中医针灸治疗，配合中医特色疗法如拔罐等以舒筋活络，疗效确切。

一、特色诊疗思路

杨文辉教授认为，本病属中医"痹证（腰痹）"的范畴。中医认为腰痹主要的病机是气滞血瘀，足太阳、足少阳经气不通，不通则痛。《素问·刺痛论篇》谓："内里之脉，令人痹证（特指腰痹），不可以咳嗽，咳则筋缩急。"《医学心悟》记载"痹证（特指腰痹）拘急，牵引腿足"。腰臀疼痛和下肢放射性疼痛是腰椎间盘突出症最主要的临床症状，患者常常因疼痛难以忍受、心烦意乱而对治疗失去信心，影响疗效。杨文辉教授一直采用针药结合的治疗方式，让患者一边服用中药，一边配合针灸外治，以取得疏通经络气血、调和脏腑阴阳两方面的功效。同时中药调理的过程中也能缓解患者的部分焦虑情绪，有助康复。以下详述其主要理念。

（一）妙用夹脊，沟通脏腑

夹脊穴位于膀胱经背俞穴和督脉之间，与各脏腑密切相关，能够调理各脏腑气血以提升机体正气，促进疾病恢复。杨文辉教授从事针灸临床多年，在长期的临床实践中发现脊椎棘突旁开 1 寸的夹脊穴在改善颈肩腰腿疾病患者的症状、体征及生活工作能力方面比旁开 0.5 寸效果更明显，于是在其科室大力推广应用。由于华佗夹脊穴为棘突旁开 0.5 寸的观念已经深入人心，便将棘突旁开一寸的夹脊穴称为"杨氏夹脊穴"，以区别于棘突旁开 0.5 寸的华佗夹脊穴。

杨文辉教授认为夹脊穴应从后正中线旁开 1 寸直刺较为得当，因为两侧穴位间距离较大，可扩大针刺范围，加强针感；胸腰段旁开 1 寸的位置，针下穴区有富含血管神经的结缔组织，适当深度的针刺可直接刺激脊神经后支的内侧支或其主干，从而调节脊柱深层肌肉，解除或减轻神经的卡压状态，治疗效果更佳。颈椎棘突下旁开 1 寸位置，进针后深刺可抵达椎板，不会对人体造成损伤，安全性更高。

（二）三才补泻，加强疗效

杨文辉教授提倡针药结合治疗该病，使用药物时应辨证施治，补泻应有偏重，针灸取穴在施针时亦应注意补泻。本病分为血瘀证、寒湿证、湿热证、肾虚证四型，其中血瘀证、湿热证行针多用泻法，寒湿证、肾虚证行针时则应侧重补益。经传统三才补泻手法改良简化，杨文辉教授创新出了一套简单有效的三才单式补泻手法，主要通过进针后浅刺天部得气调动卫气，使卫气充盈以达到补益的目的，或是通过深刺地部得气和缓营气，以达到泻实的目的，具体详见本书第三章第二节内容。

二、治疗方案

（一）中药治疗方案

1. 瘀血证

临床表现：近期有腰部外伤史，腰腿疼剧烈，刺痛，腰部僵硬，俯仰活动困难，舌紫暗或有瘀斑，舌苔薄白或者黄薄。

治则：活血化瘀，行气止痛。

选方：①身痛逐瘀汤加减。本方由秦艽、川芎、桃仁、当归、红花、没药、牛膝、五灵脂、枳壳、香附、地龙、甘草、羌活组成。此方能逐去瘀滞，使营血通则痹痛止，故瘀血内阻之腰痹，王清任之身痛逐瘀汤必是首选方。本方当归、川芎调血行血；桃仁、红花破血行瘀；没药、五灵脂化瘀止痛；秦艽、羌活散风胜湿；牛膝强筋骨、散风湿；地龙通经；香附理气；甘草和中。若病兼微热者，加苍术、黄柏散风湿、清湿热；虚弱者加黄芪。②桃红四物汤。本方由熟地黄、川芎、白芍、当归、桃仁、红花组成。若患者平素血虚，兼有外伤跌仆致腰痹发作，此方为良。方中熟地黄甘温味厚质润，入肝、肾经，长于滋养阴血，补肾填精，为补血要药，故为君药。当归甘辛温，归肝、心、脾经，为补血良药，兼具活血作用，且为养血调经要药，用为臣药。佐以白芍养血益阴；川芎活血行气。加入桃仁、红花以活血祛瘀通经。全方以四物汤补血调血，以桃仁、红花活血祛瘀，共奏养血活血化瘀之功。

2. 寒湿证

临床表现：腰部冷痛重着，转侧不利，逐渐加重，静卧病痛不减，寒冷和阴雨天则加重。舌淡苔白，脉沉细。

治则：祛寒化湿，通络止痛。

选方：当归四逆汤加减。本方由当归、桂枝、芍药、细辛、炙甘草、通草、大枣组成。本方源自《伤寒论》，治手足厥冷、脉细欲绝之证。但实际此系血虚受寒，血寒凝滞，血弱不充养四肢，寒阻阳气不得温煦四末而手足厥冷、脉细欲绝之证。虽脉细而不见其他阳微阴盛表现，可知是寒在经脉，血脉不利所致。且素体血脉行涩，外受寒湿邪束，故既要温经散寒，又要养血通脉。本方以桂枝汤去生姜，倍大枣，加当归、通草、细辛组成。血虚寒凝，故用甘温之当归，归经入肝，补血和血，为温补肝经要药；桂枝辛温，温经通脉，以祛经脉中客留之寒邪而畅通血行，两味共用为君，是为养血温通之法。以芍药、细辛为臣，芍药养血和营，与当归相合，补益营血，与桂枝相伍，内和气血；细辛辛温，外温经脉，内温脏腑，通达表里，以散寒邪，可助桂枝温经散寒。通草为佐，以通经脉。甘草、大枣味甘，益气健脾，调和诸药，重用大枣，既助归、芍补血，又防桂、辛之燥烈太过，免伤阴血，是以为使。诸药合用，温而不燥，补而不滞，共奏温经通脉之功效，使阴血充，客寒除，阳气振，经脉通，则腰痛自止。

3. 湿热证

临床表现：无明显外伤史，天气变凉、潮湿加重病情。腰腿疼痛有沉重感，自觉四肢湿冷，症状随天气变化，脊柱侧弯、椎旁压痛或放射痛，喜暖恶寒，脉沉迟，舌苔白腻。

治则：清热祛湿，通络止痛。

选方：四妙散加减。本方由苍术、黄柏、薏苡仁、牛膝组成。方中苍术苦温，燥湿健脾为君药；黄柏苦寒入下焦而祛湿热毒邪；牛膝活血化瘀通络，补肝肾强筋骨；薏苡仁入阳明经，祛湿热而利筋络。湿热甚、疼甚者，杨文辉教授喜加用木瓜、络石藤舒筋通络止痛。

4. 肾虚证

临床表现：腰酸痛，腿膝乏力，劳累更甚，卧则减轻。偏阳虚者面色㿠白，手足不温，少气懒言，腰腿发凉，或有阳痿、早泄，妇女带下清稀，舌淡，脉沉细。偏阴虚者，咽干口渴，面色潮红，倦怠乏力，心烦失眠，多梦或有遗精，妇女带下色黄味臭，舌红少苔，脉弦细数。

治则：补肾益气，通络止痛。

选方：①肾气虚用养筋汤加减。养筋汤为杨文辉教授经临床实践得出的自拟方，主要包括桑寄生、川杜仲、威灵仙、白术、黄芪、木瓜、菟丝子、葛根、汉防己、川芎、金樱子、甘草。后背为膀胱经所过，其功能活动与膀胱经的温润濡养功能密切相关。然则腰为肾之府，膀胱自身无气化，须受肾之气化而后出焉。若肾中真阴亏虚，气化功能减弱则可致颈肩背腰部肌肉失养，功能减弱，故劳累后较常人易颈肩背腰酸痛。方中桑寄生、菟丝子、金樱子、杜仲取寿胎丸之意，乙癸同源，固肾补肝益精，使阴生阳长，肾气化生不竭。黄芪、白术补后天以壮先天。威灵仙、木瓜味辛性温，能通经除痹痛为臣药。葛根、汉防己最善通行膀胱经，使在表之水气流散而不聚。诸药合用，通则不痛，使筋柔痛止。②肾阳虚用金匮肾气丸加减。本方由附子、肉桂、熟地黄、山茱萸、山药、泽泻、牡丹皮、茯苓组成。《伤寒论》："虚劳腰痛，少腹拘急，小便不利者，八味肾气丸主之。"虚劳之人，损伤少阴肾气，出现腰痛、少腹拘急、小便不利，程氏所谓"肾间动气已损"者即是此意。金匮肾气丸，补阴之虚，可以生气；助阳之弱，可以化水，乃补下治下之良剂也。方用桂枝、附子温肾助阳，熟地黄、山茱萸、怀山药滋补肝、脾、肾三脏之阴，阴阳相生，刚柔相济，使肾之元气生化无穷；再以泽泻、茯苓利水渗湿，牡丹皮擅入血分，伍桂枝可调血分之滞。兼见气虚者用党参、黄芪、五指毛桃；兼见瘀血内郁者加丹参、当归、鸡血藤。③肾阴虚用六味地黄丸加减。本方由熟地黄、山茱萸、山药、泽泻、牡丹皮、茯苓组成。六味地黄丸具有滋阴补肾之功效，是主治肾阴亏虚证的首选方剂。处方中重用甘温之品熟地黄，取其补血滋阴，填精益髓之功，为君药。山药补脾养胃，补肾涩精；山茱萸补益肝肾，并能涩精固脱，共为臣药。茯苓渗湿健脾，助山药健运；泽泻利湿泄热而降肾浊，并能减熟地黄之滋腻；牡丹皮清泄虚热，并制山茱萸之温性，共为佐药。诸药合用，共奏滋补肾阴之功。若口干舌红乏津加百合、麦冬；手足心热甚加女贞子、墨旱莲；伴四肢厥冷加柴胡、香附。

（二）针灸治疗方案

杨文辉教授在 LDH 治疗上主要采用三才单式补泻手法，于杨氏夹脊穴处施针，结合具体辨证论治辅以选穴。详细治法如下。

治则：通络止痛。

针灸选穴：杨氏夹脊穴（双侧 L1~S5 旁开 1 寸）、环跳（双）、昆仑（双）。

辨证加减：寒湿腰痛加腰俞、阳关温阳散寒；湿热腰痛加阳陵泉、丰隆清利湿热；瘀血腰痛加膈俞、血海活血化瘀；肾虚腰痛加命门益肾壮腰。

操作：在针刺得气的基础上，主穴取平补平泻法，配穴根据辨证分型，根据"虚则补之，实则泻之"的治则实施补泻。①行三才单式补泻手法之提插补法，在天部（深度约 0.5 寸之间）重插轻提。②行三才单式补泻手法之提插泻法，在地部（深度 1~1.5 寸之间）重提轻插。③行三才单式补泻手法之平补平泻手法，在人部（深度 0.5~1 寸之间）均匀用力提插。

上述手法均以 2 次 / 分的频率，进针 10 秒，退针 10 秒，候气 10 秒，操作 2 分钟，每 10 分钟行针 1 次，留针 30 分钟，每天 1 次，每周 6 次。

三、案例精选

【初诊】欧某，女，28 岁。2019 年 2 月 19 日。

中医诊断：腰痹（血瘀证）。

西医诊断：腰椎间盘突出。

经络诊察：太阳经、督脉异常。

选经：太阳经、督脉。

选穴：腰夹脊（L4~S1）、命门、腰阳关、肾俞、大肠俞、环跳、委中、阿是穴。连续治疗3次。同时嘱患者休息，避免搬运重物。

针刺操作：腰夹脊选取1.5寸针，直刺1寸；命门、腰阳关、肾俞、大肠俞选取1.5寸针，直刺1寸；阿是穴选取1寸针，向着痛点直刺7分；环跳选取3寸针，直刺2寸；委中选取1.5寸针，直刺1寸。上述穴位进针得气后施以青龙摆尾针法（青龙摆尾：在穴位底部手捻针柄使针尖左右慢慢拨动）配合轻插重提泻法。以上每穴操作2次，并加型号为G6805的电针，选用密波，加电20分钟后再施行以上手法2次。1周治疗3次。

用药：桃仁15g，红花10g，川芎15g，当归10g，五灵脂10g，没药10g，香附15g，川牛膝15g，地龙6g，秦艽10g，羌活10g，炙甘草6g，鸡血藤30g，五指毛桃30g。日1剂，水煎至200ml，分温2服。

【二诊】患者诉腰部及右下肢疼痛明显缓解，仍有右下肢麻木，中药、针刺及操作方法同前。

【三诊】患者诉无明显腰部及右下肢疼痛，右下肢轻微酸胀麻木，中药处方同前，针灸处方基于初诊处方加阳陵泉。阳陵泉选取1.5寸针，直刺7分，进针得气后施以青龙摆尾针法配合轻插重提补泻。1周3次。

随访至2019年5月底，未复发，仅右下肢轻微酸胀，属显效。

【医案解读】患者因长期坐姿不良，导致腰椎间盘突出，病位在脊椎。脊椎在人体的正中线，督脉循行其中，故属于督脉；患者主要以右侧腰部及右下肢后侧疼痛，亦应属足太阳膀胱经。因此辨经为督脉与足太阳膀胱经异常，治疗穴位主要取病经穴位，故选取腰夹脊、命门、腰阳关、肾俞、大肠俞，再加阿是穴、环跳、委中。

患者腰痛以及腿部有麻木感、疼痛，而疼痛总与经络不通、气血失调相关，不通则痛，故考虑为气滞血瘀证。"经脉所过，主治所及"，腧穴的主治功能大部分和经脉的是动、是所生病一致。命门、腰阳关为督脉上穴位；肾俞、大肠俞为足太阳膀胱经上穴位。而督脉和足太阳经皆夹脊而行，夹脊穴循行于其中，因此夹脊穴是督脉和足太阳经脉气的转输点，故选取腰夹脊。同时，以痛为腧，取阿是穴。以上穴位取穴位地部施以提插泻法，其中飞经走气具有催运过关作用，治疗痛症疗效显著，故予配合青龙摆尾针法治之，旨在加强病经经气疏通及局部气血宣散，使之通则不痛。

在三诊中，因患者无明显疼痛，仅剩右下肢轻微酸胀，考虑患者病程较短，仍以实证为主。气滞血瘀，经脉气血运行不畅，无以濡养经脉，而阳陵泉属八会穴之筋会，经筋是十二经脉之气结聚于筋肉关节的体系，阳陵泉总诸筋之所会，《针灸甲乙经》曰："髀痹引膝股外廉痛不仁，筋急，阳陵泉主之。"故针刺此穴可收到枢利经气、镇痛却疾之功效，使腰脊部经筋病损引起的腰痛可愈，故取阳陵泉。

疼痛的针灸治疗取穴不外乎病灶所累及循行经脉以及局部痛点，但在进行操作时应重视对疾病进行辨证，再根据相应的虚实施以相对应的补泻手法，正如《灵枢·九针十二原》曰："无实实，无虚虚，损不足而益有余，是谓甚病，病益甚。"

膝骨性关节炎

膝骨性关节炎（KOA）是一种由筋骨系统内生物学和生物力学因素相互作用而引起，以膝关节软骨退变和继发性骨质增生为特征的慢性退行性关节病。Berenbaum 发现，筋膜、滑膜的病变在该病的发展进程中有重要作用，是触发该疾病的危险因素。根据流行病学调查显示，全世界 KOA 的发病率在 1990~2017 年间呈上升趋势，其中 70 岁以上人群患病率最高。目前 KOA 临床治疗手段以手术和药物治疗为主，手术治疗费用高昂且创伤较大，非甾体消炎药为常用药物，长期服用毒副作用大，而针灸疗效确切、经济方便、无不良反应，因此探究针灸治疗 KOA 大有可为。KOA 属于中医广义上的"痹病"，为肢体经络之痹，是外邪入侵，痹阻脏腑经络气血所致的慢性筋骨病，所谓"风寒湿三气杂至，合而为痹也"，故又称"骨痹"。

一、特色诊疗思路

杨文辉教授认为，此病以老年人多发，病位在筋骨，属本虚标实之证，其发生与外伤跌仆或年久失养，筋骨失衡相关，以肝脾肾三脏虚衰为本，气滞血瘀为标。临床上常见寒湿痹阻、气滞血瘀、肝肾亏虚等证型。在该病的治疗中杨文辉教授坚持针药并用，筋骨同治，调其平衡。其主要理念如下。

（一）肝肾脾同治，共调气血

杨文辉教授认为，不论外感内伤，正虚邪实，"血脉瘀阻，气血不畅"贯穿 KOA 始终，血脉瘀阻气血难调，气血精微不达四末，肌肉失于濡养，肌肉不仁不用，则筋骨平衡丧失重要结构基础。故稳定筋骨结构，有赖于筋骨气血四者之协调。"血脉瘀阻，气血不畅"的病机究其本乃是正气内虚。筋骨气血之协调，根本责之于肝脾肾三脏。正气虚，邪气凑，虚实夹杂，瘀阻脉道致气血不畅，日久筋弱骨枯肉痿。肝主筋膜而藏血，肾主生髓而藏精，乙木癸水同源，化生精血；脾为后天之本，行运化水谷之功，肾之温煦，肝之疏泄，使脾之精微物质化为精血而输注四肢，若是先天肾脏本虚，则无以充养后天脾土，反之若中土久虚则不能濡养肝肾，肝肾易损。肝主筋，肾主骨，由此筋骨之功能的发挥根本在于肺、脾、肾三脏共充正气，共调气血之功。KOA 属于经年之宿疾，实邪客络，虚实夹杂，因实致虚，因虚致瘀。肝、脾、肾三脏同调，机体固本护源、补益肝肾、舒筋通络有助于筋骨系统达到刚柔并济、阴阳调和、筋柔骨正的状态，可协调神经与肌肉之间功能，利于治疗 KOA。血络行可贯通营卫，筋得濡养则筋可束骨，骨有所生则筋有所依，则其病得愈。

（二）筋骨同治，共调平衡

《内经》中云"筋束骨而利关节""膝为筋之府"，可见在 KOA 等筋骨病中"筋"的病变对于疾病发展有重要作用。而《内经》中"宗筋""经筋""筋膜"皆可称为"筋"，西医学中如肌肉、腱鞘、韧带、关节囊、关节软骨等也归于"筋"的范畴。外邪入侵膝部筋膜，病邪进展累及骨，筋骨俱病。而筋骨相互为用，骨无筋则不利，因此杨教授的临床治疗方案着重"筋骨同治"，以调理筋膜为先，达到筋柔骨正的目的。如以针刺、灸法、火罐、推拿等相配合，通过针刺等法调其经络气机，再以各种正骨手法直接调整歪斜不正的骨架，规正其结构，可实现筋骨平衡和"筋束骨，骨张筋"的临床目标。

二、治疗方案

（一）中药治疗方案

1. 寒湿痹阻证

临床表现：膝关节肿胀酸痛，遇寒加重，甚则关节不可屈伸，得温痛减，痛处多固定，皮色不红。舌淡，苔白腻或薄白，脉迟或弦紧。

治则：温经散寒，除湿止痛。

选方：温经通痹汤。本方以附子、干姜、炒川椒温阳止痛，温经祛寒；乌梢蛇、蜂房、土鳖虫活络通经，祛经中寒湿；当归、丹参活血和血，共奏养血和营之效；豨莶草、羌活散寒通络，祛湿除痹。

2. 气滞血瘀证

临床表现：膝关节肿胀剧烈，屈伸不利，甚则肿大僵硬，肌肉萎缩，痛如针刺，固定不移，夜间加重，多伴有外伤史。舌淡，苔暗红或有瘀斑，脉细涩。

治则：行气止痛，活血化瘀。

选方：身痛逐瘀汤。本方以川芎、桃仁、红花活血祛瘀；当归养血和血；牛膝、五灵脂、地龙通经活络，通痹止痛；秦艽、羌活祛风除湿；香附行气活血止痛；甘草调和诸药，共奏活血祛瘀，除痹止痛之功。

3. 肝肾亏虚证

临床表现：膝关节酸沉乏力，痛势绵绵，喜柔喜按，或有麻木感，过劳则加重。舌淡，苔薄白，脉细或缓。

治则：补益肝肾，益气养血。

选方：独活寄生汤。本方以独活温除久痹；细辛除肾经寒湿；秦艽祛风湿而利关节；防风祛风胜湿；桂心温经散寒，通利血脉；桑寄生、杜仲、牛膝补益肝肾；当归、川芎、地黄、白芍养血调经，活血和血；人参、茯苓、甘草健脾益气，全方祛邪不伤正，扶正不留邪。

（二）针灸治疗方案

杨文辉教授在 KOA 治疗上以局部针刺为主，结合灸法、火针等特色针灸方法，结合具体辨证论治辅以选穴。详细治法如下。

治则：疏经通络，活血止痛。

主穴：膝眼、血海、梁丘、阳陵泉、阿是穴、大杼。

配穴：寒湿痹阻证配肾俞、腰阳关、阴陵泉温经散寒，祛湿除痹；气滞血瘀证配肝俞、膈俞、太冲疏肝理气，活血止痛；肝肾亏虚证配肝俞、肾俞、气海、三阴交调补肝肾，益精填髓。

操作：各腧穴均可常规针刺。肝肾亏虚、脾胃虚弱者行针刺后，在肢体腧穴上行三才单式补泻手法之提插补法，出针后可在大杼穴位上施行隔姜灸，每次施灸至少 3~5 壮，或可在膝眼处使用火针点刺，针毕行局部拔罐治疗。

三、案例精选

【初诊】李某，女，65 岁。2023 年 3 月 5 日。

主诉：右侧膝关节反复疼痛不适 3 年。

病史：患者 3 年前干家务后出现右侧膝关节疼痛不适，长距离步行或活动时加重，不伴明显关节活动障碍，遂自行外敷膏药、温敷热毛巾，后疼痛缓解，未予系统治疗。后病情反复，遂来我院门诊就诊，舌暗红，苔薄白，脉细。

中医诊断：痹证（肝肾亏虚证）。

西医诊断：膝骨性关节炎。

选穴：膝眼、血海、梁丘、阳陵泉、阿是穴、大杼（灸）、肝俞、肾俞、气海、三阴交。

针灸操作：各腧穴均可常规针刺，在肢体腧穴上行三才单式补泻手法之提插补法，出针后在膝眼处使用火针点刺，内外膝眼各点刺3次，然后在大杼穴位上施行隔姜灸，每次施灸至少3~5壮。

用药：独活寄生汤加减。

患者经本次治疗后觉症状缓解，遵嘱减少家务活动及运动，随诊1个月症状未复发，属显效。

【医案解读】本案中患者是膝骨性关节炎患者，病程较久，未规律诊治，且在日常生活中过度使用膝关节，最终导致膝关节长期反复疼痛不适等症状。按照杨文辉教授针药结合治疗KOA的理论思想，考虑患者年迈久病，久劳伤及筋骨，肝肾亏耗，血行不畅，属本虚标实，予以补益肝肾，益气养血。针刺选用膝眼、血海、梁丘、阳陵泉、阿是穴、大杼（灸）、肝俞、肾俞、气海、三阴交等穴，重用补法，加强局部疏利气机、通经活络之效和调补肝肾之功，加用火针则加强其局部温通散寒活血之效；中药使用桑寄生、杜仲、牛膝、当归、川芎、地黄、白芍补益肝肾，养血调经，活血和血。针药并用，双管齐下，加速了疾病的治愈进程。

针药结合治疗KOA务必以局部为主，并辨证论治，在同一治则下遣方用药和辨经用穴。充分运用好穴位的双向调整功能，把握好针灸补泻。

颈椎病

颈椎病，又称颈椎综合征，是由于颈椎间盘、颈椎骨关节及其相关的肌肉、韧带、筋膜等所发生的退行性改变及其继发改变，刺激或压迫了周围的脊髓、神经、血管等组织，由此产生的一系列临床症状和体征的综合证候群。根据受累组织和结构的不同，颈椎病分为颈型（又称软组织型）、神经根型、脊髓型、交感型、椎动脉型、其他型（目前主要指食管压迫型）。如果两种以上类型同时存在，称为"混合型"。患者常以颈肩部僵硬疼痛、上肢疼痛、麻木、眩晕为主要临床表现。引起颈椎病的发病因素有很多，主要分外因、内因两大类。外因多为各种急性外伤或慢性劳损，可造成椎间盘、韧带、后关节囊损伤。内因有椎间盘退变（普遍的内因）、发育性椎管狭窄、颈椎的先天性畸形等。近年来，因生活方式改变，颈姿势不正确，造成颈椎病的患病率上升。调查显示，我国颈椎病患病率为8.1%~19.1%，患者以中老年人群为主，其中，40~50岁的发病率为20%，60岁以上者达50%，而70岁以上则更高。其发病呈年轻化趋势，严重影响了人们的健康生活。目前西医对于颈椎病的治疗包括药物治疗（以非甾体类药物、扩张血管药等为主）、物理治疗、神经节阻滞治疗、激光照射治疗等非手术治疗以及手术治疗等。但因颈椎病的全程治疗时间较长致部分患者依从性较差，故临床上本病的发病率仍居高不下。

一、特色诊疗思路

颈椎病在中医又叫"项痹"，归属于"痹证"的范畴。杨文辉教授认为，此病病因不外乎为年老体衰、日久劳损，或风寒湿等外邪、外伤，导致肝肾亏虚，营卫失调，筋骨失养，痰瘀痹阻，气机阻滞督脉及膀胱经，从而发为本病。临床上常见营卫不和、气滞血瘀、肝肾亏虚、痰瘀痹阻等证型。在该病的治疗中杨文辉教授坚持针药并用，积累了非常丰富的经验，以下详述其主要理念。

（一）阴阳失衡，营卫失和

杨文辉教授重视辨证论治，认为颈椎病的发生与其他疾病一样，总病机离不开阴阳失衡。颈椎病的病位主要在颈项部，与手足太阳经、督脉相关。当人体正气不足，恰逢风寒湿外邪侵袭，往往首先侵犯太阳经，导致太阳经输不利，卫外不固，营卫失和，出现恶风怕冷、出汗、颈项强痛、腰背酸累、四肢关节疼痛等症状，并可影响督脉，导致阴阳失衡，使项背挛急，疼痛加剧，头颈转动受限。故颈椎病的治疗首当调和营卫，平衡阴阳，杨文辉教授在临床实践中提出了"调营卫、和阴阳、止痹痛"的治疗原则，以桂枝汤为基础方治疗项痹，达到通调营卫、通络止痛之功。

（二）肝肾不足，痰瘀互结

颈椎病发病之初多以邪实为主，病久则损耗正气，尤以肝肾亏虚为甚。肝肾不足则八脉皆空，筋骨失养，脉络亏空，颈项部督脉、膀胱经阳气衰减，水湿痰瘀凝聚，不通则痛，遂成本病。颈椎病中的椎动脉型，其发病机制有机械压迫学说、体液因子学说及血管闭塞、栓塞学说，这与中医痰瘀痹阻经络的机制相通。因此，肝肾不足是颈椎病发病的内在基础，痰瘀互结，阻滞经络是发病的病机，当以"通"为主，以"补"促通。治疗上杨文辉教授提倡补肝肾、强筋骨、化痰瘀、止痹痛，以达到标本兼治的目的。

（三）三才补泻，多法并用

三才单式补泻手法是杨文辉教授在传统三才补泻手法的基础上发展出的一

种单式手法。该法首先须辨明疾病虚实，然后将穴位按深浅层次分为天人地三部，其中虚者，针刺至天部；实者，针刺至地部；不虚不实者，针刺至人部。最后再进行相应的提插补泻。行针的具体操作：根据疾病的虚实取天人地的一个部位，在确定进针得气后，再施以相应的三才单式补泻手法。若为虚证者，针刺至天部（穴位的皮层），行重插轻提之补法；若为实证者，针刺至地部（穴位的筋骨层），行轻插重提之泻法；若不虚不实，针刺至人部（穴位的肌肉层），予平补平泻。在颈椎病的治疗上，杨文辉教授认为，不仅要辨明虚实，按需施行补泻之法，同时治疗应不拘于针刺，像刺络拔罐、艾灸、穴位埋线、小针刀等亦可运用。本病起病之初，因患者正气旺盛，多为局部经气阻滞，故针刺至地部行捻转提插之泻法，以求祛邪通络；患者病久多正虚邪恋，痰瘀互结，此时可施行刺络拔罐以祛除邪实，再行针刺，若正气不足则温灸大椎，以扶正祛邪，多法并施，使疾病向愈。

二、治疗方案

（一）中药治疗方案

1. 营卫不和证

临床表现：颈项强痛，项背肌肉挛急，头颈转动受限，伴恶风怕冷、出汗、腰背肌肉酸累、四肢关节疼痛等症状。舌淡红，苔薄白，脉浮缓。

治则：调和营卫，宣痹通络，解痉止痛。

选方：桂枝加葛根汤。杨文辉教授认为此证乃颈部劳损之时，又外感风寒湿邪，侵袭太阳，致太阳经输不利，邪留筋肉关节，使营卫不和、经脉痹阻而成。根据《伤寒论》："太阳病，项背强几几，反汗出恶风者，桂枝加葛根汤主之。"风寒痹阻导致营卫运行不畅、不通则痛而发，故治当发散风寒，调和营卫，宣痹通络。方中桂枝入肝、膀胱经，辛温发散，外以解表，内能温阳；葛根生津养阴，升阳解痉，引药直达颈项，是治疗颈椎病的要药；同时重用芍药，与方中甘草组成芍药甘草汤，酸甘化阴、缓急止痛，使拘挛的项背经脉舒展通畅。

2. 气滞血瘀证

临床表现：头、颈、肩背及上肢疼痛麻木，呈胀闷感；刺痛样疼痛，痛有定处，拒按，夜间痛甚。舌紫暗，伴有瘀斑、瘀点，脉弦涩。

治则：行气活血，舒筋活络，通痹止痛。

选方：自拟舒筋活络止痛方加减。方中含桂枝加葛根汤以调和营卫、解痉止痛。同时针对气滞血瘀，方中加入活血通络之品，如当归、鸡血藤、丹参等养血活血、舒筋通络之药。伸筋草为舒筋止痛之要药，白芍、赤芍同用养血活血，功兼凉血合营。诸药合用，以达行气活血止痛之功。

3. 肝肾亏虚证

临床表现：颈项疼痛，活动不利，兼头痛、眩晕、耳鸣、视物模糊、腰腿疼痛。舌淡红，少苔，脉细，尺脉弱。

治则：补益肝肾，强筋健骨，通经活络。

选方：六味地黄丸加减。肝藏血，主筋，肾藏精，主骨，肝肾虚衰，气血不足，颈部筋骨失养，则加速颈椎退变。在本证的治疗上，杨文辉教授认为当以补益肝肾、强筋健骨、通经活络为大法，方拟六味地黄丸加减。方中熟地黄为君药，填补肝肾之精，以补骨脂、牛膝、杜仲为臣药，强筋壮骨，佐以太子参、白术益气健脾，当归、丹参活血化瘀通络，并以葛根、桂枝为使药，引诸药至颈项之病所。诸药合用，以使痹证得除。

4. 痰瘀痹阻证

临床表现：颈项部活动受限，局部有压痛，痛有定处；或伴上肢麻木，可见少气懒言，神疲乏力，面色少华或无华。舌紫暗，苔白腻，脉弦涩。

治则：祛风止痉，化痰逐瘀，通络止痛。

选方：自拟止痉逐瘀汤加减。项痹患者多以肝肾亏虚为本，正虚邪侵，病久则痰瘀等病理产物痹阻经络，不通则痛，且此类病理产物多为顽固之邪，故杨文辉教授临床喜用虫类药搜风逐瘀、剔除顽痰，如蜈蚣、全蝎通络散结、镇痉止痛。虫类药多辛温燥烈，而患者久病多肝肾不足，此时杨文辉教授喜欢在方中加入熟地黄、生地黄，刚柔并施，以滋补肝肾、凉血养阴，以防虫类药之温燥。配以白术、牛膝化痰通络，天南星燥湿化痰、祛风止痉，三七、红花、桃仁、丹参、延胡索活血化瘀、通痹止痛，桂枝、赤芍同用以加强通络逐瘀之功。诸药合用，以改善颈部顽痹之症。

（二）针灸治疗方案

杨文辉教授在颈椎病的治疗上主要采用通督调筋法、三才单式补泻法、杨氏灸法、刺络拔罐法等特色针灸方法，并结合具体辨证论治辅以选穴。详细治法如下。

治则：通督调筋，宣痹通络，解痉止痛。

针灸选穴：主穴为百会、风府、大椎、天柱、大杼、天窗、后溪。营卫不和者加外关、风池以疏风散寒、行气活血；气滞血瘀者加太冲、合谷以开四关、调气血；肝肾亏虚者加肝俞、肾俞以调补肝肾之不足；痰瘀痹阻者加丰隆、膈俞以化痰逐瘀。

操作：各腧穴均可常规针刺。肝肾亏虚者行针刺后，在肢体腧穴上行三才单式补泻手法之提插补法，出针后可在百会、大椎和肢体穴位上施行小艾炷压灸，每次施灸至少3~5壮。营卫不和、气滞血瘀、痰瘀痹阻者以针刺为主，在相应肢体腧穴上行三才单式补泻手法之提插泻法。对于痰瘀痹阻证患者，选相应颈部肌肉压痛点，常规皮肤消毒，应用一次性毫针密刺5~10次，然后迅速在此处用闪火法拔罐，留罐5~6分钟，以拔出5ml左右瘀血为宜。

三、案例精选

【初诊】陈某，男，57岁。2013年7月9日。

主诉：反复颈痛2年，加重5天。

病史：患者近2年因长期伏案工作后出现颈部酸痛，未进行系统诊疗，症状未能缓解。5天前因夜间睡觉吹空调后出现颈部头痛加重，为求进一步诊疗，遂来就诊。患者神清，精神可，颈部肌肉酸痛，低头时痛甚，活动受限，伴有晨起僵硬感，恶风寒。舌淡红，苔薄白，脉浮弦。查体见脑神经检查无明显异常，体位改变无头晕，颈椎生理曲度变直，颈椎活动受限，颈椎间隙及棘突旁压痛（+），双侧臂丛牵拉试验（−），叩顶试验（−），转颈试验（−），四肢运动系统及感觉系统未见明显异常。2013年7月5日查颈椎MRI示颈椎退行性变，C4/5、C5/6椎间盘中央型突出，椎管狭窄。

中医诊断：项痹（营卫不和证）。

西医诊断：颈椎病（颈型）。

经络诊察：督脉、膀胱经异常。

选经：督脉、足太阳膀胱经。

选穴：百会、风府、大椎、大杼、天柱。根据颈部肌肉压痛点，于相应处行刺络拔罐法。

针刺操作：依据三才单式补泻手法，患者颈部肌肉僵痛，膀胱经病证属实，针刺膀胱经腧穴时，行提插泻法，至患者自觉局部凉感或舒适为度；针刺督脉穴位时，行平补平泻提插法；刺络拔罐以拔出5ml左右瘀血为宜。

用药：桂枝加葛根汤加减。中药5剂。

【二诊】患者颈部疼痛减轻，但觉右侧肩部、上肢肌肉酸痛。舌脉如前。

选经：督脉、足太阳膀胱经、手太阳小肠经。

选穴：于上方加后溪、肩中俞。

针刺操作：患者颈部疼痛减轻，宜守方巩固。督脉、膀胱经腧穴操作同前，根据三才单式补泻手法，小肠经腧穴针刺时行提插泻法。

用药：于上方加伸筋草 10g，白芍 15g 加至 20g。中药 5 剂。

【三诊】患者诉颈部疼痛缓解，右侧肩部、上肢疼痛已无，针刺守方以巩固，不予中药。属显效。

【医案解读】本案患者年过半百，年迈，肝肾不足，又因今日受寒后风寒湿邪外侵肌体，留滞颈项部经络，不通则痛，发为项痹。根据杨文辉教授治疗项痹的理论思想，结合本病兼症、舌脉，辨证为营卫不和证。辨经选穴，选取督脉、膀胱经，穴取百会、风府、大椎、大杼、天柱、后溪、肩中俞以疏通经络，方药选桂枝加葛根汤调和营卫、祛风散寒、通络止痛。同时考虑为急性发病，实证居多，予三才单式补泻手法之泻法、刺络拔罐以祛除实邪。针药结合，诸法并施，使疾病向愈。

针药结合治疗颈椎病当辨明证型，并在同一证型下选穴、用药。同时不应拘于一法，治疗当多法并施，以祛除病邪，使邪去正安。

脊髓损伤

脊髓损伤是一种因多种创伤因素所致中枢神经系统损伤的疾病，常由多种暴力原因导致脊髓或马尾神经发生不同程度损害，造成其受损平面以下的运动、感觉、反射及括约肌功能障碍，是脊柱骨折脱位最严重的并发症，是导致患者截瘫的重要原因。脊髓损伤具有可逆性差、致残率高的特点，其治疗一直是医学界的难点。

一、特色诊疗思路

杨文辉教授认为本病病机关键为"肾虚督寒"，主张从"脑－督脉－肾－任脉"轴论治，采用 CT 定位围针结合体针治疗本病。因躯体某部位的损伤可在大脑投射区域造成继发隐袭性损害病灶，需兼顾治疗，因此取 CT 定位围针法。脊髓损伤必致督脉受损，故通督培阳是基础。督脉贯脊络肾，肾与督脉互相为用、互相资助，督脉损伤后必然损伤肾阳，故补肾是关键。督脉受损，阳病及阴，久之任脉必受其害。且"孤阴不生，独阳不长"，单纯治督则独阳难长，从阴治阳才是善治者，因此体针同取督、任穴位，取"从阴治阳"及平衡阴阳之意。

（一）从"脑－督脉－肾－任脉"轴论治脊髓损伤

杨文辉教授指出，脑是生命活动中枢，是运动和感觉调控中心，全身各部位在脑中都有对应的投射区域。脑通过整合各种信息来维持机体的各种运动及感觉，使人们能正常生活、学习、工作。大脑在整体中有特殊作用，并且某个部位的损伤，不应被当作局部孤立的病变来治疗，故应从整体角度出发，在治疗远端局部原发性损伤的同时，兼顾治疗大脑投射区域对应的继发隐袭性损害病灶。

《针灸大成》云："督任原是通真路。"督脉起于胞中，是通行元气的通路，元阳借助督脉通行布达于周身，因此，脊髓疾病多与督脉相关。杨文辉教授认为督脉是直接受损部位，故治疗脊髓损伤，通督培阳是基础。《素问·生气通天论篇》云："肾生骨髓。"《素问·逆调论篇》云："肾不生，则髓不能满。"督脉贯脊络肾，肾藏精生髓，肾与髓的联系，依赖督脉的转输；若肾精不足，则督脉充盈失源，髓无所化。因此，杨文辉教授认为督脉损伤后必然损伤肾阳，故治疗脊髓损伤，补肾是关键。督脉受损，阳病及阴，故久之任脉必受其害。督脉及任脉均起于胞中，督脉行于背，为诸阳经之会，循脊入脑；任脉行于腹，为诸阴经之海，在承泣穴与督脉相交。

（二）CT围针，中西并举

CT定位围颅针刺法（简称CT定位围针法）以头颅CT（即电子计算机断层扫描）所示病灶的头皮垂直投射区（最近距离投射区）的周围为针刺部位进行针刺治疗，它是在传统头针疗法的基础上，结合现代影像技术发展起来的一种新方法。CT定位围针法能通过头颅CT扫描，准确获知脑内病灶的部位、大小，并精准地测算出其在头皮的投射区，为针刺锁定准确部位和范围。因此，对于脊髓损伤的治疗，如果是因躯体某部位的损伤在大脑投射区域造成继发隐袭性损害病灶，杨文辉教授主张采用CT定位围针法，配合体针治疗。如此一来，使得治疗更具针对性，事实亦是如此。

二、治疗方案

（一）中药治疗方案

1. 督脉受损，瘀血阻络

临床表现：伤处局部肿痛或刺痛，痛处固定不移，颈段脊髓损伤者呈现四肢瘫痪，胸腰段脊髓损伤者双下肢感觉完全或不完全消失，痛痒不知，麻木不用，筋缓不收，大便秘结，小便潴留，常伴腹胀纳差，心烦少寐，舌有瘀斑瘀点，脉沉涩。

治则：活血化瘀，疏通督脉。

选方：内服通督化瘀汤。方中当归、赤芍、桃仁、红花活血化瘀，三七、大黄祛瘀生新，川断、川牛膝补肾强筋，附子温阳以助疏通督脉。如有肝郁见证者，可加柴胡 10g、郁金 10g、石菖蒲 10g 以疏肝解郁。外用杨氏外洗方。营血遍行周身，灌溉四肢百骸，气血充实则肌肉壮满，筋脉和缓，反之则不然。肝者，罢极之本，主筋。筋脉的张弛全赖肝气条达，故肝曰曲直。气为阳，主用。精血为阴，主体。筋脉的功能协调赖精血的濡养。肾主藏精，主骨生髓。肝肾同补，两善其功。方中千斤拔味甘性平，体质坚实，因得其名，用以壮筋骨，补肝肾，祛瘀积，为君药；桑枝、桂枝质柔韧，禀木曲直之性，使肝气条达，用以柔筋缓急，通筋活络，为臣药；当归、延胡索、姜黄、苏木行气活血化瘀滞；艾叶、苏叶气味轻薄，载药力遍循周身。若久卧伤气，肌肉萎缩，加五爪龙 60g、千年健 60g、香附 30g 以强健生肌。煎水适量擦拭患侧肢体。

2. 督脉受损，肾阳不足

临床表现：四肢或双下肢筋脉弛缓，弱不用。患肢发凉，痛痒不知。大便秘结，小便失禁或潴留，兼见面白畏寒。舌淡苔白，脉沉迟。多见于软瘫。

治则：疏通督脉，温补肾阳。

选方：软瘫康。方中鹿茸、鹿角、附子、肉苁蓉、麝香温补元阳，山茱萸、生地黄、熟地黄、枸杞、五味子补肾敛阴填精以助肾阳。鸡血藤、当归、地龙、川牛膝活血通络。

3. 阳损及阴，虚风内动

临床表现：四肢或双下肢筋脉拘急，抽搐而不用，遇寒加重，形寒肢冷，肢体痛不知或自觉肢体疼痛，小便潴留。舌淡苔白或有瘀斑，脉沉紧。多见于痉挛性瘫痪。

治则：活血通督，温阳敛阴，柔肝，祛风解疼。

选方：硬瘫康。方中鹿茸、鹿角、杜仲、山茱萸、生地黄、熟地黄、麝香温补肾阳，五灵脂、炮川乌、炙马钱子、白附子、全蝎、乌梢蛇祛风通络解痉，白芍、鸡血藤、当归养血敛阴，柔肝解痉。

由于本病病程较长，除以上三型外，临床多有变证，可根据具体病情辨证论治。

（二）针灸治疗方案

1. 以督脉经穴为主的电针疗法

治则：疏通督脉，通达阳气。

针灸处方：受损脊髓平面上下各 1~2 个椎间隙处，各选 1 个督脉穴位。

操作：各腧穴均可常规针刺及电针。

2. 体针法

完全性脊髓损伤患者脊髓损伤平面以下感觉消失，往往无针感，所以在治疗中常用电体针。取穴方法有两类。

（1）按经取穴：以足阳明胃经、足太阳膀胱经、足少阳胆经、督脉、任脉为主。胃经取梁门、天枢、水道、归来、关元、阴市、足三里、巨虚；膀胱经取各脏腑背俞穴及膈俞穴；胆经取京门、环跳、风市、阳陵泉、绝骨、丘墟、足临泣、太冲；督脉取大椎、陶道、身柱、至阳、悬枢、腰阳关、神道、筋缩、命门；任脉取中脘、建里、水分、气海、关元、中极。也可酌选三阴经穴，章门、三阴交、地机、血海、涌泉等。各经腧穴，轮流交替使用，每次 1 组，隔日或每日 1 次，3 次为 1 个疗程，1 个疗程结束后休息一星期再进行下 1 个疗程。一般以针具较粗者且强刺激量为佳，尤其在正常感觉平面附近，用针必粗，刺激宜强。

（2）按症取穴：调理二便选八髎、天枢、气海、关元；下肢肌力差者，前侧取关元、伏兔、梁丘，外侧取风市、阳陵泉、足三里、绝骨，后侧取承扶、殷门、昆仑；足下垂取解溪、商丘、太冲；足外翻取照海；足内翻取申脉。

三、案例精选

【初诊】陈某，男，34 岁。2020 年 8 月 4 日。

主诉：外伤致双下肢无力 3 个月。

病史：患者 3 个月前因车祸外伤就诊于外院，诊断为 L1~L2 爆裂性骨折、脊髓损伤、神经源性膀胱，手术治疗病情平稳后，因双下肢肌力 0 级，小便困难，留置导尿转至康复科康复治疗，症状未见明显改善。现症见患者双下肢无力、麻木，腰部酸痛，畏寒肢冷，纳差，大便可，小便失禁，舌暗，苔白，脉沉细。

中医诊断：痿证（督脉受损，肾阳不足证）。

西医诊断：脊髓损伤。

经络诊察：督脉、足少阴肾经异常。

选经：督脉、足少阴肾经。

选穴：腰阳关、命门、悬枢、脊中。根据患者头颅 CT 所示病灶，于病灶体表投射区行 CT 定位围针法。

针刺操作：依据三才单式补泻手法，患者腰部酸痛，畏寒肢冷，肾经病证属虚，针刺足少阴肾经腧穴时，行提插补法；针刺督脉穴位时，行提插补法；CT 定位围针法操作同第三章第一节。

用药：软瘫康。鹿茸 15g、鹿角 30g、干地黄 80g、熟地黄 80g、生地黄 20g、川牛膝 25g、杜仲 30g、山茱萸 25g、炮附子 20g、肉苁蓉 20g、枸杞子 30g、鸡血藤 25g、酒当归 30g、炙地龙 15g、五味子 15g，共为末，炼蜜为丸，麝香 5g 为衣，每丸 10g，每次 1 丸，温开水服下每日 2~3 次。

【二诊】患者每周治疗 5 天，休息 2 天。治疗 8 周后患者双下肢无力稍改善，肌力 I 级，小便困难改善，可自主排尿，拔除导尿管。继续治疗 10 周，患者双下肢肌力 III 级，排尿基本正常。

【医案解读】仅针对脊髓损伤节段进行治疗，难以取得预期疗效，从"脑 - 督脉 - 肾 - 任脉"轴进行治疗效果更佳。脑是感觉和运动调控中心，躯体某部位的损伤可在大脑投射区域造成继发隐袭性损害病灶，需兼顾治疗，因此取 CT 定位围针法治疗。脊髓损伤必致督脉受损，故治疗脊髓损伤通督培阳是基础。督脉贯脊络肾，肾与督脉互相为用、互相资助，督脉损伤后必然损伤肾阳，故治疗脊髓损伤补肾是关键。督脉受损，阳病及阴，久之任脉必受其害。督脉行身后，为诸阳经之会；任脉行身前，为诸阴经之海。"孤阴不生，独阳不长"，单纯治督则独阳难长，从阴治阳才是善治者，因此同取督、任穴位，取"从阴治阳"及平衡阴阳之意。

本病须辨软、硬瘫而分治，治疗期间须防止肺部或泌尿系感染、压疮、深静脉血栓、关节挛缩等并发症的产生。应积极治疗，让患者尽快回归社会。

坐骨神经痛

坐骨神经痛是指沿坐骨神经通路及其分布区域放射性疼痛为主的一种常见周围神经疾病，其疼痛区域包括腰、臀、大腿后侧、小腿后外侧及足外侧，疼痛性质以放射性、烧灼样或电击样为主。坐骨神经痛分为原发性和继发性两类，临床上以后者多见。按其受损部位不同分为根性和干性坐骨神经痛，其中腰椎间盘突出症是根性坐骨神经痛最常见病因。

坐骨神经痛为临床常见病、多发病之一，青壮年男性为本病高发人群。研究表明，该病全球患病率在 1.6%~43% 之间，其中遗留轻度症状患者占 60%。该病病程长，易复发，随着社会发展，发病率出现逐年增长趋势，对人们工作学习及生活质量造成极大影响，给患者和社会带来沉重经济负担。

目前西医对于坐骨神经痛的治疗主要有药物治疗、封闭疗法、物理疗法及手术治疗等，但由于受到药物不良反应或手术治疗所遗留的后遗症影响，治疗效果不佳。

一、特色诊疗思路

杨文辉教授认为，正气不足，外感邪气，导致气血运行不畅，不通则痛。此病本虚标实，肾虚、脾虚、肝肾亏虚为本，邪实之风、寒、湿、痰瘀为标。临床上常见肝肾亏虚、湿热证、寒湿证、血瘀证等证型。在该病的治疗中杨文辉教授坚持针药并用，积累了非常丰富的经验，以下详述其主要理念。

（一）补益肝肾，兼理脾土

杨文辉教授认为疾病的发生离不开内因和外因这两方面。根据坐骨神经痛临床症状及特点，本病归属于中医"痹证"范畴。《素问·痹论篇》云："风寒湿三气杂至，合而为痹。"外感邪气，阻滞经脉，不通则痛，或素体阳虚，正气虚弱，风寒湿邪乘虚而入，气血痹阻。另外，跌仆闪挫外伤也可导致局部筋脉瘀滞，气血不畅，经络不通。以上为痹证发生的外感因素。

而内伤因素则是由于肝、脾、肾三脏虚损，脏腑功能失调，致气血运行无力，寒湿内生，或素体亏虚，气血生化乏源，筋脉失养，不荣则痛。

杨文辉教授根据多年经验发现临床坐骨神经痛患者以中老年患者居多，《素问·阴阳应象大论篇》曰："年四十，而阴气自半也，起居衰矣。"人体阴气随年龄而减少，肾为先天之本，阴中之阴，脾为后天之本，为阴中之至阴，脾肾亏损则五脏六腑部分功能皆出现衰退，使气血生化不足，机体失养，见一系列虚候。而肝肾同源，肾脏亏耗，精血不足，随即影响肝脏，出现肝肾亏虚症状。故治疗坐骨神经痛应首重补益肝肾，健益中土。

（二）辄取督脉，精于针灸

经络所过，主治所及，从经脉循行来看，督脉行于脊里，上行入脑，为通往大脑和脊髓的经络，和脑、脊髓有密切联系。《难经·二十九难》中有这样的表述："督之为病，脊强而厥。"表明督脉可以治疗腰脊及脑部病证和神志病。《素问·至真要大论篇》云："诸痛痒疮皆属于心。"疼痛的产生和心神有密切关系，而脑为元神之府，督脉入络于脑，在治疗疼痛相关疾病时，可通过针刺督脉调理神气而达到止痛的效果。

此外，督脉为阳脉之海，统率诸阳，与十二经脉的阳经有密切联系，督阳亏虚，诸阳俱虚，阳虚则寒凝经脉，气血运行不畅，不通则痛。督脉亦有统率经络气血运行之功，督脉经气不通，则气血不和，不通则痛。针刺督脉可调和气血，通经止痛。

因此杨文辉教授在治疗坐骨神经痛的过程中重视运用督脉经穴、背俞穴，穴位处方以腰阳关、腰俞、肝俞、肾俞、后溪等为主穴。处方中选取的督脉经穴腰阳关、腰俞均为督脉的重要经穴，腰阳关为全身阳气出入枢纽，有温阳去寒，通痹止痛之功。后溪为八脉交会穴之一，通督脉，专治督脉病，针之有通经止痛之效。肝俞、肾俞具有补肝肾、益气血作用。以上诸穴合用，补益肝肾、疏通气血、通经止痛，从而达到改善坐骨神经痛的作用。

（三）杨氏夹脊，止痛益佳

夹脊穴为经外奇穴，位于 T1~L5 棘突下，后正中线旁开 0.5 寸，为治疗腰腹及下肢疾病的重要穴位。夹脊穴交通督脉及足太阳经脉，督脉为阳脉之海，足太阳膀胱经阳气盛，针刺夹脊穴能使两经互通，调节阴阳，温煦经脉。杨氏夹脊穴在脊椎棘突旁开 1 寸处。经过验证，于胸腰夹脊旁开 1 寸处适当深刺，可直接刺激脊神经后支的内侧支或其主干，调节脊柱深层肌肉，治疗效果较旁开 0.5 寸的夹脊穴显著，另外旁开 1 寸时两侧穴位间距离较大，可扩大针刺范围，加强针感。

二、治疗方案

（一）中药治疗方案

1. 肝肾亏虚证

临床表现：腰部酸痛，腿膝乏力，劳累更甚，卧则减轻。偏阳虚见面色淡白，畏寒恶风，四肢不温，少气懒言，或见性功能低下，女性带下色白清稀，舌淡苔白，脉沉细。偏阴虚则咽干口渴，潮热盗汗，五心烦热，心烦不寐，男子遗精，女子带下黄臭，舌红少苔，脉弦细数。

治则：补肝养肾。

选方：独活寄生汤加减。此方取桑寄生、杜仲及牛膝补肝肾、强筋骨，配合其他补益气血、散寒除湿之品。方中诸药协作，共奏益肝肾、补气血、散寒湿止痛之功，对肝肾亏虚型的坐骨神经痛起到有效治疗作用。

2. 湿热证

临床表现：腰腿部疼痛，肢体有困倦沉重感，遇阴雨天时疼痛加重，活动后稍感较前轻松，局部红肿热痛，痛不可触，舌苔黄腻，脉见濡数或弦数。

治则：清利湿热，宣通经络。

选方：宣痹汤或者当归拈痛汤加减。治疗坐骨神经痛见湿热者，当清利湿热，以祛除病因为主，宣痹汤由防己、薏苡仁、杏仁、连翘、滑石、山栀子、半夏、赤小豆、晚蚕沙组成。当归拈痛汤由羌活、甘草、茵陈、防风、苍术、当归身、知母、猪苓、泽泻、升麻、白术、黄芩、葛根、人参、苦参组成。当归拈痛汤清利湿热兼能祛风，宣痹汤清利湿热兼通经活络。

3. 寒湿证

临床表现：腰腿疼痛部位冰冷，肢体自觉沉重难以转侧，静卧休息时疼痛不减，阴雨天或冒雨受寒后症状加重。舌偏淡，苔白或腻，脉沉紧或濡缓。

治则：祛湿止痛，温经散寒。

选方：肾着汤加减。肾气虚衰及脾失健运为寒湿型坐骨神经痛主要病因，治疗时当从脾肾两脏入手，方选肾着汤。此方由茯苓、白术、干姜、甘草组成，甘草配伍干姜温中散寒，白术和茯苓燥湿健脾，诸药合用共奏温中散寒，除湿止痛之效。

4. 血瘀证

临床表现：腰腿疼痛固定且痛如针刺，日轻夜重，腰部活动受限，俯卧转侧不利，肌肤紫暗或有瘀斑。舌紫暗，苔薄白，脉弦紧或涩。

治则：活血化瘀，通络止痛。

选方：身痛逐瘀汤加减。身痛逐瘀汤由红花、桃仁、川牛膝、当归、川芎、甘草、没药、五灵脂、地龙、香附、羌活、秦艽组成，诸药配合具有活血通脉，消肿止痛之效，对于由跌打损伤引起的瘀血内阻痹证有显著疗效。

（二）针灸治疗方案

杨文辉教授在坐骨神经痛治疗上主要采用通督针法、杨氏夹脊穴等特色针灸方法，结合具体辨证论治辅以选穴。详细治法如下。

1. 以督脉经穴为主的针药结合方法治疗坐骨神经痛

治则：通经止痛。

针灸选穴：腰阳关、腰俞、肝俞、肾俞、后溪。

辨证加减：肝肾亏虚者加太溪、太冲；湿热者加阳陵泉、大肠俞；寒湿者加命门、关元俞；瘀血内阻者加血海、膈俞活血化瘀；脾气虚弱者加中脘补益中气；痰浊蒙窍者加阴陵泉、丰隆化痰。下肢放射痛偏足太阳膀胱经循行方向取穴承山、昆仑、秩边；偏足少阳胆经循行方向选取风市、阳陵泉、悬钟穴。

操作：各腧穴均可常规针刺。肝肾亏虚、脾气虚弱者行针刺后，在肢体腧穴上行三才单式补泻手法之提插补法。瘀血内阻者行针后，在相应腧穴上行三才单式补泻手法之提插泻法。

2. 杨氏夹脊穴治疗坐骨神经痛

治则：通经止痛。

针灸选穴：腰椎棘突下，后正中线旁开 1 寸的夹脊穴。

辨证加减：同前。

操作：腰夹脊针尖向脊柱方向斜刺 1~1.2 寸，辨证选穴穴位操作同前。

三、案例精选

【初诊】陈某，男，42 岁。2015 年 11 月 23 日。

主诉：左下肢疼痛 1 个月，加重 2 天。

病史：患者自诉 1 个月前因工作时搬重物将腰部闪挫，后出现左下肢疼痛，休息后症状减轻，期间反复发作，未予重视。2 天前症状加重，左下肢疼痛加剧且沿臀部后侧向足心放射，弯腰行走不利，疼痛不能缓解，夜间尤甚，严重影响睡眠，纳差，舌暗，苔薄白，脉弦涩。L4/L5 椎棘突左旁压痛（＋），叩击痛（＋），左腿直腿抬高试验 40°（＋），加强试验（＋），右侧直腿抬高试验 70°（－），左侧大腿及小腿后侧压痛（＋）。腰椎 CT 示 L4/L5 椎间盘突出。

中医诊断：痹证（血瘀证）。

西医诊断：坐骨神经痛。

经络诊察：足太阳膀胱经、督脉异常。

选经：足太阳膀胱经、督脉。

选穴：腰阳关、腰俞、肝俞、肾俞、后溪、膈俞、承山、昆仑、秩边、杨氏夹脊穴（L3、L4、L5）。

针刺操作：依据三才单式补泻手法，患者下肢放射痛见瘀血内阻，病证属实，针刺膀胱经腧穴时，行提插泻法，至患者自觉局部凉感或舒适为度；针刺督脉穴位时，行平补平泻提插法。

用药：身痛逐瘀汤。

【二诊】患者自诉症状缓解，小腿疼痛症状明显减轻，行走较可，胃纳可，二便调，舌淡暗，苔白，脉弦。

选经：足太阳膀胱经、督脉。

选穴：杨氏夹脊穴（L3、L4、L5）、腰阳关、腰俞、肝俞、肾俞、膈俞、秩边、后溪、委中、承山、昆仑。

针刺操作：患者症状缓解，根据三才单式补泻手法，足太阳膀胱经腧穴针刺时行提插泻法；针刺督脉穴位时行平补平泻提插法。

用药：身痛逐瘀汤加减。

【三诊】上述诸症皆见好转，睡眠可，针药结合，方案同前。

患者历经近 1 个月的治疗，较配合，能坚持服从医嘱，共诊 3 次，属显效。

【医案解读】本案中患者是一位典型的腰椎间盘突出继发坐骨神经痛患者。患者因搬抬重物，闪挫腰部，瘀血内阻，导致局部筋脉瘀滞，气血不畅，不通则痛。按照杨文辉教授针药结合治疗坐骨神经痛的理论思想，患者坐骨神经痛可放射至足太阳膀胱经分布区，故选膀胱经穴位的承山、昆仑、秩边、督脉及杨氏夹脊穴（L3、L4、L5）以通经止痛，并加膈俞活血化瘀。中药使用红花、桃仁、川牛膝、当归、川芎、甘草、没药、五灵脂、地龙、香附、羌活、秦艽等药，以达到活血通脉，消肿止痛效果。以上针药共施，活血祛瘀，通经止痛。

针药结合治疗坐骨神经痛务必做好辨证，在同一治则下遣方用药和辨经用穴，并充分运用好穴位的双向调整功能，把握好针灸补泻功效。

第七节　其他疾病

强直性脊柱炎

强直性脊柱炎（AS）是一种慢性炎症性疾病，主要侵犯人体的骶髂关节、脊柱、脊柱旁软组织及外周关节，严重者可发生脊柱畸形和强直。AS 的一大特征及早期临床表现之一为骶髂关节炎。AS 特征性病理改变为附着点炎。当本病发展到晚期，其典型表现为"竹节样改变"。我国 AS 患病率为 0.3%，男女比例为（2~4）：1，其中女性发病缓慢且症状较轻。AS 的发病年龄在 15~40 岁，据统计有 10%~20% 的 AS 患者在 16 岁前发病，发病高峰年龄为 18~35 岁，而 50 岁以上及 8 岁以下发病者少见。AS 的病因目前尚未明确，主流观点认为遗传和环境因素在 AS 的发病中有重要作用。根据现有研究结果，表明 AS 的发病与人类白细胞抗原（HLA）–B27 有重要关联，患者大多具有家族遗传病史。我国 AS 患者 HLA–B27 阳性率高达 90% 左右。

一、特色诊疗思路

杨文辉教授认为，本病以脊柱的疼痛、僵硬、强直，甚或驼背畸形为主要表现，本病早期多属湿热证，晚期多属肝肾不足。经治疗见效后，宜使用艾灸继续调理，并配合体育锻炼，适当活动胸、腰、骶髂等关节，才能巩固疗效。在该病的治疗中杨文辉教授坚持针药并用，积累了非常丰富的经验，以下详述其主要理念。

（一）补益肝肾，注意兼夹

《灵枢·五邪》指出："邪在肾，则病骨痛。"《医宗金鉴》亦指出："筋骨间作痛，肝肾之气虚也。"此症患者多由劳累过度，或年老体衰，以致肾元亏损。临床表现为腰部疼痛，腿膝无力，劳累则痛剧，休息则痛减，尺脉多细弱。本症往往有许多兼夹症，较常见的有夹瘀。疾病早期未给患者带来严重的症状，许多人照常工作和劳动而未发觉，然而由于用力不慎，突然跌仆伤损，症状骤然加剧，再经 X 线检查始被发现，此时疼痛较为剧烈，痛处固定，如锥如刺，舌紫暗，舌边瘀点，脉弦涩，这是夹瘀的表现（王清任曰："痹证有瘀血"）。肾虚夹湿，则腰部沉重，如坐水中，天阴下雨加剧，舌淡苔白，脉沉濡；夹寒者腰中冷，舌淡苔白脉沉迟；夹热者腰腿灼热疼痛，溺赤口苦，舌红，苔黄，脉数。

（二）重取督脉，善用艾灸

正如《素问·痹论篇》所描述的"尻以代踵，脊以代头"以及《素问·长刺节论篇》中的"有痛在骨，骨重不可举，骨髓酸痛，寒气重，名曰骨痹"，强直性脊柱炎属中医"骨痹"的范畴。主要病变部位在脊柱、腰尻，腰为肾之府，腰以下为尻，亦属肾；筋乃肝所主，筋脉不舒，久病背脊僵硬、挛痛。督脉"循背而行于身后，为阳脉之总督""督之为病，脊强而厥"。综上所述，本病与肝、肾、督脉有关。故取督脉及杨氏夹脊穴，用大艾炷久灸，并加老姜以祛寒除湿，共奏温通经络之功。

二、治疗方案

（一）中药治疗方案

1. 早期（湿热证）

临床表现：腰、骶等相关部位出现疼痛、僵直感，晨起明显，白天活动后减轻，弯腰受限，下蹲困难，伴有头身困重。舌红或舌淡红，苔黄腻，脉细数。

治则：清热祛湿。

选方：四妙丸加减。四妙丸由苍术、牛膝、黄柏、薏苡仁组成。方中黄柏为君药，取其寒以胜热，苦以燥湿之义，且黄柏善除下焦之湿热。苍术为臣药，味苦性温，功能健脾燥湿除痹。牛膝为佐药，有活血通经络，补肝肾，强筋骨之功，且能引药直达下焦。薏苡仁则独入阳明，祛湿热而利筋络。诸药合用，共奏清热利湿之功。

2. 晚期（肝肾亏虚证）

临床表现：腰骶部、脊柱疼痛较早期严重，伴有全身性的症状，如全身关节持续性疼痛、乏力、消瘦、肌肉萎缩等。舌淡，苔薄白，脉沉细或脉细弱。

治则：补益肝肾。

选方：独活寄生汤加减。独活寄生汤由独活、桑寄生、杜仲、牛膝、细辛、秦艽、茯苓、肉桂、防风、川芎、人参、甘草、当归、芍药、生地黄组成。杨文辉教授在临床中还会着重应用地龙、蕲蛇等爬行动物类药，以及乌梅、木瓜等味酸入肝之品。

（二）针灸治疗方案

杨文辉教授在 AS 治疗上主要采用通督针法、杨氏灸法等特色针灸方法，结合具体辨证论治辅以选穴。详细治法如下。

1. 以督脉经穴为主治疗 AS

治则：补益肝肾。

针灸选穴：杨氏夹脊穴及督脉上阿是穴。

辨证加减：脾气虚弱者加足三里补脾益气。

操作：各腧穴均可常规针刺。留针 30 分钟。

2. 大艾炷隔姜灸治疗 AS

治则：滋补肝肾。

针灸选穴：杨氏夹脊穴及督脉上阿是穴。

辨证加减：脾气虚弱者加足三里补脾益气。

操作：先涂万花油，用多汁老姜切成厚薄适中的片覆盖于穴位上。用细柔艾绒做成手指大小的艾炷，置于姜片上灸 7~10 壮。

三、案例精选

【初诊】董某，男，30 岁。2016 年 12 月 3 日。

主诉：骶髂部持续疼痛半年。

病史：患者半年前无明显诱因出现骶髂部疼痛，呈持续性疼痛，于外院完善髋关节 MRI 提示骶髂关节缘骨髓水肿，HLA-B27（+），予口服双氯芬酸钠后疼痛症状可缓解，但病情反复。现症见腰骶部疼痛不适，夜间尤甚，每遇寒加重，得温痛缓，晨起腰背僵硬，活动后僵硬感可稍缓解，形寒怕冷，腰膝酸软无力，纳可眠差，大便稍溏。舌淡红，苔薄白，脉沉细。

中医诊断：骨痹（肝肾亏虚证）。

西医诊断：强直性脊柱炎。

经络诊察：督脉异常。

选经：督脉。

选穴：杨氏夹脊穴、督脉阿是穴。

针灸操作：常规针刺操作。针刺操作结束后，在杨氏夹脊穴及督脉阿是穴上先涂上万花油，将姜片覆盖于穴位上，艾炷置于姜片上，灸7~10壮。

用药：独活寄生汤加减。

【二诊】患者诉其腰骶部疼痛好转，但搬重物及弯腰时症状仍较为明显。纳眠可，二便调，舌淡白，苔薄白，脉沉细。

选经：督脉。

选穴：杨氏夹脊穴、督脉阿是穴。

针灸操作：同前。

用药：同前。

患者历经近2个月的治疗，较配合，能坚持服从医嘱，共诊2次，属有效。

【医案解读】患者青年男性，病程长，结合症状、体征及辅助检查，诊断为强直性脊柱炎，属中医"骨痹"范畴。患者因先天肾虚，寒邪入侵骨髓，凝滞气血，脊背失于温煦致病，引起腰脊部疼痛。以杨氏夹脊穴及督脉阿是穴为主配合艾灸，共达补益肝肾，通经活络之效。

针药结合治疗 AS 务必做好辨证，在同一治则下遣方用药和辨经用穴。充分运用好穴位的双向调整功能，把握好针灸补泻。

白发

白发是指不因衰老因素造成的部分或全部头发变白的病证，是一种常见的发色改变症状，包括先天性白发及早老性白发。白发的形成主要与头发的皮质、髓质中色素颗粒的减少有关，色素颗粒多则头发乌黑而有光泽，色素颗粒少则发白而无华。头发变白本是自然过程，其发生和进展与衰老进程密切相关，无论性别或种族如何，所有人到60岁时都至少发现一些白发，但头发开始变白的年龄因种族和民族而异。流行病学显示，生理情况下亚洲人出现白发的年龄一般为（37.5±2.5）岁，高加索人为（34±9.6）岁，黑人为（43.9±10.3）岁。而头发过早变白反映了人体内部提前发生衰老。现代人由于生活节奏快、工作压力大、饮食及作息不规律等原因，过早出现白发，对生活质量造成了不良影响。随着人们健康意识、审美需求的提升，白发逐渐获得更多的关注，目前治疗方面尚无对症药物，主要采用染发剂作为遮盖白发的方法，但此方法治标不治本，并且随着染发剂应用次数的增加，可能会诱发接触性皮炎、白血病、骨质疏松症等疾病，而多摄入新鲜蔬果、保持规律运动可能有助于预防早发白发。

一、特色诊疗思路

杨文辉教授认为，本病以未至其岁而头发部分甚至全部变白为主要表现，是由于机体功能逐渐衰退，气血亏虚，不能上承于头而致。本病以肝肾不足为本，因气虚、血虚不能濡养或血热煎熬阴血为主要病机，临床常见肝肾不足、气血亏虚、阴虚血热以及肝郁脾虚等证型。杨教授治疗此道颇有造诣，在本病的治疗过程中坚持针药并用。以下详细介绍其主要理念。

（一）针药并用，双管齐下

杨教授在治疗白发症的过程中，重视针刺与中药协同作用。

杨教授认为白发早生盖因气血运行不畅，无以上荣头部所致，故调整气血运行为治疗本病的关键。治疗本病时首先取头部穴位或在白发发根周围进行围刺，促进局部气血运行。此外，脏腑为里，外连经络，脏腑功能正常为气血的正常运行提供保障，而气血正常运行又进一步促进脏腑的气化功能，因此结合临床表现辨证取穴，刺之可促进全身气血运行。

在针刺治疗的过程中，杨教授主张患者同时服用中药，选择具有调肝气、养肝血、滋肾阴、通心肾的药物，调节肝肾等脏腑功能。需要注意的问题是，滋补药物易阻碍人体气机，因此遣方用药时须注意配伍活血行气之品。

（二）补益肝肾，润泽五脏

杨教授擅长从脏腑论治疾病，提出白发症与五脏相关，与人体的肝、脾、肾三脏关系最为密切。中医学理论认为肾主骨、藏精、生髓，其华在发；肝藏血，发为血之余；脾为后天之本，为气血生化之源，毛发的生长依赖气血的濡养。患者可由于年迈体虚、久病耗损、七情内伤等各种原因造成肝脾肾不足，气血生化乏源，或气血运行不畅，无以上荣头部，导致头发变白。具体而言，老年性白发的病因病机主要与肾脏关系密切，老年人随着年龄的增加，肾精渐亏，脑髓不足，气血不荣毛发而致头发变白；而青年白发者多素体阴虚，血热壅盛，因而水不涵木，头部失于濡养而须发早白；年少白发者，多因先天禀赋不足，肾精亏虚或后天喂养失当所致，体质虚弱，精血亏虚，二者相互影响，使头发失于濡润滋养，华发早生。杨教授在临床治疗中以"补益肝肾，润泽五脏"为治疗原则，重用具有补益肝肾作用的药物，辅以补益气血、疏肝泻热、养心健脾之品，总结出治疗白发症的经验效方——乌发方（详见第四章）。

二、治疗方案

（一）中药治疗方案

1.肝肾亏虚证

临床表现：年少发白，经久不愈，齿牙动摇，梦遗滑精，腰膝酸软。舌瘦色淡，脉沉细。

治则：补益肝肾，填精乌发。

选方：乌发方（详见第四章）。何首乌50g，熟地黄50g，肉苁蓉30g，党参30g，黄芪50g，白术30g，当归15g，天麻30g，黑芝麻50g，升麻10g，杜仲30g，巴戟天30g，山茱萸30g，女贞子30g，金樱子50g，桑寄生50g，边条参50g，仙茅30g。此方中何首乌、熟地黄共为君药，二者味甘性温，气味俱厚且质润色黑，善滋肝肾之阴以乌发须。杜仲、巴戟天、仙茅为臣药，温壮肾气。山茱萸、女贞子、黑芝麻等滋补肾阴。阴阳相生，阳得阴助而生化无穷，阴得阳升而泉源不竭。先天为本，后天为用，辅以边条参、党参、黄芪、白术，益气健脾，资后天以助先天。天麻、升麻为使药，载药上行于头部。诸药合用，共奏补益肝肾，填精乌发之功。

2.气血亏虚证

临床表现：头发稀软发黄，夹杂银白、灰白色头发，神疲乏力，头晕目眩，面色苍白，形体消瘦，苔薄白，舌淡，脉细弱。

治则：健脾益气，养血乌发。

选方：人参养荣汤或八珍汤加减。《医学入门》："血盛则发润，血衰则发衰。"气血运行周身，滋养人体全身毛发。人参养荣汤以十全大补汤为基础，方中熟地黄、当归、白芍养血活血，人参、茯苓、白术、甘草、陈皮益气健脾。人参、黄芪、五味子入肺经以补肺，当归、白芍入肝经而养肝，远志交通心肾，诸药合用，滋养五脏气血，治疗因气血亏虚不荣于头部所致的发枯色白、毛发脱落等疾病。

3.阴虚血热证

临床表现：年少发白，性情急躁，伴鼻衄，五心烦热，夜寐不安，小便短赤，舌红，苔黄，脉数。

治则：补益肝肾，凉血乌发。

选方：补肝肾凉血方加减。何首乌15g，生地黄20g，墨旱莲15g，女贞子15g，桑椹20g，枸杞子15g，菟丝子20g，沙苑子15g，牛膝15g，川芎15g，桑白皮 20g，紫草 15g，蒲公英 10g。本方中含有七宝美髯丹和二至丸，七宝美髯丹出自《医方集解》，乃乌发之名方，主治肝肾不足者见须发早白、齿牙动摇、梦遗滑精、腰膝酸软等症，本方在此方基础上去赤茯苓、当归、补骨脂，加生地黄、女贞子、墨旱莲、沙苑子、桑椹等药物。本方以何首乌、生地黄为君补肝肾，益精血；以女贞子、墨旱莲为臣，养阴益精，凉血止血，助生地黄凉血滋阴而黑发；佐以枸杞子、菟丝子、沙苑子；使以牛膝、川芎、桑白皮、紫草、蒲公英。全方标本兼治，共奏补益肝肾、清热凉血、乌须生发之功效。

4. 肝郁脾虚证

临床表现：头发变白，头部两侧多见，情志抑郁，胸胁胀痛，腹胀，便溏，舌边尖红，苔白，脉弦。

治则：疏肝解郁，健脾乌发。

选方：七宝美髯丹合逍遥散加减。本病早期常见病机为肝气郁结，多因患者情志不遂或忧思过度导致，日久则肝气不舒，升降失常，进而横逆犯脾，致肝郁脾虚证。杨教授认为中药治疗可采用疏肝行气、健脾和中的治法纠正肝脾失调。肝主疏泄，肝气条达有助于全身气血的运行；脾为气血生化之源，脾气健运有助于一身之气血的生成。肝气舒，脾气健，气血得以润泽头面部，从而可乌发。七宝美髯丹由何首乌、赤茯苓、白茯苓、牛膝、当归、枸杞子、菟丝子、补骨脂组成，逍遥散由柴胡、当归、白芍、白术、茯苓、生姜、薄荷、炙甘草组成。诸药合用，共奏疏肝解郁，健脾乌发之功。

（二）针灸治疗方案

杨文辉教授在白发症的治疗上主要采用局部围刺、通督针法、杨氏灸法相结合的方式，根据患者病情辨证论治进行选穴。具体治法如下。

1. 以局部围刺为主治疗白发症

治则：活血通络。

针灸选穴：通过患者头部片状白发的发根范围确定针刺部位，并依据范围大小确定针刺数量，一般是 4~8 针，各腧穴均可常规针刺。

辨证加减：肝肾亏虚者加肝俞、肾俞；气血亏虚者加中脘、足三里；阴虚血热者加曲池、阴陵泉；肝郁脾虚者加合谷、太冲、足三里。

操作：根据头部白发的范围确定针刺部位，留针 30 分钟。

2. 艾灸疗法治疗白发症

治则：温经活血。

针灸处方：关元、肾俞。

辨证加减：肝肾亏虚配三阴交、涌泉；气血亏虚配脾俞、足三里。肝肾亏虚、气血亏虚者可针灸并用。针刺采用补法。肝郁脾虚者以针刺为主，先泻后补或平补平泻。阴虚血热者不宜进行艾灸。

操作：关元与肾俞可交替艾灸。

三、案例精选

【初诊】张某，女，22岁。2014年11月9日。

主诉：头顶部及两侧散在白发10年，加重半年。

病史：患者自幼头发发黄，10年前出现头顶部散在白发，未予重视，后白发逐渐增多，头顶部及两侧均散在白发，自诉近半年学业压力较大，新生白发明显增多。为进一步诊治，特至我院门诊就诊。就诊时见患者神志清楚，精神一般，面色微黄，头发稀软发黄，头顶部及两侧夹杂少许银白、灰白色头发，无头屑，白发从发根部开始，有整根发白，有发尾发白。患者诉既往染发2次，然新生头发仍稀软发黄，其间夹有少许白发，本人不欲再染发。患者平素性情急躁易怒，且活动后易汗出，纳寐可，二便正常，舌红，苔薄白，脉沉数。

中医诊断：白发症（肝肾亏虚，血热偏盛）。

西医诊断：病理性白发。

经络诊察：督脉、足厥阴肝经。

选穴：百会、四神聪、肾俞、合谷、太冲。于患者头部片状白发周围行围刺针法。

针刺操作：依据三才单式补泻手法，患者烦躁易怒，肝经病证属实，针刺足厥阴肝经腧穴时，行提插泻法，至患者自觉局部凉感或舒适为度；针刺其他头部穴位时，行平补平泻法；围针法操作同第三章第一节。每周针刺治疗3次，每次留针30分钟。

用药：补益肝肾，以凉血为主，予补肝肾凉血方。制首乌15g，生地黄20g，墨旱莲15g，女贞子15g，桑椹20g，菟丝子20g，牛膝20g，柴胡15g，当归15g，党参20g，白术15g。共10剂，日1剂，1日2次，水煎至200ml，早晚饭后温服。

【二诊】2014年11月23日，患者诉少量白发发根及再生新发已变黑，精神较前饱满，无其他不适，嘱前方继服。

【三诊】2014年12月9日，望其面色红润，精神焕发，头发稀黄已大量减少，部分白发发根已变黑，发质柔润，汗出也减轻。予前方再服1个月巩固疗效。

【医案解读】"肾藏精，其华在发"，患者先天禀赋不足，少女时已渐生白发。后因学业压力倍增，而致肝脾肾受损益显，气血生化不足，毛发不得充养，导致头发变白、枯荣不泽。加之心烦，夜寐不宁，致阴血暗耗，血热壅盛，因而水不涵木，头部失于濡养而毛发不荣加重。针药治疗当以补肾凉血并重，嘱患者调适情志、规律作息、饮食上多吃五谷杂粮、水果、坚果等。经治后效显，证明原来的辨证施治是准确的。

针药结合治疗白发症务必做好辨证，在同一治则下遣方用药和辨经用穴。必要时可结合艾灸，并充分把握好针灸补泻。

失眠

失眠是一种临床常见的身心疾病，是指在睡眠环境适宜的情况下依旧不能获得正常睡眠，且影响日间工作及生活能力的一类疾病。主要临床表现为入睡困难、睡眠时间减少、多梦、易醒、睡眠结构破坏或睡眠质量下降。失眠可与多种疾病同时存在，目前尚未完全明确该病的病理过程。长期失眠患者存在记忆、注意、执行领域的认知功能损害，心理健康、生活质量及社会功能亦受到影响。目前，全球失眠人群日益庞大，发病率不断上升，且发病年龄趋向年轻化，改善失眠已经成为广泛关注的热点。目前西医治疗以镇静催眠类药物为主，但长期应用容易出现成瘾性，增加治疗难度，中医药是临床防治失眠的有效方法之一，疗效明确且无不良反应。

失眠属于中医学"不寐"范畴，表现为"昼不精夜不瞑"，"昼不精"指失眠患者日间精力不足，注意力下降。"夜不瞑"指夜间不能获得正常睡眠。治疗目标不仅是要提高夜间睡眠质量，更要关注日间生理功能的改善，从而达到"昼精而夜瞑"。

一、特色诊疗思路

杨文辉教授认为，本病青年人多发于老年人，因其临床表现各异，其病机可分为虚证、实证与虚实夹杂证，其核心病机可从"虚""痰""郁"论治。临床常见心脾两虚、心肾不交、肝郁化火、痰热内扰、阴虚火旺5个证型。在本病的治疗中，杨教授坚持以调神为要，形神共养，通过调和脏腑阴阳，以达"阴阳和调，神安其位"之效。以下详述其治疗经验。

（一）调神为要，形神共养

历代医家对不寐的认识不尽相同，但皆认为本病的根本病机为阴阳不和，神失所养，治疗当以调节阴阳，安神定志为法。杨教授强调治疗本病时当重视神的作用，一方面通督调神，另一方面宁心安神。元神发于肾，存于脑，脑为元神之府，督脉入脑，督脉的神庭、印堂、百会等穴位具有通督宁神的作用，故可通过针刺督脉穴位调元神。而识神存于心，易动难静，主司人体的精神意识思维活动，人清醒时识神占据主导地位，选用内关、神门、劳宫宁心安神。此外，杨教授崇尚中医养生理论，提出当代人应当遵从四时节律及昼夜节律，调摄起居，动静得宜，保养气血。例如规律运动，活动筋骨，促进气血运行；饮食有节，饭后适当活动或站立；定期进行阅读、欣赏音乐和卧床休息等静态活动。杨教授提倡失眠患者顺应节律，形神共养，结合针灸安神定神，可有效改善失眠症状。

（二）基于三才思想治疗失眠

杨文辉教授善用整体观念和辨证论治诊治疾病，认为人本身是一个整体，在分析人体生理病理变化时，不仅要分析局部经络气血变化，而且要分析整体脏腑阴阳变化。人与周围环境也是一个整体，因此也要考虑自然环境及社会因素的变化对人体的影响。三才思想的核心理念在于天人地的协调统一，因此杨教授将三才思想应用到针灸对失眠的治疗中，通过将穴位分成浅、中、深三部，在肢体腧穴行补泻手法。虚证患者，针刺至天部，由浅至深行提插补法；实证患者，针刺至地部，由深至浅行提插泻法；不虚不实者，针刺至人部，行平补平泻之法，调节整体气血阴阳。

（三）从痰、郁、虚论治顽固性失眠

失眠日久不愈、病情愈趋复杂，成为顽固性失眠则更难医治。杨教授提出从"虚""痰""郁"三个病机角度辨治顽固性失眠。因虚所致失眠多见于心脾两虚型患者，脾气虚不能运化水谷精微，则心血不荣。心血虚不能濡养心神，则心神不宁，见眠浅易醒、全身乏力、纳食差等症。痰邪所致失眠，包括"痰浊"与"痰热"之邪，饮食不节，劳伤脾胃，脾失健运，痰浊内阻，上扰心神，则导致彻夜难寐、眠浅多梦、头脑昏沉不清，此为"痰浊"所致；而痰邪留滞体内，郁而化热，热扰心神，则入睡困难、早醒、多噩梦、易惊醒、情绪急躁、口干口苦、喜饮冷饮，此为"痰热"致病。郁性失眠乃诸郁阻滞气血津液的运行，郁而不通导致不寐。其中以气郁导致的失眠最为多见，情志刺激是最主要的病因，情志不畅，肝气郁结，气郁扰魂则发为不寐。气郁为六郁之首，可演变为其他病邪，如气郁日久则化火，发展为火郁；气郁日久，血行不畅，发展为血郁（瘀）。以气郁、火郁和血郁造成的顽固性失眠为多，此类病理因素或单独为

病，或相合为病，郁而不通导致不寐。杨教授临床以补虚、涤痰与解郁为根本大法治疗顽固性失眠。

二、治疗方案

（一）中药治疗方案

1. 心脾两虚证

临床表现：多梦易醒，心悸健忘，神思恍惚，疲倦乏力，伴面色少华，头目眩晕，纳少，嗳气，四肢倦怠，舌淡，苔薄，脉细无力。

治则：补益心脾，养血安神。

选方：方用归脾汤。归脾汤出自宋代严用和的《济生方》，具有补益心脾，健脾养心的功效。其组方严谨，配伍精当，临床常用于治疗失眠。该方中黄芪、白术、党参益气健脾；炙甘草补益心脾之气；当归补血；远志、茯神健脾安神；龙眼肉、酸枣仁养血安神；木香理气醒脾，可防止药物滋腻碍胃；姜、枣为使，发挥其健脾和中，调和诸药的作用。诸药合用，共奏补益心脾、养心安神之功。

2. 心肾不交证

临床表现：心烦，眩晕，腰膝酸软，口干，耳鸣等。

治则：滋阴降火，交通心肾。

选方：六味地黄丸合交泰丸。六味地黄丸为滋肾阴之要药，共由六味药物组成。熟地黄、山药、山茱萸三药相合，补益肝脾肾；泽泻、茯苓、牡丹皮三药合用，清降相火，渗利湿浊，共奏滋阴补肾之功。交泰丸同时应用大辛大温的肉桂以及清热降火的黄连，并使黄连10倍于肉桂，既能补命门之火，又能引上亢之心火下降，温煦肾水，从而交通心肾，使心火不亢，肾水不寒。二方合用，可有效缓解患者的失眠症状及焦虑抑郁状态。

3. 肝郁化火证

临床表现：烦躁易怒，失眠多梦，甚至彻夜难眠，耳鸣，口干口苦，头痛，舌红，苔黄，小便黄，脉弦数。

治则：清泻肝火，镇心安神。

选方：龙胆泻肝汤加减。方中黄芩、栀子、龙胆草清泻肝火，柴胡疏肝解郁，当归、生地黄滋阴柔肝，加茯神、远志、龙骨、牡蛎以镇心安神，共同起清泻肝火、镇心安神的功效。

4. 痰热内扰证

临床表现：心烦不眠，胸闷脘痞，头重目眩，呕恶嗳气，痰多，小便黄，舌红，苔黄腻，脉滑数。

治则：清热化痰，镇惊安神。

选方：温胆汤加减。方用半夏、陈皮化痰降逆、健脾和胃，黄连、栀子清化痰热、和中安神。杨教授主张痰蒙神窍者加地龙、全蝎等，难以入睡者加龙骨、牡蛎等。

5. 阴虚火旺证

临床表现：心烦不眠，五心烦热，耳鸣，健忘，舌红，少苔，脉细而数。

治则：滋阴降火。

选方：方用六味地黄丸合黄连阿胶汤加减。六味地黄丸滋补肾阴，黄连直折心火，白芍、鸡子黄滋阴养血，共奏滋阴降火之功。若阴虚甚者加五味子、麦冬等以滋阴安神，失眠甚者加龙骨、牡蛎等。

（二）针灸治疗方案

杨文辉教授在失眠治疗上主要采用通督调神针法结合具体辨证论治辅以选穴。详细治法如下。

治则：通督调神，安神定志。

针灸选穴：四神针、神庭、本神、印堂、内关、神门、劳宫。

辨证加减：在上述针灸处方的基础上，心脾两虚者加足三里、脾俞补益气血；心肾不交者加少府、肾俞、三阴交泻心火，补肾水；肝郁化火者泻合谷、太冲疏肝行气；痰热内扰者加阴陵泉、丰隆、公孙化痰泻热；阴虚火旺者加三阴交、太溪滋阴降火。

操作：各腧穴均常规针刺。虚证患者可在肢体腧穴上行三才单式补泻手法之提插补法，实证患者在相应肢体腧穴上行三才单式补泻手法之提插泻法，头针至少留针 30 分钟。

三、案例精选

【初诊】王某，女，60 岁。2018 年 5 月 6 日。

主诉：入睡困难、夜间易醒 3 个月。

病史：患者平素性情急躁，易情绪激动。近 3 个月来无明显诱因出现睡眠质量下降，入睡困难，夜间易醒，时有心慌，恶心欲呕。患者有慢性胃炎病史多年，否认冠心病、高血压等病史。入院症见夜间入睡困难、易醒，日间精神疲倦，注意力难以集中，纳一般，时有心慌，恶心欲呕，晨起口苦，无头晕头痛、胸闷胸痛、发热恶寒等不适，二便正常。舌红，苔薄白，脉弦数。患者因服用中西药均会造成胃脘不适，要求只进行针刺治疗。

中医诊断：不寐（肝郁化火证）。

西医诊断：失眠。

经络诊察：足厥阴肝经、手少阴心经。

治法：疏肝和胃，安神定惊。

选穴：四神针、神庭、本神、内关、神门、公孙、申脉、照海、合谷（泻法）、太冲（泻法）。

针刺操作：留针30分钟，每10分钟行1次平补平泻手法。患者烦躁易怒，肝经病证属实，依据三才单式补泻手法，针刺合谷、太冲时，行提插泻法，至患者自觉局部舒适为度，每周治疗3次。

【二诊】针刺2周后，患者诉夜间睡眠时间较前延长，精神状态改善。减内关，加足三里、三阴交，续针2周后，自诉夜间睡眠时间达7小时，无惊醒，白天精神状态明显改善。嘱患者平时规律进行太极拳、八段锦等有氧运动，不饮浓茶及咖啡等具有兴奋作用的饮品。患者自觉症状改善，对疗效十分满意，后未再复诊。

【医案解读】本案患者为老年女性，主诉为睡眠问题。接诊时观察患者语音语调以及个人性格，引导患者主动倾诉自己的不适。该患者情绪激动，语速偏快，语音稍高，结合临床症状及舌脉表现，判断该患者乃因情志不畅，肝气郁结，郁而化火，火热上扰神明，导致入睡困难、寐差易醒。肝气横逆犯脾胃，引起晨起口干及恶心症状，辨为肝郁化火证。治宜在疏肝解郁、安神定惊的同时调理脾胃。治疗选取头部四神针、神庭、本神以调理元神，神门、内关调理心神，足部申脉、照海调节跷脉阴阳。患者肝气不舒，夜寐易醒，故合谷、太冲用泻法疏肝气；患者时有恶心、胃气上逆，选公孙交通冲脉，调节气机升降。诸穴合用，天人地三部同调，脏腑经络气血共治，以达阴平阳秘，不寐自愈。因患者复诊时情绪较安定，遂减内关，加足三里、三阴交疏调一身气血。患者平素情绪激动，易因情志不畅再次导致失眠，因此嘱患者放松心情，多进行散步、八段锦、太极拳等有氧活动，少思少虑，不饮兴奋作用的饮品，形神共养，调摄身心，改善睡眠。

针刺在调神方面有较好的疗效，但须医者辨证、遣方、施术准确。失眠患者或多或少带有焦虑情绪，医者应耐心细致，增加其战胜疾病的信心。

第六章　经验传承

杨文辉教授医术精湛而医理通透，慕名前来求学者不可胜数。而杨文辉教授乐于授学，对所知所感倾囊授予后学，使诸弟子听其教诲而理技并长。本章之所起，系乃感念杨文辉教授育人不倦、桃李芬芳之美德。在其精心培育下，涌现出了诸如庄礼兴、郑谅、杨晓军等一批批踊跃于临床的优秀中医人。众弟子未敢自诩青胜于蓝，然皆衔杨文辉教授学术精华为嚆矢，深耕临床后承旧演新，不断拓展着杨文辉学术思想的内涵。本章收集众弟子对杨文辉教授经验的临床应用，经验中既有对杨文辉教授学术思想的传承，更有着弟子自身的推演、创新，是从临床中拾回纸上的宝贵经验，颇具临床参考价值，故集成一章，以飨同道。

第一节　外伤性截瘫治疗经验

外伤性截瘫，古称"体惰"，临床上多以"痿病"论治。《灵枢·寒热病》篇说："若有所堕坠，四肢懈惰不收，名曰体惰。"本病属于"肢体损于外，则气血伤于内，营卫有所不贯，脏腑由之不和"的疾病，临床上治疗应采用综合之法。

中医认为，脊柱为督脉所过，外伤性截瘫其伤虽在脊柱，实乃损其督脉。《难经·二十八难》述："督脉者，起于下极之俞，并于脊里，上至风府，入属于脑。"督脉为"阳脉之海""诸阳之会"，当督脉受损时，波及手足三阳经经气，经脉阻涩不通，阳气不达四肢，致四肢懈惰乏力，麻木不仁。从经络与脏腑的关系来看，肾经贯脊，属肾，络膀胱。肾开窍于二阴，主司二便。当脊柱外伤时，损及督脉及肾经，致清阳不升、浊阴不降，或肾气不足、下元不固而出现二便功能障碍。由此可见，脊柱、督脉和脑三者之间有着密切的关系，脊柱损伤可殃及督脉和脑，而醒脑之法也具有疏通督脉之功。

井穴多位于手足之端，为十二经脉间连接之所，为经络的"根"之所在。井穴常被喻作水的源头，是经气所出之处，即"所出为井"。井穴可以调节经脉原气，促进经脉气血的流通，临床上井穴也多用于通脑醒神。直接灸井穴，通过艾叶调血理气，并借助灸火的热力，发挥温通发散、调理气血、疏通经络的功效。西医学研究表明，大脑皮层在手指的末端有投射区域，在皮层之间有相连的神经元，因此，直接灸井穴刺激神经系统的周围部分，有利于中枢部位病变的恢复。

直接灸：取大敦、中冲、足窍阴；隐白、少冲、厉兑；商阳、至阴、关冲，以上3组穴位交替使用，用小麦粒直接灸，每日1组，每穴灸3壮。

中药熏洗：采用杨文辉教授治疗外伤性截瘫的经验方——杨氏外洗方。方中主要药物有千斤拔、五爪龙、艾叶、当归等。用上方加水3000ml，煮开后用文火煎30分钟，熏洗60分钟，每日1剂，每天治疗1次，2个月为1个疗程。

（郑琼）

第二节　CT定位围针配合留针法治疗中风后失语

中西医对中风失语的治疗都各有一套方法，疗效确切。中医特色疗法治疗中风失语症具有显著的作用，其中头皮针治疗是最具特色的针刺方法之一。中医学认为"头为诸阳之会"，手足三阳经皆会于头，根据标本学说，头在上为标部，十二条经脉中有八条经脉的标部在头，且头部也为根结所在处。《标幽赋》里有"四根三结"，其中头部为"三结之一"。《灵枢·根结》也记载了三条阳经的结在头部。由于"经络所过，主治所及"，因此头针能广泛影响上述经络部位，达到疏通经络、平衡阴阳、补益脑髓、启智开窍的目的。

我院广东省名中医杨文辉教授对此病治疗颇有心得，笔者在跟随杨文辉教授学习过程中对此病治疗有所感悟，兹作简介。杨文辉教授十分推崇头针在治疗脑血管意外相关疾病中的作用，发现不同患者按照既定的头针疗法治疗后疗效不尽相同。这与患者病情严重程度有关，但不同患者病灶不同，选穴布针是否也当有所差异？受此启发，杨文辉教授创造性地提出CT定位围针法。

杨文辉教授和弟子们还发现运动中枢、语言中枢以外的皮质和皮质下深部结构的病变也可导致肢瘫、失语，说明运动中枢、语言中枢并非是唯一的运动、语言管理中枢。因此，"头皮围针"更能提高治疗疗效。

在临床实践中，头针留针时间也是针灸取效的关键因素。留针就是在针刺过程中，将针留在腧穴内，保持一定的时间。留针法的运用，最早见于《灵枢》，其首篇《九针十二原》中就提出："补曰随之，随之意，意若妄之。"（《针灸甲乙经》作"忘"，意指施行"随之"针法时，要"静以久留"，好像"忘"掉施针，以待气至）。《素问·离合真邪论篇》记载："（补之）呼尽内针，静以久留，以气至为故，如待所贵，不知日暮，其气以至，适而自护。"其中"意若妄之"与"不知日暮"，语意相同。《灵枢》全文中记载"留针"原则的条文，约有30条，《素问》中也有不少记载。可见，"留针"法远出上古，数千年来，已为历代针灸家所习用。

关于留针具体时间一般视多方面的因素而决定，如患者的体质、所选用的经络腧穴、疾病的性质等。如《灵枢·邪气脏腑病形》认为："刺急者，深内而久留之；刺缓者，浅内而疾发针；刺涩者，必中其脉，随其逆顺而久留之。"《灵枢·阴阳清浊》篇云："刺阴者，深而留之；刺阳者，浅而疾之。"阴指手足三阴经脉，循行较深，刺此可以久留；阳指手足三阳经脉，循行较浅，刺此者应少留。另外邪气深而病久宜久留针，反之则留针时间宜短。如《灵枢·终始》云："久病者，邪气入深。刺此者，深内而久留之，间日而复刺之。"说明古人很重视留针时间对针灸疗效的重要作用。

CT 定位围针一般留针 30 分钟，笔者也曾与此对比，观察长留针法，即头部围针留针 3 小时治疗脑梗死的临床疗效。结果提示，针刺治疗脑梗死的留针时间与疗效存在一定时效关系，适当延长头颅 CT 定位围针的作用时间，可以增加针刺对机体的作用时间，提高疗效。

在对中风后失语患者的临床治疗中，CT 定位围针配合留针法疗效较佳。

案例：患者李某，50 岁，因"失语 1 天"收住院，经头颅 CT 检查提示患者左侧颞部梗死。一开始予常规针刺治疗，治疗 10 余次，未能奏效。遂改为 CT 定位围针法，具体操作以 CT 片所示病灶在同侧头皮的垂直投射区（即最近距离投射区）的周边为针刺部位，即取颞部头皮相应投射区，用不锈钢毫针 8 针围刺，采用平刺法，针尖方向皆刺向投射区的中心，得气后以 180~200 次 / 分的频率捻转 2 分钟，留针 30 分钟，中间行针 1 次，配穴取哑门、廉泉、通里穴，用平补平泻手法。经治疗 10 次后患者能发单音字。考虑患者四肢不受针刺所限，依从性较好，将 CT 定位围针留针时间调整为 3 小时，约半个小时行针 1 次，快速捻转，平补平泻，躯干和肢体腧穴留针时间仍为 30 分钟。经治疗 15 次后患者可行简短交流。

（徐展琼、江钢辉）

第三节 三才单式补泻手法结合飞经走气手法治疗项痹病

项痹在西医学属于颈椎病的范畴。颈椎病在临床上可分为颈型颈椎病、神经根型颈椎病、椎动脉型颈椎病、交感神经型颈椎病、脊髓型颈椎病、混合型颈椎病 6 种不同类型。杨文辉教授对此病的治疗颇有心得，笔者在跟随杨教授学习过程中对此病治疗亦有所感悟，兹作简介。

颈部为督脉和手足太阳经的分布区域，因此颈部疾病在经络辨证上可归属为督脉和太阳经的异常，在选穴上亦应以督脉、手太阳小肠经、足太阳膀胱经及颈部夹脊穴为主。杨文辉教授认为脊柱相关性疾病的疼痛均可由局部经气不通所致，即"不通则痛"，因此，在临床上针对脊柱相关性疾病，常采用三才单式泻法疏通局部的经络之气，以达到通则不痛的目的。《素问·缪刺论篇》曰："邪客于足太阳之络，令人拘挛背急，引胁而痛，刺之从项始，数脊椎挟脊，疾按之应手如痛，刺之旁三痏，立已。"杨文辉教授认为夹脊穴既与督脉、足太阳膀胱经相连，又与脏腑密切相关，因此选用颈部夹脊穴疏通局部经络之气可达到更好的疗效。

笔者师承杨文辉教授，常将杨文辉教授的三才单式补泻手法运用于临床，然而在临床实践的过程中，发现三才单式针法虽然有较好的疗效，但是在针对痛症的治疗上，仍有刺激量不足的缺点。经查阅资料发现，传统的飞经走气手法治疗痛症的效果非常显著，但由于其刺激量过大导致患者的依从性较差。因此，笔者将杨文辉教授的三才单式补泻手法与传统的飞经走气手法相结合，既弥补了三才单式补泻手法刺激量不足的缺点，亦解决了飞经走气手法刺激量过大问题，在治疗痛症上取得了较好的疗效。

大部分患者酸痛麻木以颈肩部较为明显，此部位临近大椎，故可选用督脉的大椎穴。如患者因颈椎问题出现睡眠障碍，可选督脉的百会、印堂以达安神之效。足太阳膀胱经可选近端的天柱、膈俞，远端的申脉。伴有末梢的麻木疼痛，可选用手太阳小肠经上的后溪穴疏通经络之气。根据患者虚实，实者泻之，虚则补之。泻则施行三才补泻手法时针刺至地部，然后施以快速提插捻转手法；补则施行三才补泻手法时针刺至天部，然后施以柔和提插捻转手法。苍龟探穴手法在临床上治疗颈椎病、肩周炎等疼痛性疾病疗效显著，故此笔者治疗时选用苍龟探穴手法与三才单式补泻手法相结合。大部分患者治疗 1 个疗程后，均已无明显不适，笔者认为该理论在临床上取得了较好的疗效，值得临床学习推广。

（庄子齐）

第四节　剖宫产后腹胀治疗经验

剖宫产是我国常见的外科手术，每年约进行 500 万次。近年来，我国无指征剖宫产概率位于世界第一，总剖宫产概率超过 40%，其中超过一半的产妇会出现术后肠梗阻，典型表现为恶心、呕吐、食欲不振、腹痛和腹胀。这种术后腹胀往往会延长产妇的住院时间，给社会和家庭增加经济负担。当前，剖宫产后出现的肠梗阻处理方法是促进胃肠蠕动，包括早期补液，让产妇多运动等。此外，预防肠粘连等剖宫产并发症时，术后肠梗阻的患者通常被限制食物摄入量。可是，这种禁食的方法又会导致分娩后的乳汁分泌延迟，对于新生儿和产妇的恢复都没有好处。

杨文辉教授对于此病治疗颇有心得，笔者在临床中以杨文辉教授针灸经验进行诊治，有所感悟，简而述之。

西方国家面对剖宫产后的腹胀腹痛等问题，喜欢让患者嚼口香糖来帮助缓解症状。他们认为这可以激活头－迷走神经通路，从而促进胃肠功能的恢复。临床研究表明，这种方法可以让患者首次排气时间为术后 23.1 小时，首次排便时间为 33.9 小时。而杨文辉教授在临床采用针灸的方法，使首次排气时间达到术后 30 分钟，首次排便时间为 3 个小时，远远胜于西方。

杨文辉教授认为，治疗此类病例其实并不复杂，针刺起效快的原因在于针刺穴位的选择。临床选用双侧足三里、上巨虚、阴陵泉、三阴交、支沟和合谷进行针刺，可以达到如汤泼雪、如风吹云之效。进针后，采用平补平泻手法，无须加电，留针 30 分钟。进针穴位深度并没有严格要求很深，用 1 寸针进 0.5~0.8 寸即可满足需求，并不需要对足三里、上巨虚、阴陵泉等穴位进到 1.0~1.2 寸的深度。多数患者只需治疗 1 次即可缓解，少部分患者需要做 2~3 次。

本方配伍非常巧妙。足三里是胃经的合穴和胃腑的下合穴。针刺足三里可调节气血，调理脾胃，改善全身虚弱证候，适用于肠胃胀气的治疗。上巨虚是大肠的下合穴，临床上针刺上巨虚可以改善肠蠕动状态，缓解腹痛和便秘，并有助于治愈手术性肠梗阻。有研究表明，电针大鼠的足三里和三阴交，显著地提高了肠道的肌电活动。此外，杨文辉教授喜用支沟治疗慢性功能性便秘、合谷减轻腹痛、三阴交缓解炎性疼痛、阴陵泉清热利湿等。以上诸穴合用，自然令气机宣达，营血畅通。

（许铠瀚）

附录　弟子感悟

庄礼兴

1978 年我荣幸地考进了广州中医学院（现广州中医药大学），1981 年开始学习中医临床课程，也就是在那个时候，初次认识了杨文辉教授，他给我们班上针灸治疗学课程。杨文辉教授长期从事临床工作，讲课时理论结合临床，病例分析深入浅出，结合自己临床经验，剖析每个针灸治疗验案，使我初次理解接受了针灸的神奇魅力。1983 年我留广州中医学院针灸系工作，从事了自己喜好的专业。1987 年考上针灸专业研究生，真正近距离接触了司徒铃、靳瑞、杨文辉、张家维等几位岭南针灸大师，特别是杨文辉教授。在实践中，我运用针灸方法治疗临床各种常见病，熟练地掌握了针灸各种操作技术，掌握了杨文辉教授中西医结合、运用针灸方法治病的临床思维。当时也跟随杨文辉教授做针灸补泻手法、针灸治疗中风后痴呆、针灸治疗重症肌无力等实验研究，为我以后专业上的成长打下了坚实的基础。1990 年我毕业后留在了针灸治疗学教研室工作，杨文辉教授成为了我的上级，他是针灸系针灸治疗学教研室主任、第一附属医院针灸科主任，同时也是广东省中医药研究促进会的理事长。

从那个时候开始，我也跟随杨文辉教授从事一些社会工作，协助处理学会工作。因此，我不但从杨文辉教授身上学到了针灸专业知识，也学会了做力所能及的社会工作，最重要的是由于长期工作接触，潜移默化，从杨文辉教授身上学到了他对人和蔼友善，对专业精益求精的大医精诚精神。所以说，杨文辉教授是我的人生导师。

杨文辉教授十分注重对年轻医生的培养，关心年轻医生对学习道路的选择。针灸科的医生面对的是内外妇儿各科病证，有时也接诊各种疑难病、少见病、罕见病。针灸医生除了专业技术过硬之外，还必须对临床各种病证有所涉猎，才能从容应对临床工作。杨文辉教授有计划地将年轻医生分期分批送出去进修，学中医也学西医，从来不对中医或西医持有偏见，主张以中为主，中西医结合的诊治理念。我也有幸在杨文辉教授的指导下外出学习针灸专业，学习心血管专科，到急诊科进修，这为以后的临床实践打下了良好的基础，碰到急重症时可以从容处理，碰到疑难病时有清晰的临床思维，能运用中西医及针灸的方法去处理各类病证。

杨文辉教授对临床上各种疑难病证，特别是神经系统方面的疾病诊疗娴熟，同时也十分注重科研工作，我有幸在20世纪90年代初跟随杨文辉教授参加针灸治疗血管性痴呆、针药结合治疗重症肌无力的科研工作，特别是在他的带领下，多学科合作，共同完成国家中医药管理局的针灸补泻手法的研究。针灸的补泻手法，易学难懂，无论是《灵枢》的各种单式补泻手法还是后世的各种复式补泻手法，临床医生总是心中了了，指下难明。前辈们临床上将补泻手法做得很好，疗效确切，后学者很难准确地传承下来，很难规范地将技术重复。有鉴于此，杨文辉教授带领课题组，将提插补泻、徐疾补泻、三才补泻，"烧山火""透天凉"等补泻手法关键技术予以量化，从操作步骤、针刺深度、针刺角度予以规范，以正常人、血管性痴呆患者、胃十二指肠溃疡患者为研究对象，观察各种客观指标，总结各种补泻手法的效应，对针刺补泻手法进行了较系统和客观的评价，该项目获得了广东省中医药管理局科技进步一等奖，为临床上补泻手法的开展提供了有益的思路。

在针灸结合中药治疗重症肌无力方面，杨文辉教授配合邓铁涛教授开展研究工作，实践证明针灸结合中药治疗重症肌无力效果显著，特别是对重症肌无力危象的治疗有明显的优势。由于患者来自全国四面八方，甚至有国外慕名前来治疗重症肌无力者，因旅途舟车劳顿，来到医院时出现重症肌无力危象，全身无力、呼吸困难，不及时抢救随时会出现生命危险，于是杨文辉教授带领年轻医生在针灸病区中救治此类患者，为课题的顺利研究保驾护航，他不辞劳苦，做出了很大的贡献，该项研究获得了国家科技进步二等奖。

杨文辉教授热心有益的社会工作，在担任广东中医药研究促进会理事长期间，积极参与中医药建设，支持与中医药发展有关的工作，促进会每两年举办一次学术会议，交流各专科的学术进展与研究工作，他亲力亲为带领促进会团队送医送药到粤东、粤北、粤西等医疗条件较落后的地方。记得有一次，杨文辉教授不辞劳苦，带我们几个年轻医生到普宁中医院，为医院做学术讲座并进行学术交流，无偿地为当地患者义诊，受到了当地患者的赞赏，他说粤东地区民间中医药历来沉淀深厚，名医辈出，通过与基层医疗单位的交流，可以互相学习，互相促进，有利于中医药事业的发展。

杨文辉教授十分注重中医药的传承工作，鼓励开展对名中医药专家临床经验的学习传承，支持开发名老中医药专家的经验方剂。已故的名老中医黄耀燊教授有一治疗慢性胃病的验方，杨文辉教授得知后，为使黄老的名方能够继续得到广泛应用，造福慢性胃病患者，亲自与药厂多次洽谈，开发黄老验方，使老中医经验方转化成中成药。杨文辉教授自己的临床用药经验也毫无保留地传授给下一代，他的复元煎方来自长期临床治疗血管性痴呆的经验。他亲自嘱咐我与药剂部门联系开发应用，面授如何挑选方中地道的人参、鹿茸。复元煎在临床使用中，对血管性痴呆患者疗效显著，血管性痴呆患者服药后认知功能、记忆力显著提高。

杨文辉教授为人十分厚道，对患者亲善和蔼，工作中不计较名利得失，得到患者和同事的高度好评。他对人谦恭礼让，不争不显，表现了一个大医者的崇高品格。担任科室、教研室主任时，对下一辈关心无微不至，从不以长者自居，而是有教无类，耐心指导，循循善诱，处处表现出一位大师级教育家的胸怀。

以上是回忆杨文辉教授在工作和事业上的零碎片段，其丰富学术经验和崇高敬业精神，远非只言片语所能描述。让我们一道学习杨文辉教授的高尚品德和大医精诚精神，学习杨文辉教授对中医事业的执着追求和精湛技术，传承前辈们的宝贵临床经验，为中医药事业的发展贡献出自己的一份力量。

郑谅

杨文辉教授为"广东省名中医"。我1986年大学毕业到广州中医学院（现广州中医药大学）第一附属医院针灸科工作时，时任的科主任正是杨文辉教授。杨文辉教授为人谦恭虚己、淡泊明志，做学问开放包容、不拘中西。能在杨文辉教授身边工作和学习，对我们后辈来说获益匪浅，对我们的成长和学术思想的形成有深刻的影响。

（1）重视内涵、诱掖后进

杨文辉教授很重视科室的内涵建设。杨文辉教授说：外界的人总以为针灸科的医生最好当了，拿了一根小小的银针就能轻轻松松走天下，其实这是对针灸科最大的误解。他认为，要当好一名合格的针灸科医生，其实是一件非常不容易的事情。针灸科的病种涵盖了内、外、妇、儿、骨伤及康复等各科，这就要求针灸科医生的知识面不但要精，而且要广。除了要精通本专业的相关知识，如中医针灸、西医神经内科外，对其他临床各科都应有一定程度的了解。只有这样，面对患者才能做到胸有成竹，才不会漏诊失治。杨文辉教授一直鼓励年轻医生要多到院内院外进修，多出去学习新的诊疗技术。为了使专科能有更大的发展空间，杨文辉教授鼓励大家根据自身的特点往多学科方向发展。杨文辉教授在任期间，科里的老师都外出进修，除了大部分老师进修神经内科外，还专门安排有的老师进修五官科、妇科、心血管内科、肾内科等临床各科，使科里对各专科疾病的诊治能力得以很好地加强，各位老师也明确了自己的亚专科发展方向。就我本人来说，我一直很庆幸能在这和谐融洽、积极向上的环境里工作和学习。记得毕业第三年，有一次在办公室跟杨文辉教授坐着闲聊，杨文辉教授说："患者对你的反映还不错，工作这段时间以来，你有什么想法？"我说："经过将近三年的临床实践，我越发喜欢自己的专业了，相比读书期间辅导员每周都强调要'树立专业思想'，效果好多了。但随着诊治的患者越多，心里越觉得自己懂的东西太少了。"杨文辉教授说："是的，毕业后要踏踏实实地打十年的基础，才能真正成为一名好医生。"我说："我会努力地学习，也希望以后能有多的外出进修学习机会。"杨文辉教授听完点点头。所以，在此后的工作期间，无论我申请院内院外进修，或者外出学习各种特色疗法，只要科室工作能安排得来，杨文辉教授都予以大力的支持。环顾周边的同事，其实大家何曾不是如此？杨文辉教授对年轻医护的培养，使大家的业务能力迅速提升，工作起来心里踏实有干劲。这也为科室日后成为国家中医药管理局中医重点专科、华南地区中医（针灸）诊疗中心打下坚实的基础。

（2）精思博采、开放包容

在中医临床上，杨文辉教授极力倡导针药并重，不可偏废。杨文辉教授认为：针灸长于行气通络，而药饵则善于调理脏腑气血的虚实，故病在脏腑者，多用药饵；而当脏腑、经络兼病者，则当针药并施。例如胆囊炎致腹痛一症，中医认为多因湿热郁滞肝胆，蕴结少阳经脉所致。治宜调和少阳、清利肝胆，治疗上既针刺阳陵泉、期门、肝俞、胆俞等经穴，又兼服柴胡、白芍、黄芩、延胡索、郁金、金钱草、芒硝、大黄等药味，两者结合，效如桴鼓。又如腰椎间盘突出一症，属中医"腰痛""痹病"范畴，多因操劳过度或年老体衰，致肾气亏虚，加之外因诱发而成。杨文辉教授认为，此病主要病机为肝肾亏虚，且多夹瘀，临证若只单用针灸或中药治之，往往疗效不能如愿。所以治疗时，杨文辉教授除了在相关部位以杨氏夹脊穴施以针灸通调经气、活血祛瘀外，又配合内服自拟的鹿衔草汤，疗效令人惊叹。针药并重，内外兼治，内以治脏腑之所偏，外以调经脉之失衡。正如孙思邈在《备急千金要方》中所说的"汤药攻其内，针灸攻其外"，内外结合，其效相得益彰。

杨文辉教授还倡导借西补中，病证兼辨。他认为，西医长于辨病，中医善于辨证施治，各有优势，应该相互学习、相互补充，而不是相互抹黑。中医辨证与西医辨病相结合，有利于对疾病本质的认识，有利于提高诊断水平与治疗效果。同时，他又强调：提出中医辨证与西医辨病并不是认为中医只辨证不辨病，辨证只能认识到目前阶段的主要病情变化，而辨病能掌握疾病的发生、发展、转化、传变的全部病理过程和变化规律，并可与相关疾病鉴别诊断。但遗憾的是，中医的许多病证，至今仍只停留在辨证的水平上，没有上升到病证兼辨的高度。辨病辨证两者互参，有助于探索新的辨治规律，促进中西医相结合，有利于中医药的进一步发展。所以，杨文辉教授在主编《临床针灸学》一书时，其中"常见疾病针灸治疗"部分就是引入西医病名，采用中医的辨证论治，真正做到了辨病与辨证相结合，进一步提高了诊治的准确性，深受中西医临床医生的欢迎。

贺君

　　本人贺君，为广州中医药大学第一附属医院针灸科医师，2005 年 7 月参加工作，一直热爱中医药事业，对跟师学习传统学术经验和中医针灸技术具有强烈的求知欲，在跟随杨文辉教授学习的过程中，本人感触颇深，受益匪浅，现将跟师体会总结如下。

　　（1）仁心仁术，医德高尚

　　杨文辉教授从事中医针灸临床、教学、科研 60 余年，擅长运用针灸及经方治疗中风偏瘫、周围神经病、痛证、顽固性面瘫等，对于夹脊穴治疗腰痛病有独到的临床心得体会。杨文辉教授不仅医技精卓，更是仁心仁术，医德高尚，在患者中有良好的口碑。在临床诊疗过程中，他常常教导我"立业先立德"，要求学生在跟师期间，首先提高思想道德修养，并身体力行，比如对待患者应认真细致，耐心询问病情，对待妇女和儿童更要严肃认真，诚恳仔细地进行诊察等。他要求学生认真学习古代和现代医学家所著的医理辞说，做好笔记，定期与他交流体会；对待患者的处方用药必须仔细诊察，细心领会；对于同行同道应当彼此尊重，取长补短，善于学习，对于年轻医生要诚心帮助，积极分享；为人要谦和谨慎，尊敬师长，学习同辈，提携后辈等。种种教诲印之在心，充分体现了杨师高尚的医德和强大的人格魅力。

　　（2）针药并重，治病必求其本

　　杨文辉教授在医学上极为重视运用中医整体观指导临床实践，他强调治病必求其本，并且治病要有整体观念，要求我注重经方的运用，注意顾护患者的脾胃之本和肾脏之气，在学习经方、古书的基础上，注意研究现代人的病情和临床症状，研究现代人的体质、年龄、个性、起居、婚姻、嗜好，以及气候环境和精神情志的变化等不同情况对患者发病的影响；并要求我在跟师学习过程中勇于探索，勇于提出自己的见解。临床中，我学习并体会到杨文辉教授针药结合、两者辨证合一的中医诊疗思维体系，及"以补配消、以塞配通、以温配清、以降配升、以敛配散"等治疗方法。杨文辉教授曾遇一位顽固性不寐女性患者，数十年严重失眠，伴有情绪焦虑、饮食不下，杨文辉教授临诊后，一是考虑患者焦虑、失眠、消化不良症状，皆由"因郁致病"，故曰："人之有生，全赖于气。"情志异常往往会扰乱气机，出现气机郁滞，气行不畅进而出现脏腑疾病。二是生痰成瘀。气机不利，气行郁滞引起津液、血液的运行输布异常或障碍，痰饮、瘀血等病理产物形成，进而导致众多的脏腑或躯体障碍。三是伤及脏腑精血。气、精、血都是构成机体并维持人体生命活动的最基本、最重要的物质，也是精神活动的主要物质基础，而异常的情志活动导致气机失调，经络阻滞，可以耗伤元气、阴血与阴精，使脏腑功能受损。其基本病机属于气机郁滞、气血紊乱，根据病机特点和病变脏腑采用相应的方药，在治疗上取得了显著的疗效。杨文辉教授论治此病的证治规律对现代临床治疗心身疾病有重要的价值。此外，对于我科常见的中风偏瘫老年病患者，根据杨文辉教授的诊疗原则，我加以重视肾的气化作用以及肾与他脏之间的相互关系，配伍运用补法，收到良好的临床疗效，并形成了自己的理论见解和针药合一的诊疗方法。

（3）传承创新，建立中医针灸科学理念

我在继承学习过程中深深体会到"不忘本来才能开辟未来，善于继承才能更好创新"这一点。通过边跟师，边学习，边临床，边总结，不仅临床疗效得到明显提高，形成自己更加鲜明的中医诊疗思维体系，而且通过跟师学习，进行临床医案整理，认识到通过继承、总结归纳，才能有创新，而通过继承的创新，才是跟师学习的最终目标，也是跟师学习的最大所得。在继承杨文辉教授学术经验的基础上，我意识到，只有将针灸名老中医的各种临床经验、病案、针灸最大程度的记录、保存，并加以管理、归纳、总结，建立针灸数据库平台，并进一步进行数据比较、分析、挖掘，才是中医针灸传承的最好方法，也是跟师学习的最大所得。在此想法的基础上，我确定了临床科研的研究方向，即针灸大数据研究，主要是对名老中医针灸大数据进行数据库建立，并进行数据挖掘整理。跟随杨文辉教授学习期间，撰写相关数据研究论文3篇，其中SCI文章2篇，申报并中标2项针灸数据研究课题。其中，主持承担了国家自然科学基金课题"基于CONSORT与STRICTA指南对针刺随机对照试验报告影响性评价及其统计质量评价量表的研制与考核"和省部级课题"基于数据共享及临床应用的靳三针治疗中风信息管理系统的研发与应用"这两个科研课题的研究，将我科各个名老中医，或是其他各个老师的学术经验、针灸验方、临床医案进行主要数据采集、管理、查询、浏览、在线随访、统计分析，从而达到数据共享，并可高效、准确、便捷地管理临床资料信息，为名老中医的经验传承实现数据信息化管理，以期实现传统知识通过现代计算机信息技术实现共享、传承、学习和转化。我也于2014年获得我院"科研能手"称号。

（4）存在问题和不足之处

在跟师学习的过程中，学习得到的越多，越认识到自己的不足，正如孙思邈在《大医精诚》曰："读方三年，便谓天下无病可治；治病三年，乃知天下无方可用。自谓天下无不治之症。行医三年，始信世间无可用之方。"跟师学习，是一个不断学习、思考、提高的过程，让我的中医诊疗思维上升了一个新的台阶，开拓了我的思路，活跃了思维，开阔了视野，更新了观念，确立了今后的科研方向，提高了临床诊疗水平，坚定了对中医药的信心，做到兼收并蓄，在继承的基础上有所创新。

周昭辉

　　杨文辉教授是岭南针灸界具有浓厚传奇色彩的针灸大家，更是我们医院针灸科十分崇敬爱戴的老前辈。作为后生晚辈，我非常荣幸能成为本院针灸科的一员。我院针灸科具有非常良好的传统和鲜明的中医文化，而这样一种氛围，正是在司徒铃、靳瑞、张家维和杨文辉教授等前辈的带领之下，由每一代针灸人团结一心、凝聚力量、务实创新共同营造的。说杨文辉教授具有传奇色彩一点都不为过，纵观杨文辉教授所取得的成就和做出的贡献，至今仍是许多人无法达到或超越的。

（1）为人低调谦逊，乐于提携后辈

记得初次见到杨文辉教授，是在我参加工作后的第一年。那时科室举行年终总结聚餐活动，当时科室的同事基本都已到齐，我们年轻人都觉奇怪，怎么主任已经到场了，活动还不正式开始。纳闷之时，见到郑谅教授和杨晓军教授陪同着一位戴着枣红色围巾，身着黑色长外衣的长者缓步走进现场，庄礼兴主任、李艳慧教授和江钢辉教授连忙上前迎接，大家也纷纷起立表示欢迎。我一头雾水，只听到旁边年长的同事说："好久没有见到杨主任了，看起来依然是很精神！"大家坐定后，考虑到年轻一辈的同事可能不清楚情况，庄礼兴主任开始向大家郑重介绍杨文辉教授，也就是那时，我才知道杨文辉教授是我们针灸科德高望重的老主任。听完介绍，作为新员工的我对杨文辉教授肃然起敬。

记得当晚天气颇冷，杨文辉教授脱去长外衣后，里面穿的也是深色毛衣，眼神犀利，稍显严肃，以至于我有些怯场，本想上前去向杨文辉教授敬茶，却又一时不知如何是好。还好当时郑谅老师就在旁边，我赶忙侧身向郑老师"求援"，得知杨文辉教授以前为科室发展做出的巨大贡献，后因劳累过度，近年来身体欠安，行动稍有不便，较少参与科室活动。令我突感亲切的是，郑老师说杨文辉教授是潮州人！哇！我与杨文辉教授是老乡！都是潮汕人！于是我怀着无限的敬仰，鼓足勇气，郑重地上前给杨文辉教授递茶！向杨文辉教授做了自我介绍，表达了心中的敬意。让我倍感意外和温暖的是，杨文辉教授微笑着安静地听着我的介绍和祝福，然后用和缓而又稍显低微的家乡话，对我加入针灸科表示欢迎，并且语重心长地鼓励我要努力工作，好好向各位前辈学习，为针灸事业添砖加瓦！青涩的我连连点头，就这样，我有幸与针灸大师进行了第一次非常愉快而记忆深刻的对话。

俗话说，孩子是家长的影子，住院医师轮科培训时，我有幸曾在脾胃病科、急诊科多次跟随杨文辉教授的长子杨晓军老师学习，晓军老师为人平和爽直，做事严谨麻利，乐于指导后辈，从他身上，我仿佛看到了杨文辉教授的作风。是的，这就是杨文辉教授传承给后辈的良好作风！后来只要在科室一聊到杨文辉教授，没有人不在言语中流露出与我一样的敬意。江钢辉老师提起杨文辉教授也是一脸敬意。江老师常说，20世纪90年代针灸科成立不久，需要大力发展，杨文辉教授不遗余力，带领大家往前冲，在提出"CT定位围针法"的概念后，毫无保留地将其具体做法教给同事们。江老师得到了杨文辉教授的悉心指导，并一直坚持对该疗法进行纵深研究，不仅在临床上印证了其良好的疗效，也在实验研究上取得有力的证据，受到了业界和患者的广泛好评，荣获了诸多奖项。郑老师也常回忆讲述，当年为一位眩晕发作的患者，做了十几壮百会穴压灸之后仍未缓解，杨文辉教授鼓励郑老师继续坚持做，并在旁认真地给予指导、给予患者安抚，在整整做了74壮后，患者眩晕得解。后来，科室要培养后备人才，杨文辉教授也是忙前忙后，联络了医院人事科，又帮忙联系进修医院，最终帮助郑老师成功申请到去中山大学第一附属医院进修的机会。在当年，中医院的医生到有名的西医院进修，是很不容易的，而杨文辉教授就是这么一位乐于助人成长的大家长。

（2）做事严谨细致，勇于传承创新

随着工作的不断开展，我碰到的问题也就越来越多，在不断地求知过程中，针灸科的前辈老师们都给予了无私的指导。我不断接触到一些新名词，比如从庄主任那里了解到与教科书不一样的补泻手法——三才补泻，比如从江老师处学习了"CT定位围针法"，又比如从李老师处认识"麦粒灸"的具体操作，再后来又从郑老师处接触了"八髎穴压灸"，而所有的这些，追溯起来，竟然跟杨文辉教授都是密切相关的。

杨文辉教授出身中医世家，传承了祖辈良好的医德医风。他功底深厚，做事严谨细致，从不随便应付。早年司徒铃教授主持科室时，杨文辉教授便跟随司徒老潜心研究针灸手法。众所周知，20世纪八九十年代国内针灸界有"南铃北石"的称谓。"北石"指的是天津的石学敏院士，"南铃"指的就是岭南针灸界元老司徒铃教授。司徒铃教授非常注重针刺补泻手法的操作，"烧山火""透天凉"等复式补泻手法在司徒老手上那是炉火纯青、拈之即来。

杨文辉教授一步步扎实地传承了司徒老的针刺补泻手法，并结合临床实际提出了"三才单式补泻手法"，极大地简化了传统三才补泻手法。他带领针灸科的老师们进行了"单式针刺补泻手法的实验研究：不同针法对机体作用的特异性"，并荣获了广东省中医药管理局科技进步奖一等奖。对于灸法的专研也是杨文辉教授一直所热衷的。受百会穴压灸治疗颈性眩晕的启发，杨文辉教授对于脊髓损伤后二便失调这种顽固性症状，尝试运用八髎穴压灸，经过反复小心细致的实践，成功总结出一套安全而有效的操作手法，并将其应用于血管性痴呆患者尿失禁和小儿遗尿等泌尿系统疾病中，也同样取得良好效果。

杨文辉教授不仅精于针灸，还善用中药，提倡针药结合，在传承古方的基础上，针对血管性痴呆和中风患者的具体情况进行药物调整，得出了心血结晶复元汤，而且令人钦佩的是杨文辉教授将方药组成公之于众，并与同事们进一步研究，与药剂科合作制作出了"复元合剂"，使更多患者从中受惠！让人更为之赞叹的是，杨文辉教授敢于啃硬骨头，曾与国医大师邓铁涛教授在针灸科住院部开展对疑难疾病重症肌无力的诊治和研究。

庄主任和郑老师常常回忆并讲述这段特殊的经历，要知道在那个年代，针灸科住院部里日均有将近一半是重症肌无力的患者，科室还配备了呼吸机，每天值班医生都得打起十二分精神做治疗，随时准备处理突发呼吸困难等急症，这是怎样的一段铿锵岁月啊！而正是邓老和杨文辉教授这样坚持不懈、勇于攻坚的努力，终于换来了针药结合的良好疗效，并于1992年获得国家科学技术进步奖二等奖。

杨文辉教授从不吝啬将心得经验传授于人，我有幸参加了江老师主持的CT定位围针治疗中风失语临床研究，每一次与杨文辉教授见面时都会很谦虚地向杨文辉教授请教，杨文辉教授每一次都会详细解答疑惑。杨文辉教授的关怀是温暖的，杨文辉教授的奉献更是无私的！杨文辉教授主编或参编了多部著作，包括权威的第三版、第四版、第五版《针灸学》。经典的第五版教材如今依旧在我手上翻动，发黄的纸张和脱落的封面提醒着它岁月的沉淀。另一本经典则是《临床针灸治疗学》，它是一本以西医病名为纲，治疗方法却是中医方法的实用书籍，非常适合临床医生学习和运用，充分体现了杨文辉教授尊古而不泥古、与时俱进、针药结合、中西并用的宝贵学术品质和思想。

杨文辉教授是我们敬爱的导师，感谢他为岭南针灸事业做出的巨大贡献，感谢他为后辈们营造的良好氛围，感谢他为针灸界传承的经典，感谢他对年轻一代的亲切关怀！